巻頭 Color Gravure

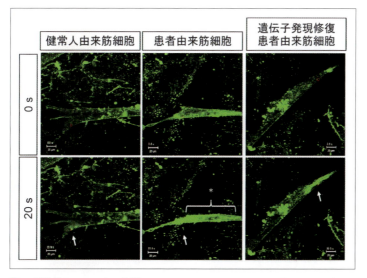

● 膜修復アッセイの実際（文献4より） （本文74頁参照）

健常人由来筋細胞では，矢印部にレーザー照射を行い膜損傷を誘導すると，FM1-43の取り込みは照射部付近にのみ限局して認める．一方，患者由来筋細胞においては，膜修復が遅れるため，FM1-43が細胞質全体に取り込まれてゆく様子がわかる（＊）．患者細胞にDysferlin遺伝子を強制発現させると，照射後FM1-43の取り込みが局所にとどまり，膜修復が回復していることがわかる．

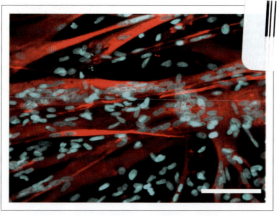

● Myosphere法で誘導された多核の筋管
 （本文78頁参照）

MF20（ミオシン重鎖，赤），ヘキスト（核，青）
Scale 100μm

巻頭 Color Gravure

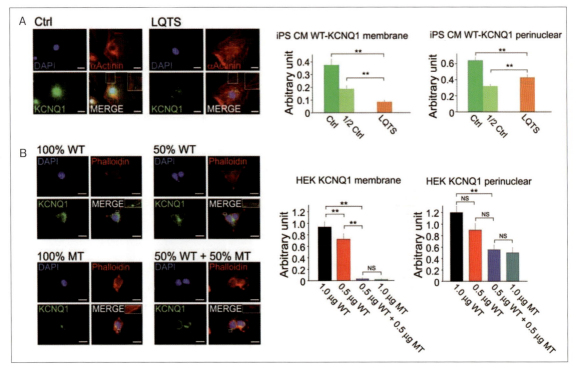

● 免疫染色を用いた LQTS 患者 iPS 細胞由来心筋細胞および変異発現 HEK 細胞における KCNQ1 チャネルの局在
(本文 89 頁参照)

A. LQTS 患者 iPS 細胞心筋において wild type KCNQ1 チャネルの細胞膜上への輸送障害が認められた。
B. heterogenic な変異発現 HEK 細胞における KCNQ1 チャネルの局在を免疫染色で解析したところ, dominant negative パターンの細胞膜上への輸送障害が認められた。

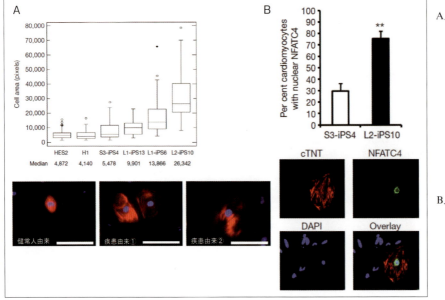

A. ヒト ES 細胞（HES2, H1）や健常人由来 iPS 細胞（S3-iPS4）から分化誘導された心筋細胞と比較して，疾患由来 iPS 細胞から分化誘導された心筋細胞は中央値で 1.8〜4.8 倍の細胞サイズであった。右に cardiac troponin T (cTNT) に対する抗体（赤色）を用いた免疫染色画像を示す。
B. 疾患由来 iPS 細胞から分化誘導された心筋細胞では（L2-iPS10），NFATC4 の核内移行が高頻度であった。下に代表的な免疫染色像を示す。

● LEOPARD 症候群患者由来 iPS 細胞から分化誘導された心筋細胞は肥大化している
(本文 106 頁参照)

巻頭 Color Gravure

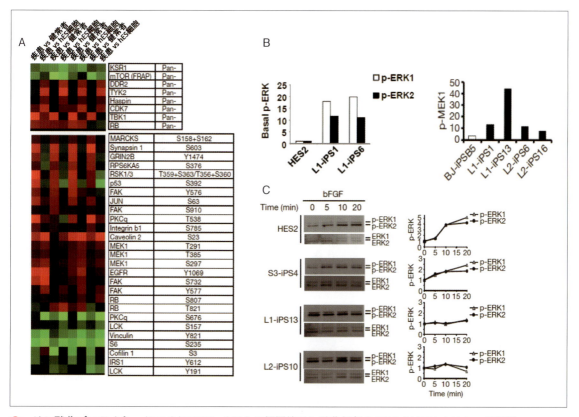

● リン酸化プロテオミックマイクロアレイによる網羅的リン酸化解析とRAS/MAPKカスケード解析

(本文107頁参照)

A. ヒトES細胞と比較しDDR2, TYK2, Haspinタンパクの増加がみられ，健常人iPS細胞と比べリン酸化MARCKs, synapsin, GRIN2B, RP6KA5, RSK1/3, p53, caveolin, MEK1, EGFR, FAKタンパクなどの増大が認められた。

B. 疾患由来iPS細胞（L1-iPS, L2-iPS）ではベースのERK1/2やMEK1のリン酸化レベルがヒトES細胞（HES2）や健常者由来iPS細胞（BJ-iPSB5）より高度である。

C. ヒトES細胞（HES2）や健常者由来iPS細胞（S3-iPS4）では線維芽細胞増殖因子（bFGF）によるERKリン酸化反応に活性化がみられたものの（上2段），疾患由来iPS細胞では活性化反応が認められなかった（下2段）。

Color Gravure

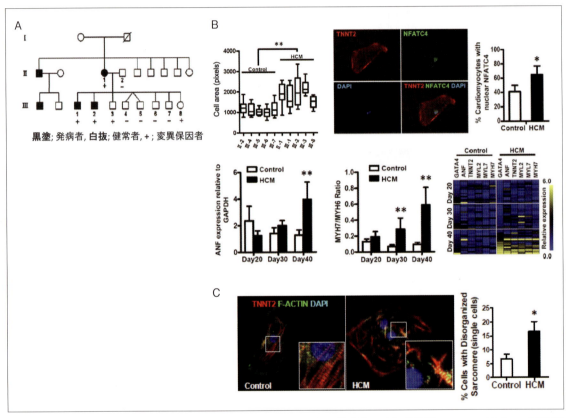

● 家族性 HCM 患者由来 iPS 細胞から分化誘導された心筋細胞の構造的・遺伝的特徴　　　（本文 108 頁参照）

A. *MYH7* 遺伝子変異を有する HCM 家系図を示す。HCM 群として II-1, -2, III-1,-2, -3, -8 の症例が採用されている。
B. HCM 群の心筋細胞では健常者と比較し，細胞径が増大しており（上段左），NFATC4 の核内移行が高頻度である（上段中・右）。また ANF をはじめとする肥大関連遺伝子の増大は，心筋への分化開始後 40 日目で顕著であった（下段）。
C. HCM 群の心筋細胞ではサルコメア構造が通常の横紋構造を示さない細胞が高頻度であった。

巻頭 Color Gravure

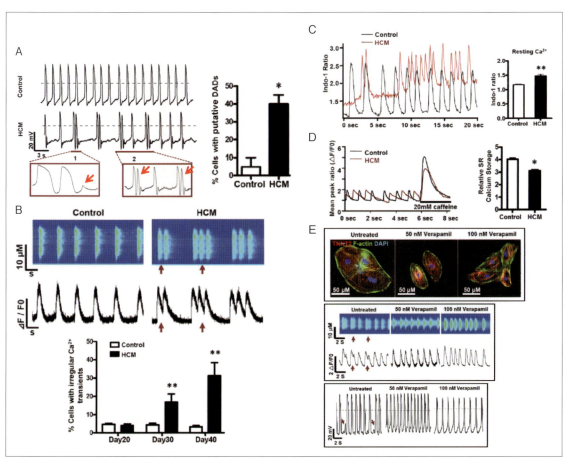

● Ca^{2+} ハンドリングの異常に基づいた HCM の病態解析 （本文 109 頁参照）

A. パッチクランプ法を用いた iPS 細胞由来心筋細胞の電気生理学的解析を示す．HCM 群において，DAD 様異常波形（赤矢印）を高頻度に認める．
B. 蛍光プローブを用いた細胞内 Ca^{2+} の動態を示す．不規則な Ca^{2+} 濃度の上昇が認められ（赤矢印），それらは心筋細胞肥大が顕性化するより以前の分化開始後 30 日目にすでに発現している（下グラフ）．
C. HCM 群では心筋細胞の収縮拡張に伴って生じる細胞内 Ca^{2+} 濃度の恒常性が破綻しており（左），結果として拡張期の細胞内 Ca^{2+} の過負荷を招いている（右）．
D. 筋小胞体内に存在する Ca^{2+} を強制的に細胞内に排出する作用をもつカフェインを作用させたところ，健常者群に比べ HCM 群では排出された Ca^{2+} 濃度が低下しており（左），筋小胞体内における Ca^{2+} 貯蔵量の低下が示唆された（右）．
E. Ca^{2+} チャネル阻害剤（ベラパミル）により心筋細胞径の縮小（上段），細胞内 Ca^{2+} 動態の改善（中段），DAD 様波形の改善（下段）などの表現型の改善が細胞レベルで認められる．

巻頭 Color Gravure

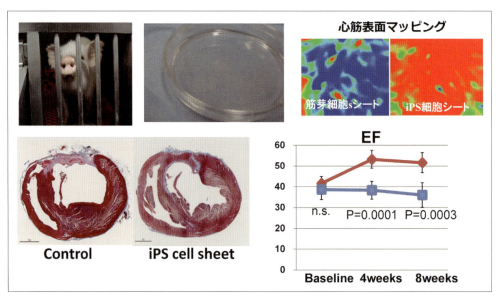

● ブタ心筋梗塞モデルにおけるヒト iPS 細胞由来心筋細胞シート移植　　　（本文 116 頁参照）

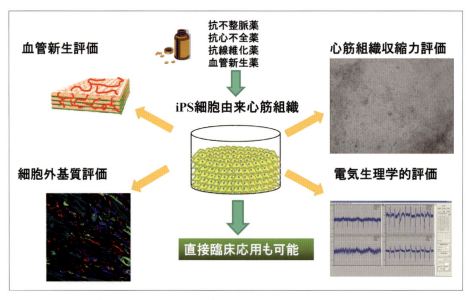

● iPS 細胞から構築した 3 次元組織モデルの創薬への応用　　　（本文 116 頁参照）

巻頭 Color Gravure

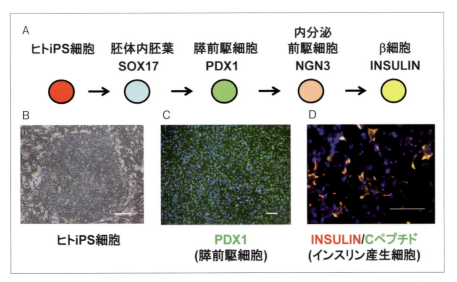

● iPS 細胞から膵内分泌系譜への分化誘導　　　　　　　（本文 166 頁参照）
　A．膵発生過程を再現したヒト iPS 細胞から β 細胞を分化誘導するストラテジー
B-D．ヒト iPS 細胞（B），PDX1（緑）陽性の膵前駆細胞（C），INSULIN（赤）および C ペ
　　　プチド（緑）両陽性のインスリン産生細胞（D）。C, D の青色は細胞核。
　　　スケールバー 100 μm

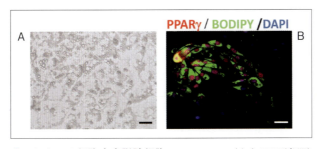

● ヒト iPS 細胞由来脂肪細胞　　　　　　　　　　　　　（本文 173 頁参照）
　A．分化誘導細胞の位相差像
　B．ヒト iPS 細胞由来脂肪細胞の免疫染色。
　　　赤：PPARg，　緑：BODIPY，青：DAPI，Bar：30mm

Color Gravure

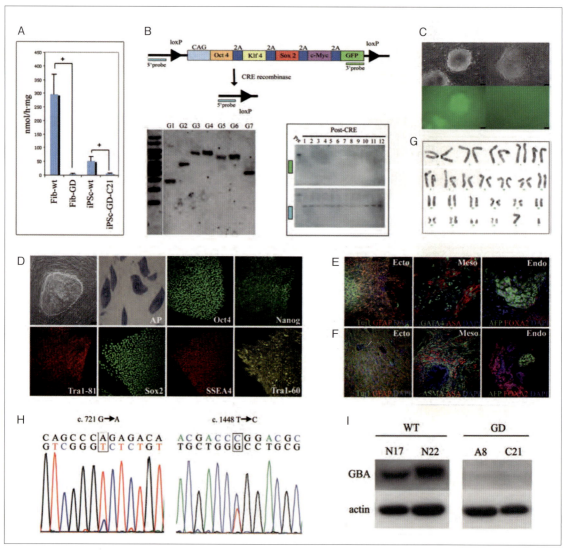

● 神経型ゴーシェ病 iPS 細胞の作製（L444P/Gly202Arg）（文献1より） （本文 177 頁参照）

テラトーマ作製，iPS 細胞のマーカーが染色される。またゴーシェ病の酵素活性は低下している。

巻頭 Color Gravure

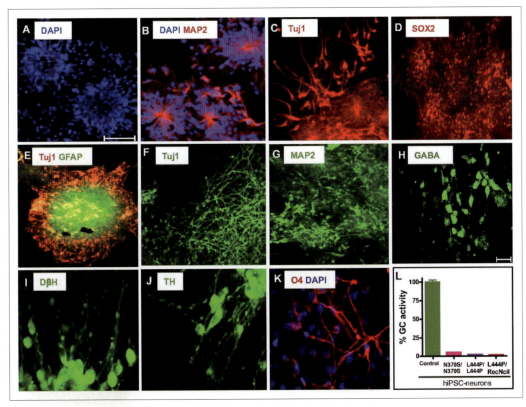

● ゴーシェ病 iPS 細胞（L444P/RecNciI）（文献 3 より）　　　　　　　　　　　（本文 179 頁参照）

hiPS 細胞から神経細胞への分化（各種神経細胞のマーカーは陽性）。神経細胞での β-グルコシダーゼ活性は低下している。Tuji：神経細胞マーカー，GABA ニューロンがゴーシェ病 iPS 細胞から作製したことを示している。

トランスレーショナルリサーチを支援する

遺伝子医学 MOOK・22 号

最新疾患モデルと病態解明,創薬応用研究,細胞医薬創製研究の最前線

最新疾患モデル動物,ヒト化マウス,モデル細胞,ES・iPS 細胞を利用した病態解明から創薬まで

編集：戸口田淳也（京都大学 iPS 細胞研究所増殖分化機構研究部門教授
　　　　　　　　京都大学再生医科学研究所組織再生応用分野教授）
　　　池谷　真（京都大学 iPS 細胞研究所増殖分化機構研究部門准教授）

定価：本体 5,333 円＋税、B5 判、276 頁

好評発売中

発行／直接のご注文は 株式会社 メディカルドゥ
TEL.06-6441-2231　FAX.06-6441-3227
E-mail　home@medicaldo.co.jp
URL　http://www.medicaldo.co.jp

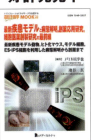

A low-noise multi-electrode array system for
in vitro extracellular electrophysiology

MED64 SYSTEM

最高品質の電気生理データが簡単・確実に！

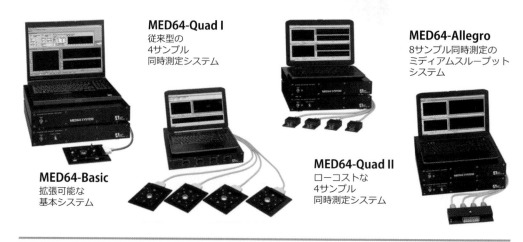

MED64-Basic
拡張可能な
基本システム

MED64-Quad I
従来型の
4サンプル
同時測定システム

MED64-Quad II
ローコストな
4サンプル
同時測定システム

MED64-Allegro
8サンプル同時測定の
ミディアムスループット
システム

MED64システムは、ガラス基板上にパターニングされた64個の平面微小電極（MEDプローブ）上に組織切片を置くだけ、あるいは細胞を直接培養するだけで、細胞外電位を64点から同時に測定できます。また、任意の電極から電気刺激を与えて、細胞の誘発応答も測定できます。

◆ 簡単測定：電気生理未経験者でも簡単・確実に高品質なデータを取得可能。
◆ 多点測定：神経ネットワークの解析や、心筋の興奮伝播を可視化。
◆ 長期測定：培養細胞を使った長期間の評価に。

LTP試験等、急性脳切片での応用実績は随一！！

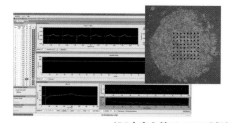

iPS由来心筋でのFPD試験

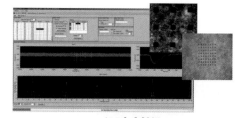

iPS由来神経でのてんかん評価

iPS細胞由来分化細胞の電気生理学的評価、薬剤スクリーニングに幅広く活用されています！

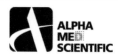

アルファメッドサイエンティフィック株式会社

Copyright (c) 2015 Alpha MED Scientific. All rights reserved.

〒567-0085　大阪府茨木市彩都あさぎ7丁目7-15　彩都バイオインキュベータ209号
TEL: 072-648-7973　FAX: 072-648-7974　E-mail: info@amedsci.com
MEDシステム製品情報： http://www.amedsci.com （日本語）、www.med64.com （英語）

トランスレーショナルリサーチを支援する

遺伝子医学 MOOK 27
Gene & Medicine

iPS細胞を用いた難病研究
—臨床病態解明と創薬に向けた研究の最新知見

【編集】中畑龍俊
（京都大学iPS細胞研究所副所長）

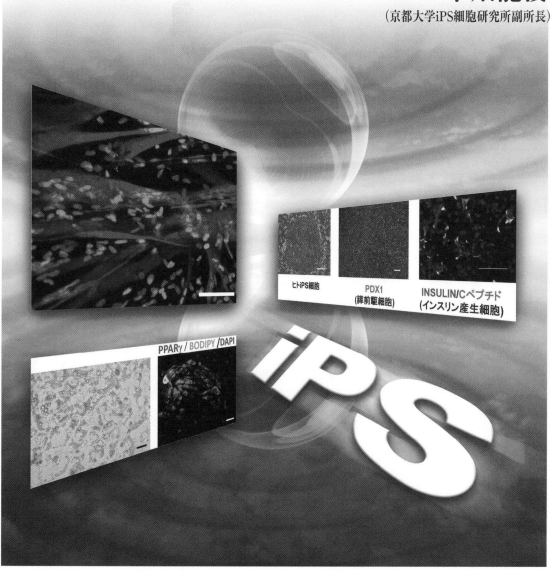

iPS細胞を用いた難病研究
― 臨床病態解明と創薬に向けた研究の最新知見

目　次

編　集：中畑龍俊（京都大学iPS細胞研究所副所長，臨床応用研究部門特定拠点教授）

　　巻頭 Color Gravure ･･････････････････････････････････････ 4
　●特集によせて ･･ 23
　　　　　　　　　　　　　　　　　　　　　　　　　　中畑龍俊

第1章　中枢神経疾患

1. 疾患特異的iPS細胞の網膜変性疾患への応用 ････････････････ 28
　　　　　　　　　　　　　　　　　　　　　　　　　　髙橋政代
2. パーキンソン病 ･･ 34
　　　　　　　　　　　　　　　　　　　　　小芝　泰・髙橋良輔
3. iPS細胞を用いた統合失調症の病態解明 ････････････････････ 38
　　　　　　　　　　　　　　　　　　　　　赤松和土・岡野栄之
4. 遺伝子異常に基づく難治てんかん－Dravet症候群 ･･････････ 43
　　　　　　　　　　　　　　　　　　　　　日暮憲道・廣瀬伸一
5. iPS細胞を用いたアルツハイマー病モデルと小胞体ストレス ････ 48
　　　　　　　　　　　　　　　村上永尚・和泉唯信・梶　龍兒・井上治久

第2章　神経・筋疾患

1. 球脊髄性筋萎縮症 ･･ 54
　　　　　　　　　　　　　　　　　　　　　二瓶義廣・伊東大介
2. 筋萎縮性側索硬化症（ALS）･･････････････････････････････ 60
　　　　　　　　　　　　　　　　　　　　　江川斉宏・井上治久
3. 脊髄性筋萎縮症 ･･ 66
　　　　　　　　　　　　　　　　　　　　　吉田路子・斎藤　潤
4. 三好型ミオパチー ･･ 71
　　　　　　　　　　　　　　　　　　　　　　　　　　櫻井英俊

5. 疾患特異的 iPS 細胞を活用した筋疾患治療研究 ･･････････････････････････ 77
　　　　　　　　　　　　　　　　　　　　　　　　　　鈴木友子・武田伸一

第3章　循環器疾患

1. 疾患特異的 iPS 細胞を用いた 1 型 QT 延長症候群疾患モデルの作製 ･････ 84
　　　　　　　　　　　　　　　　　　　　　　江頭　徹・湯浅慎介・福田恵一
2. 3 型 QT 延長症候群 ･･･ 91
　　　　　　　　　　　　　　　　　　　　　　　　　　　　　　　古川哲史
3. カテコラミン誘発性多形性心室頻拍における
　 疾患特異的 iPS 細胞を用いた研究 ･････････････････････････････････････ 97
　　　　　　　　　　　　　　　　　　　　　　　　　　　　　　　牧山　武
4. 肥大型心筋症（HCM）･･ 104
　　　　　　　　　　　　　　　　　　　　　　田中敦史・野出孝一・福田恵一
5. 拡張型心筋症 ･･ 111
　　　　　　　　　　　　　　　　　　　　　　　　　　　　　　　澤　芳樹

第4章　血液・免疫疾患

1. Fanconi 貧血患者特異的 iPS 細胞研究の現状と展望 ･･･････････････････ 120
　　　　　　　　　　　　　　　　　　　　　　　　　　　鈴木直也・斎藤　潤
2. Shwachman-Diamond 症候群 ･･････････････････････････････････････ 126
　　　　　　　　　　　　　　　　　　　　　　　　　　　渡邉健一郎・森嶋達也
3. 重症先天性好中球減少症 ･･･ 131
　　　　　　　　　　　　　　　　　　　　　　　　　　　溝口洋子・小林正夫
4. 先天性無巨核球性血小板減少症を解剖する ･･････････････････････････ 136
　　　　　　　　　　　　　　　　　　　　　　　　　　　　　　　江藤浩之
5. 疾患特異的 iPS 細胞を用いた慢性骨髄性白血病の病態解明と
　 新規治療の開発 ･･ 141
　　　　　　　　　　　　　　　　　　　　　　　　　　　宮内　将・黒川峰夫
6. リプログラミング技術を用いた骨髄異形成症候群の病態解明と
　 新規治療の可能性 ･･ 147
　　　　　　　　　　　　　　　　　　　　　蝶名林和久・吉田善紀・高折晃史
7. 原発性免疫不全症 ･･ 152
　　　　　　　　　　　　　　　　　　　　　　　　　　　　　　　今井耕輔

● CONTENTS

　　8. CINCA 症候群 ··· 158
　　　　　　　　　　　　　　　　　　　　　　　　　　　　河合朋樹・平家俊男

第5章　内分泌・代謝疾患

　1. 1型糖尿病 ·· 164
　　　　　　　　　　　　　　　　　　　　　細川吉弥・豊田太郎・長船健二
　2. 脂肪萎縮症 ·· 170
　　　　　　　　　　　　　　　　　　　　　野口倫生・細田公則・中尾一和
　3. ゴーシェ病 ·· 175
　　　　　　　　　　　　　　　　　　　　　　　　　　　　　　　衞藤義勝
　4. Pompe病 ·· 181
　　　　　　　　　　　　　　　　　　　　　　　　　　　　佐藤洋平・大橋十也
　5. ムコ多糖症 ·· 186
　　　　　　　　　　　　　　　　　　　　　　　　　　　　　　　　大橋十也

第6章　その他領域の疾患

　1. 呼吸器疾患
　　　難治性呼吸器疾患 ··· 192
　　　　　　　　　　　　　　　　　　　　　　　　　　　　　　　伊藤功朗
　2. 腎・泌尿器疾患
　　　多発性嚢胞腎 ··· 198
　　　　　　　　　　　　　　　　　　　　　　　　　　　　松井　敏・長船健二
　3. 骨系統疾患
　　　進行性骨化性線維異形成症 ··· 203
　　　　　　　　　　　　　　　　　　　　　池谷　真・松本佳久・戸口田淳也
　4. 染色体異常
　　　ダウン症候群 ··· 208
　　　　　　　　　　　　　　　　　　　　　　　　　　　　　　　海老原康博

　索引 ·· 218

執筆者一覧（五十音順）

赤松和土
慶應義塾大学医学部生理学教室　講師

池谷　真
京都大学 iPS 細胞研究所増殖分化機構研究部門　准教授

和泉唯信
徳島大学大学院ヘルスバイオサイエンス研究部感覚情報医学講座臨床神経科学分野

伊藤功朗
京都大学医学部附属病院呼吸器内科　助教

伊東大介
慶應義塾大学医学部神経内科　専任講師

井上治久
京都大学 iPS 細胞研究所臨床応用研究部門　准教授
JST-CREST

今井耕輔
東京医科歯科大学大学院医歯学総合研究科小児・周産期地域医療学講座寄附講座　准教授

江頭　徹
慶應義塾大学医学部循環器内科

江川斉宏
京都大学 iPS 細胞研究所臨床応用研究部門　研究員

江藤浩之
京都大学 iPS 細胞研究所臨床応用研究部門　教授

衞藤義勝
脳神経疾患研究所先端医療研究センター　センター長, 遺伝病治療研究所　所長
東京慈恵会医科大学　名誉教授

海老原康博
東京大学医科学研究所附属病院小児細胞移植科　助教

大橋十也
東京慈恵会医科大学総合医科学研究センター遺伝子治療研究部　教授
東京慈恵会医科大学小児科学講座　教授

岡野栄之
慶應義塾大学医学部生理学教室　教授

長船健二
京都大学 iPS 細胞研究所増殖分化機構研究部門　准教授

梶　龍兒
徳島大学大学院ヘルスバイオサイエンス研究部感覚情報医学講座臨床神経科学分野

河合朋樹
京都大学大学院医学研究科発達小児科　特定病院助教

黒川峰夫
東京大学医学部附属病院血液・腫瘍内科　教授

小芝　泰
京都大学大学院医学研究科臨床神経学
京都大学 iPS 細胞研究所臨床応用研究部門

小林正夫
広島大学大学院医歯薬保健学研究院小児科学　教授

斎藤　潤
京都大学 iPS 細胞研究所臨床応用研究部門　准教授

櫻井英俊
京都大学 iPS 細胞研究所臨床応用研究部門　特定拠点講師

佐藤洋平
東京慈恵会医科大学総合医科学研究センター遺伝子治療研究部

澤　芳樹
大阪大学大学院医学系研究科外科学講座心臓血管外科学　教授

鈴木直也
京都大学 iPS 細胞研究所臨床応用研究部門

鈴木友子
国立精神・神経医療研究センター神経研究所遺伝子疾患治療研究部　室長

高折晃史
京都大学大学院医学研究科血液・腫瘍内科学　教授

髙橋政代
理化学研究所多細胞システム形成研究センター網膜再生医療研究開発プロジェクト　プロジェクトリーダー

髙橋良輔
京都大学大学院医学研究科臨床神経学　教授

武田伸一
国立精神・神経医療研究センター神経研究所遺伝子疾患治療研究部　部長

田中敦史
慶應義塾大学医学部循環器内科
佐賀大学医学部循環器内科

蝶名林和久
京都大学 iPS 細胞研究所初期化機構研究部門　特定研究員

戸口田淳也
京都大学 iPS 細胞研究所増殖分化機構研究部門　教授

豊田太郎
京都大学 iPS 細胞研究所増殖分化機構研究部門　特定拠点助教

中尾一和
京都大学大学院医学研究科メディカルイノベーションセンター　教授

執筆者一覧

中畑龍俊
京都大学iPS細胞研究所　副所長，臨床応用研究部門　特定拠点教授

二瓶義廣
慶應義塾大学医学部神経内科　助教

野口倫生
京都大学大学院医学研究科メディカルイノベーションセンター

野出孝一
佐賀大学医学部循環器内科　教授

日暮憲道
東京慈恵会医科大学小児科学講座　助教
福岡大学てんかん分子病態研究所　研究員

廣瀬伸一
福岡大学医学部小児科　教授
福岡大学てんかん分子病態研究所　所長

福田恵一
慶應義塾大学医学部循環器内科　教授

古川哲史
東京医科歯科大学難治疾患研究所生体情報薬理学分野　教授

平家俊男
京都大学大学院医学研究科発達小児科学　教授

細川吉弥
京都大学iPS細胞研究所増殖分化機構研究部門
大阪大学大学院医学系研究科内分泌・代謝内科学

細田公則
京都大学大学院医学研究科人間健康科学系　教授

牧山　武
京都大学大学院医学研究科循環器内科　助教

松井　敏
京都大学iPS細胞研究所増殖分化機構研究部門

松本佳久
京都大学iPS細胞研究所増殖分化機構研究部門

溝口洋子
広島大学大学院医歯薬保健学研究院小児科学　医療診察医

宮内　将
東京大学医学部附属病院血液・腫瘍内科

村上永尚
京都大学iPS細胞研究所臨床応用研究部門
徳島大学大学院ヘルスバイオサイエンス研究部感覚情報医学講座臨床神経科学分野

森嶋達也
京都大学大学院医学研究科発達小児科

湯浅慎介
慶應義塾大学医学部循環器内科　講師

吉田路子
京都大学iPS細胞研究所臨床応用研究部門　研究員

吉田善紀
京都大学iPS細胞研究所初期化機構研究部門　講師

渡邉健一郎
静岡県立こども病院血液腫瘍科　科長

編集顧問・編集委員一覧 (五十音順)

編集顧問

河合　忠　　国際臨床病理センター所長
　　　　　　自治医科大学名誉教授
笹月健彦　　九州大学高等研究院特別主幹教授
　　　　　　九州大学名誉教授
　　　　　　国立国際医療センター名誉総長
高久史麿　　日本医学会会長
　　　　　　自治医科大学名誉教授
　　　　　　東京大学名誉教授
本庶　佑　　京都大学大学院医学研究科免疫ゲノム医学講座客員教授
　　　　　　静岡県立大学理事長
　　　　　　京都大学名誉教授
村松正實　　埼玉医科大学ゲノム医学研究センター名誉教授
　　　　　　東京大学名誉教授
森　徹　　　京都大学名誉教授
矢﨑義雄　　国際医療福祉大学総長
　　　　　　東京大学名誉教授

編集委員

浅野茂隆　　東京大学名誉教授
　　　　　　早稲田大学名誉教授
上田國寬　　学校法人玉田学園神戸常磐大学学長
　　　　　　京都大学名誉教授
　　　　　　スタンフォード日本センターリサーチフェロー
垣塚　彰　　京都大学大学院生命科学研究科高次生体統御学分野教授
金田安史　　大阪大学大学院医学系研究科遺伝子治療学教授
北　徹　　　神戸市立医療センター中央市民病院院長
小杉眞司　　京都大学大学院医学研究科医療倫理学教授
清水　章　　京都大学医学部附属病院臨床研究総合センター教授
清水信義　　慶應義塾大学 GSP センター
　　　　　　慶應義塾大学名誉教授
武田俊一　　京都大学大学院医学研究科放射線遺伝学教室教授
田畑泰彦　　京都大学再生医科学研究所生体材料学分野教授
中尾一和　　京都大学大学院医学研究科メディカルイノベーションセンター教授
中村義一　　株式会社リボミック代表取締役社長
　　　　　　東京大学名誉教授
成澤邦明　　東北大学名誉教授
名和田新　　九州大学大名誉教授
福嶋義光　　信州大学医学部遺伝医学・予防医学講座教授
淀井淳司　　京都大学ウイルス研究所名誉教授

トランスレーショナルリサーチを支援する

遺伝子医学 MOOK
Gene & Medicine

25号 エピジェネティクスと病気

監 修：佐々木裕之（九州大学生体防御医学研究所エピゲノム制御学分野教授）
編 集：中尾　光善（熊本大学発生医学研究所細胞医学分野教授）
　　　　中島　欽一（九州大学大学院医学研究院応用幹細胞医科学部門教授）
定 価：本体 5,333 円＋税
型・頁：B5判、288頁

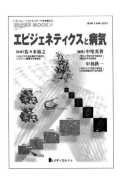

24号 最新生理活性脂質研究
－実験手法, 基礎的知識とその応用－

監 修：横溝岳彦（順天堂大学大学院医学研究科生化学第一講座教授）
編 集：青木淳賢（東北大学大学院薬学研究科分子細胞生化学分野教授）
　　　　杉本幸彦（熊本大学大学院生命科学研究部薬学生化学分野教授）
　　　　村上　誠（東京都医学総合研究所脂質代謝プロジェクトリーダー）
定 価：本体 5,333 円＋税
型・頁：B5判、312頁

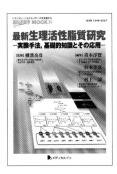

23号 臨床・創薬利用が見えてきた microRNA

監 修：落谷孝広（国立がん研究センター研究所分子細胞治療研究分野分野長）
編 集：黒田雅彦（東京医科大学分子病理学講座主任教授）
　　　　尾﨑充彦（鳥取大学医学部生命科学科病態生化学分野准教授）
定 価：本体 5,238 円＋税
型・頁：B5判、228頁

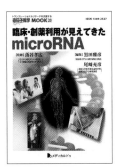

お求めは医学書販売店、大学生協もしくは弊社購読係まで

発行／直接のご注文は

 株式会社 メディカルドゥ

〒550-0004
大阪市西区靱本町 1-6-6　大阪華東ビル 5F
TEL.06-6441-2231　FAX.06-6441-3227
E-mail　home@medicaldo.co.jp
URL　http://www.medicaldo.co.jp

特集によせて

中畑龍俊

　疾患をもつ患者の体細胞から人工多能性幹細胞（induced pluripotent stem cells：iPS細胞）を樹立し（疾患特異的iPS細胞），患者の罹患細胞へ分化させることにより，従来得ることが極めて困難であった神経細胞や心筋細胞をiPS細胞から大量に培養し，解析に用いることが可能となった。疾患特異的iPS細胞は，患者の病態を反映し，臨床へと結びつけるツールとして，疾患の病態解析，疾患モデル構築，創薬などへの応用が可能なことから，幅広い臨床への貢献が期待されている。

はじめに

　iPS細胞の特徴は，①自己複製能をもつ，②すべての細胞・組織に分化できる多能性（pluripotency）を有する，③それぞれ個人の体細胞より誘導できるという点にある。疾患をもつ患者の血液や皮膚線維芽細胞などからiPS細胞を樹立すると（疾患特異的iPS細胞），このiPS細胞を患者の罹患細胞へ分化させることにより，患者由来の様々な分化細胞を得ることができる。特に神経疾患や心筋疾患などでは，従来得ることが極めて困難であった神経細胞や心筋細胞をiPS細胞から大量に培養し，解析に用いることが可能となりうる。このように疾患特異的iPS細胞は，患者の病態を反映し臨床へと結びつけるツールとして疾患の病態解析や創薬などへの応用が可能なことから，医学・生物学分野への幅広い貢献が期待されている（図❶）。欧米では，iPS細胞の再生医療への応用よりも疾患特異的iPS細胞を用いた研究が盛んに行われており，はるかに多数の研究者から様々な疾患特異的iPS細胞を用いた研究が報告されている。一方，本格的な疾患解析・治療薬開発のために疾患特異的iPS細胞を用いるための課題も明らかになってきた。本特集では，疾患特異的iPS細胞を用いて，代表的な疾患について第一線で活躍されている先生方に難治性疾患の病態解析と創薬応用に向けた研究の現状を総括していただくとともに，今後の展望を述べていただいた。

I．ヒト疾患解析の手法

　従来，ヒト疾患研究では，①ヒトプライマリ細胞，②遺伝子改変動物，③ヒト不死化細胞株および④ヒト化マウスなどが実験系として用いられてきた。
　ヒト疾患研究は，ヒトプライマリ検体を得て行うことができるのが望ましいが，様々な制約からそれが難しいことがほとんどである。患者由来プライマリ細胞は治療やサイトカイン環境などに影響を強く受けるため，実験系の信頼性にも問題が生じうる。

---

key words

疾患特異的iPS細胞，病態解析，疾患モデル，創薬

特集によせて

　遺伝子改変動物は極めて重要なツールであり，ノックアウト・ノックインなどの遺伝子改変技術を用い，様々な疾患とその責任遺伝子についての知見が得られている。一方マウスモデルを用いた場合，ヒトとマウスの遺伝子が異なるため，マウスにヒトの責任遺伝子が存在しない場合や，ヒトとマウスで遺伝子が共通でも機能や表現型が異なる場合がある。またヒトの場合，1つの責任遺伝子に対して多くの変異型が存在することが多いが，マウスモデルでは変異型は代表的なものに限定されるか，機能喪失型変異ではノックアウトで代表される。そのため，表現型-遺伝子型関係（phenotype-genotype correlation）の検討などは難しい。

　患者由来線維芽細胞やEBウイルスで不死化したB細胞などのヒト細胞（株）やすでに存在するヒト細胞株に遺伝子導入を行うなどしてヒトの細胞株を解析に用いた場合，遺伝子改変動物でみられたヒトと他の動物種の間の遺伝子差異に帰着する問題は回避できる。しかし，この手法で解析できる手法が限定されること，遺伝子導入をした場合に生理的な発現から逸脱する場合が多いこと，培養細胞株ではしばしば核型の変化がみられることなどにより，患者病態を反映できる可能性は高くない。

　疾患特異的iPS細胞は，ヒトプライマリ細胞に近い機能をもつ細胞を誘導でき，様々な細胞種に分化が可能である。また，ヒトES/iPS細胞の遺伝子改変技術も進歩しており，疾患iPS細胞をさらに遺伝的に改変することも可能になっている。したがって，上記の様々な方法を補完しうる手法として，疾患解析・創薬など疾患モデルを応用した研究を推進しうるツールになると考えられる。

Ⅱ．疾患特異的iPS細胞の樹立

　疾患特異的iPS細胞を用いた研究を行うためには，図❷に示すようにiPS細胞の樹立・分化系確立・解析系確立・創薬スクリーニングを適切に行っていく必要がある。

　患者・疾患特異的iPS細胞を用いて研究を行う場合，まず倫理委員会に研究計画書を提出し，承認を受けた後，患者よりインフォームドコンセントを取得する必要がある。一方，様々な疾患をもつ患者由来の線維芽細胞や不死化B細胞株を収集しているレポジトリもあるので，このような組織から一定の手続きを踏んで体細胞を入手するこ

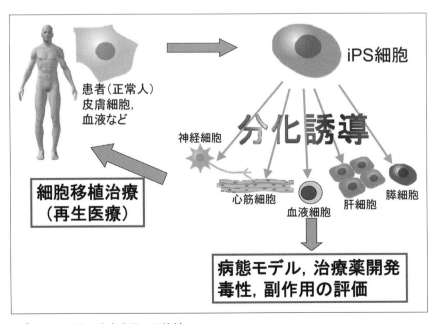

図❶　iPS細胞の臨床応用の可能性

とも可能である。

　疾患特異的iPS細胞を用いた研究を行うためのiPS細胞樹立にあたって考慮すべきことは，①ソースとなる細胞の種類，②遺伝子導入方法，③取得するクローン数，④コントロールをどうするかといった事柄である。

① ソース細胞で最も一般的な細胞は，皮膚より採取し培養した線維芽細胞や末梢血単核球である。末梢血CD34陽性細胞などからの樹立も可能になっている。さらに，EBウイルスを用いて不死化したB細胞株からも樹立が報告されている。

② 遺伝子導入方法について，レトロウイルスベクターやセンダイウイルスベクターを用いる方法などが頻用されてきた。最近開発されたプラスミド（エピソーマル）ベクターを用いる方法はウイルスベクターの生成が不要で，通常のプラスミドを用いた遺伝子導入方法で行えることから，ウイルスベクターを用いる方法よりかなり簡便である。線維芽細胞のほか，末梢血単核球からもこの方法で樹立が可能であり，広く用いられるようになってきた。

③ 取得するクローン数であるが，われわれは当初6〜12クローン程度を取得し，ストックを作製してから，いくつかのクローンの分化能や未分化性などを評価して，クローンを選別している。実際の疾患解析に使用するクローンは1症例あたり1〜3クローンを用いて行っていることが多いと思われる。

④ 対照群についてであるが，患者家族から樹立したiPS細胞や分化能などの特性がすでに報告されている標準的なES/iPS細胞を用いて解析が行われている。患者iPS細胞がもつ遺伝子変異を相同組み替えなどによりゲノム修復したクローンが用いられることもある（後述）。体細胞モザイクで発症する疾患では，ある個人から特定の遺伝子変異をもつ細胞と変異をもたない細胞由来のクローンを得ることができ，後者を前者の対照として用いることができる。またX染色体連鎖疾患の女性由来クローンでは，培養条件などによりiPS細胞クローンによって遺伝子変異をもつX染色体と変異をもたないX染色体のいずれかがランダムに不活化されうるため，同様に前者のクローンを対照群として用いることが可能である。

Ⅲ．iPS細胞と分化系

　疾患iPS細胞研究に必要な要素として，①疾患

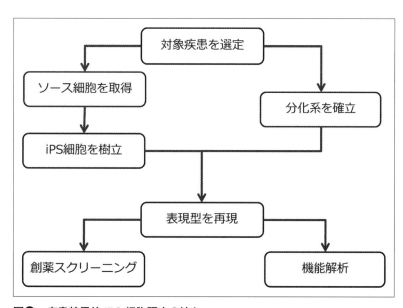

図❷　疾患特異的iPS細胞研究の流れ

iPS細胞，②これに対応する対照iPS細胞，③適切な分化系，④機能評価系が挙げられる．分化系については，ヒトES細胞の分化系が応用できることが多いが，目的の細胞が得られない場合，独自に開発する必要がある．iPS細胞からの in vitro 分化系では，しばしば分化させた細胞は幼弱な表現型を呈し，成人型の分化細胞まで至らないことがある．したがって，遺伝子異常を伴い乳幼児期に発症する疾患に比べて，成人期に発症する疾患の表現型の発露は遅れるかもしれず，場合によっては見られないかもしれない．しかし，胎児・新生児疾患の解析を行うという観点からすると，この点は逆に利点となりうると考えられる．また，ヒト多能性幹細胞は理論的にはすべての細胞種に分化が可能であるとされるが，実際には分化系が確立されていない細胞種も数多く存在するため，疾患解析のためにまず分化系開発が必要な場合もある．

Ⅳ．疾患特異的iPS細胞と創薬スクリーニング

創薬スクリーニングは，iPS細胞を用いて実現可能な研究として大きな期待がかけられている．実際，多くの疾患特異的iPS細胞を用いた報告では，少数の活性既知の化合物を用いて表現型の改善を確認し，様々な検討が行われている．

しかしラージスケールの化合物スクリーニングは，①特定の分化細胞を大量に純化し，②疾患に関連した表現型をこれらの細胞で再現し，さらに③これをハイスループットスクリーニングの解析系に最適化する必要があるため，現実的にはなかなか進展がみられなかったが，最近いくつかの疾患について画期的な報告がなされている．

Ⅴ．疾患特異的iPS細胞の課題

疾患特異的iPS細胞には多くの可能性があるが，現状では多くの疾患特異的iPS細胞の報告は「疾患モデリング」にとどまっている．iPS細胞技術を用いて疾患の病態生理を深く解析するためには，解決すべき課題として，①クローン間表現型のばらつき，②iPS細胞の樹立自体が難しい疾患の存在，③疾患特異的iPS細胞の対照群をどのようにとるかなどの問題が存在する．様々な解決方法が図られているが，③に関しては原因遺伝子が判明している場合，患者由来iPS細胞の原因遺伝子を修復して対照クローンとすれば，ゲノムバックグラウンドの差異による表現型のばらつきなどを最小限に抑えて解析することができる．ヒト多能性幹細胞の相同組み替え効率は極めて低かったが，最近ヘルパー依存性アデノウイルスを用いる手法や，zinc finger nuclease，TALEN（transcriptional activator-like effector nuclease）やCRISPR-Cas9（clustered regularly interspaced short palindromic repeats-caspase 9）といった配列特異的ヌクレアーゼを用いる方法により高効率かつ簡便に遺伝子ターゲティングが行えるようになってきた．今後はこのような手法を用いて，十分に機能評価がされた「正常」iPS細胞クローンやES細胞に疾患特異的変異を導入し，疾患モデルして用いることも可能になると思われる．様々な利点から，将来は単一遺伝子疾患の解析にはこちらが主流となってゆくかもしれない．

おわりに

以上のように課題もあるものの，疾患iPS細胞を用いることにより，疾患の表現型の少なくとも一部は試験管内で再現可能であることが次々と証明されている．iPS細胞を用いた治療薬開発や病態解明が進み，これまで治療法のなかった様々な難治性疾患に対するアプローチが少しでも早く進展することを期待したい．

第1章

中枢神経疾患

第1章　中枢神経疾患

1．疾患特異的 iPS 細胞の網膜変性疾患への応用

髙橋政代

　網膜は中枢神経であり過去には患者の網膜細胞を調べる方法は存在しなかったが，iPS 細胞の出現により患者の遺伝子背景を有した網膜細胞を解析することが可能になった。われわれは過去に網膜色素変性患者の iPS 細胞から誘導した視細胞が成熟後に変性すること，ビタミン E の効果は原因遺伝子によって異なることを報告した。また最近では，ロドプシン遺伝子変異による視細胞変性が確かにその遺伝子変異によって起こり，ER ストレス抑制剤で変性を抑制できることも報告された。iPS 細胞は，個々の患者に最適な治療薬を検討する検査に応用でき，個別医療にも寄与する可能性がある。

はじめに：網膜の構造と疾患

　網膜は大きく分類して7種類の神経とグリア細胞からなる厚み 300μm の組織である。組織学的には HE 染色像から 10 層に分けられているが，神経細胞の細胞体は神経網膜内の外顆粒層（光受容体である視細胞），内顆粒層（2次ニューロンである双極細胞，その他水平細胞，アマクリン細胞，ミュラーグリア細胞），神経節細胞層（3次ニューロンである網膜神経節細胞）に存在する（図❶）。さらに，視細胞を維持するために必要な網膜色素上皮細胞が1列に並んだ網膜色素上皮層が神経網膜の外側に位置しており，神経網膜と網膜色素上皮細胞を合わせて網膜と呼ぶ。光刺激は視細胞で神経のシグナルに変換され，双極細胞，神経節細胞に伝達され，神経節細胞の軸索が束になった視神経を経て脳へと伝えられる。

　網膜疾患には，物理的に神経網膜が網膜色素上皮細胞から剥がれる網膜剥離，網膜内層を栄養する網膜血管の閉塞で引き起こされる網膜血管障害，糖尿病による微小血管障害や視神経障害からなる糖尿病網膜症，網膜色素上皮細胞の加齢が誘引となる加齢黄斑変性，視細胞特異的遺伝子の変異による網膜変性疾患などなど多数ある。視覚障害の原因で最も多い緑内障の実態は神経節細胞の軸索である視神経障害であるが，ひいては網膜神

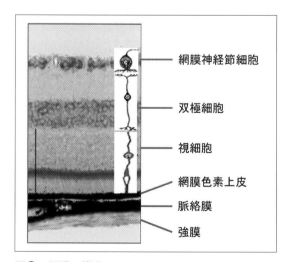

図❶　網膜の構造

---

key words

網膜，iPS 細胞，網膜変性，視細胞，網膜色素上皮，網膜色素変性，加齢黄斑変性，サプリメント，ビタミン，老化

経線維層が菲薄化および網膜神経節細胞がアポトーシスで消失するので網膜障害でもある。これら網膜・視神経疾患が先進国での視覚障害の原因の大部分を占める。

これら疾患の多くは血液循環・眼圧などの環境要因が影響する疾患であり，患者 iPS 細胞の検討のみで解明できるわけではないが，遺伝子変異が原因で細胞のアポトーシスを引き起こす網膜変性疾患では網膜細胞そのものの検討で疾患の機序を考えることがある程度可能である。よって患者 iPS 細胞のよい応用対象疾患である。

I. 網膜色素変性

視機能は網膜中心部（黄斑）の機能を反映する視力と周辺網膜の機能である視野に分けられる。網膜変性疾患は主に視細胞の変性で，視細胞特異的遺伝子の点変異や欠失による視細胞のアポトーシス，あるいは稀には視細胞機能を維持するために必要な網膜色素上皮細胞の遺伝子変異により2次的に視細胞がアポトーシスに陥る疾患である。視細胞には強い光刺激で反応する錐体と，弱い光刺激で反応する桿体があるが，錐体が障害されると視力が低下し，桿体が障害されると夜盲が現れ視野が狭窄する。網膜変性疾患の中で最も患者数の多い疾患は，桿体の変性が主体の網膜色素変性である。網膜色素変性では桿体障害の症状である夜盲・視野狭窄が主症状であり，錐体の障害が加わると視力低下をきたす。錐体固有の遺伝子変異によって錐体のみが変性するのは錐体ジストロフィーで，視野の中心部が見えない中心暗点および視力低下をきたすが，視野狭窄や全盲にはならない。網膜変性疾患には効果の証明されている治療はいまだ存在しない。現在，進行を遅らせるためのウノプロストン点眼，DHA 内服，9-シスレチナール内服，神経幹細胞移植，臍帯組織移植，遺伝子治療などが臨床試験として試みられている。

1. 網膜色素変性の原因遺伝子

患者 iPS 細胞の利用法としては創薬への応用がよく話題となる。しかし，網膜色素変性という1つの病名に含まれる原因遺伝子は 40 を超えており，それでも日本人患者の場合，約 20％分しか判明していない（欧米では 50％）[1]。それぞれの視細胞アポトーシスの機序も様々である。したがって，アポトーシスを阻止するための薬物の効果も異なる可能性がある。

また，現在効果が証明された治療法がない網膜色素変性について外来で最もよく聞かれる質問は，進行を遅くする方法はないのか，どんなサプリメントを飲めばよいのかというものである。網膜細胞の培養では，わずかなビタミン，わずかな成長因子で細胞の状態が左右されることを知っているが，眼の前の患者の質問に答えるためのデータは持ち合わせていないのである。

米国では約 600 例の網膜色素変性患者を対象に，ビタミン内服による進行の抑制効果についての多施設大規模スタディの報告がある。その結果，ビタミン A の内服は年に網膜電図の振幅で 2％の進行抑制効果を認め，一方過剰なビタミン E の内服は進行を促進した[2]。この結果から National Institute of Health（NIH）のアイセンター（National Eye Institute：NEI）では，網膜色素変性患者にビタミン A の内服を推奨している。しかし一方で，年に 2％の網膜電図での進行抑制は誤差範囲であると思う医師や研究者も多く，また 2004 年には視細胞変性モデルマウスの一種である ABCA4 の変異モデルではビタミン A が変性の進行を促進するという報告もあり，原因遺伝子によってビタミンの効果が異なる可能性がある。

II. 網膜色素変性患者 iPS 細胞

そこで，われわれは原因遺伝子（*RP1*，*RP9*，*PRPH2* あるいは *RHO* 遺伝子のいずれか）の異なる 4 家系 5 名の網膜色素変性患者の皮膚から線維芽細胞を採取し，4 つのリプログラム遺伝子 *Oct4*，*Sox2*，*Klf4*，*c-Myc* をこれらの細胞に導入し，各患者由来の iPS 細胞を樹立した[3]。次に，これらの iPS 細胞に視細胞誘導法を適用し，約 4 ヵ月間かけて視細胞を誘導した。これらの視細胞は，ロドプシン遺伝子の発現や電気生理学的解析から，桿体細胞であることが確認された。

興味深いことに，これらの細胞はロドプシンを

発現する成熟した桿体細胞に分化した後の培養過程で変性し減少する傾向がみられた（図❷）。同じ患者由来のiPS細胞から誘導した錐体細胞や双極細胞ではそのような変性はみられなかった。また，*RP9*遺伝子に変異がある場合はDNAの酸化が，*RHO*遺伝子に変異がある場合は小胞体へのストレスが観察され，桿体細胞の変性機序は原因遺伝子によって異なることが示唆された。

次にこれらの桿体細胞培養中，抗酸化作用のあるビタミンを培地中に添加し，桿体細胞の変性に対する抑制効果を検証した。これまでに，網膜色素変性の抗酸化療法として，アスコルビン酸（ビタミンC），*α*トコフェロール（ビタミンE），*β*カロテン（ビタミンA）が臨床試験で試されているが，いずれも明確な効果を示していない。そこで，今回作製した桿体細胞の培地中にこれらのビタミンを添加し，7日間培養して継続的に観察した。その結果，*α*トコフェロールを添加した場合，3名の患者iPS細胞由来桿体細胞では過去の報告と同様に桿体視細胞の変性を促進したのに対し，*RP9*に変異をもつ桿体細胞では細胞生存率が向上することが明らかになった（図❸）。アスコルビン酸，*β*カロテンは，いずれの細胞にも効果が明らかではなかった。

以上の研究では，変異をもつ患者由来iPS細胞から誘導した桿体細胞だけが変性を起こすこと，またそれを抑制する薬剤の効果が原因遺伝子によって異なることを示唆した。原因遺伝子の違いによる薬物効果の違いは従来の大規模調査では相殺されてしまうため明らかになっていないが，これらの結果は，患者iPS細胞が創薬目的の研究とは異なり，いわゆるオーダーメイド医療（個別医療）への手段として有用であることを示すものである。

また最近では，慶応大学の吉田らが[4]ロドプシン遺伝子の変異による網膜色素変性患者のiPS細胞を用いて，患者iPS細胞由来視細胞（桿体細胞のマーカーである*NRL*遺伝子のプロモーターでGFPを発現する細胞），アデノウイルスで遺伝子変異を修復した患者iPS細胞由来視細胞，正常人のiPS細胞，およびそこに患者と同じ遺伝子変異を組み込んだiPS細胞由来視細胞の4種で，細胞数，ERストレスマーカー発現をみたところ，ロドプシン遺伝子変異をもったiPS細胞由来視細胞のみ細胞数の低下，ERストレスマーカー発現の上昇を認め，それらはラパマイシン，PP242（両者ともmTOR抑制剤），AICAR（AMPキナーゼ活性剤），NQDI-1〔apoptosis signal-regulating kinase 1（ASK1）抑制剤〕，salubrinal〔eukaryotic translation initiation factor 2 subunit *a*（eIF2*a*）ホ

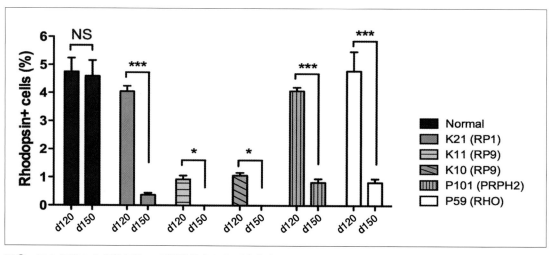

図❷ iPS細胞から桿体細胞への誘導効率および生存率（文献3より）

原因遺伝子によって誘導効率（d120）に大きな差がみられる。また，患者由来細胞は正常細胞と比較して，いずれも生存率（d150）が低い。Normal：正常細胞，K21〜P59：患者由来細胞

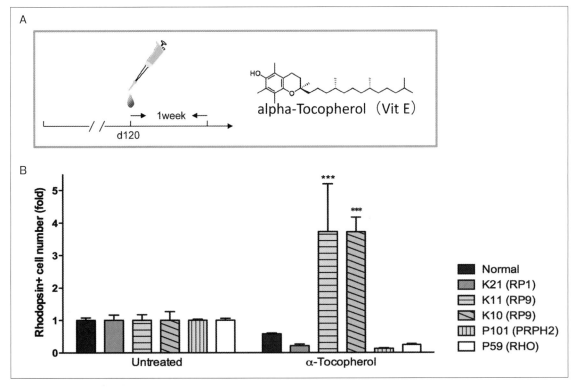

図❸ 患者 iPS 細胞由来視細胞に対する α トコフェノールの効果（文献3より）
A. α トコフェノール（ビタミン E）の構造式と実験デザイン
B. α トコフェノールを培地に添加していない場合の視細胞残存数（グラフ左）と比べ，添加した場合（グラフ右）ではK11 と K10 の患者の視細胞のみ変性が抑制された。

スファターゼ抑制剤〕によって抑制された。こうして，ロドプシン遺伝子変異による視細胞変性に ER ストレスが関与すること，それはまさにロドプシンの遺伝子変異によってもたらされていること，それを抑制する治療薬が存在することをより精細に示し，疾患の進行を抑制する薬物を同定した。また視細胞のアポトーシスにはオートファジーが関与していることが示唆された。

1. 網膜色素変性における患者 iPS 細胞

この結果は，あくまで 2 次元の培養細胞での結果であり，生体内の状況を反映しているかどうかは不明である。特に視細胞に関しては永楽ら[5]が開発したヒト ES 細胞から立体構造をもった網膜組織を分化誘導する方法を用いれば，網膜細胞を純化することや，組織の中の視細胞の遺伝子変異によるアポトーシスの機序が解明でき，より生体内の環境に近い状況で個別の症例に最も適した治療薬の選択が可能となるであろう。

ただし，患者 iPS 細胞から成熟した桿体視細胞を得るまでの時間は 100 日を超えており，労力の面でもコストの面でも通常の検査法とはなりえない。よって，今後さらに iPS 細胞の作製法，分化誘導法の改良が望まれる。

III. 加齢黄斑変性への患者 iPS 細胞を用いた再生医療

昨年承認され開始した iPS 細胞由来網膜色素上皮（RPE）細胞の加齢黄斑変性への移植治療について，患者 iPS 細胞という観点から考える。

今回の臨床研究は患者の皮膚線維芽細胞由来の iPS 細胞を用いた自家移植であり，移植する RPE 細胞も患者自身の遺伝子背景をもった細胞である。加齢黄斑変性では疾患に関わる SNPs がいくつか発見されているが，最大の要因は RPE 細胞

の老化であることが知られている。RPE細胞の老化により、貪色した視細胞外節の処理が滞ってβアミロイドが沈着する。これにより慢性炎症が起こり、さらにRPE細胞老化による各種成長因子の分泌低下で脈絡膜からの新生血管を誘発する。

実際、多数ラインの患者iPS細胞由来RPE細胞の機能を検討した結果、個人差はあるものの成熟したRPE細胞が得られ、RPE細胞特有の遺伝子発現やPEDFやVEGFの極性をもった分泌、タイトジャンクションによるバリア形成、視細胞外節の貪色など正常なRPE細胞と同等の機能をもっていることが検証された（図❹）。in vivoでは、RPE細胞の機能不全により視細胞が変性消失するモデルラット（RCSラット）の網膜下にヒトiPS細胞由来RPE細胞を移植することにより視

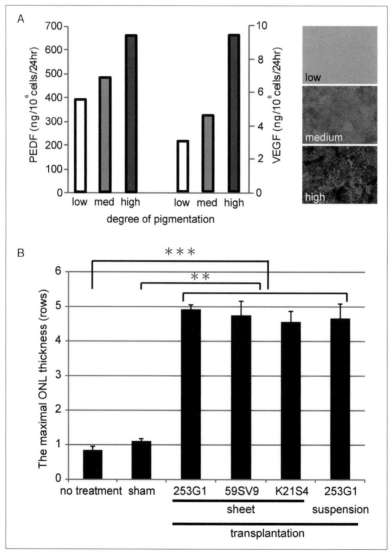

図❹ ヒトiPS細胞由来RPE細胞の機能（文献6より）
A. 色調と成長因子分泌量（左 PEDF，右 VEGF）
B. RCSラットに対するヒトiPS細胞由来RPE細胞移植による視細胞変性抑制効果
（**，*** 有意差あり）

細胞変性が抑制されることが観察された[6]。よって，iPS細胞を作製することにより若返った正常な自家のRPE細胞を移植することが有用であると思われる。

おわりに

網膜色素変性に対して，現在明らかに視細胞変性を抑制する治療法は存在していない。また，加齢黄斑変性にとってはRPE細胞移植は根本治療ではあるが，患者iPS細胞由来RPE細胞などを用いて機序を検討することにより，より早期の薬物治療が可能となるであろう。このような疾患にとってiPS細胞は様々な応用方法を秘めた細胞である。遺伝子診断と組み合わせて，どの薬物が有効であるということが徐々に解明されれば，将来は侵襲の少ない有効な治療法が開発されていくことが期待される。

参考文献

1) Jin ZB, Mandai M, et al : J Med Genet 45, 465-472, 2008.
2) Berson EL, Rosner B, et al : Arch Ophthalmol 111, 761-772, 1993.
3) Jin ZB, Okamoto S, et al : PLoS One 6, e17084, 2011.
4) Yoshida T, Ozawa Y, et al : Mol Brain 7, 45-55, 2014.
5) Eiraku M, Takata N, et al : Nature 472, 51-56, 2011.
6) Kamao H, Mandai M, et al : Stem Cell Reports 2, 205-218, 2014.

高橋政代

1986年	京都大学医学部卒業 同医学部眼科学教室
1992年	同大学院医学研究科博士課程修了 同医学部眼科助手
1995年	米国サンディエゴ ソーク研究所研究員
2001年	京都大学医学部付属病院探索医療センター開発部助教授
2006年	理化学研究所発生・再生科学総合研究センターチームリーダー
2012年	同プロジェクトリーダー（組織変更）
2014年	理化学研究所多細胞システム形成研究センタープロジェクトリーダー（センター改称）

第1章　中枢神経疾患

2．パーキンソン病

小芝　泰・髙橋良輔

　パーキンソン病についてのiPS細胞の応用研究として，細胞移植治療におけるドナー細胞としての利用と，病態解明および創薬のための疾患モデルとしての利用という2つの方向が期待される。細胞移植，とりわけ自家移植の妥当性を検討するうえでもパーキンソン病の病態解明が望まれる。パーキンソン病疾患モデルとしてのiPS細胞の応用にはいくつかの問題点があるが，解決につながる新たな技術開発が進展しつつある。

はじめに

　パーキンソン病は，振戦・筋強剛・無動・姿勢反射障害などの進行性の運動障害を主徴とする神経変性疾患である。神経変性疾患としてはアルツハイマー型認知症に次いで2番目に頻度が高く，有病率は加齢依存性で60歳以上人口の約1%とされる。パーキンソン病症例の大多数（90〜95%）は孤発性発症であるが，5〜10%が家族性に発症し，その一部について責任遺伝子が同定されている。病理学的には，中脳黒質緻密部のドパミン神経細胞の選択的変性がみられるが，変性の機序はなお不明である。病的構造物としては，α-シヌクレインの凝集体を含むレヴィ小体が特徴的である（ただし家族性パーキンソン病にはこれを認めないものもある）。治療としては，ドパミン前駆体（L-ドパ）やドパミン受容体アゴニストによるドパミン補充療法などの対症療法が多くの症例で奏効するが，その効果は永続的ではなく，長期の管理には困難を生じる例も少なくない。疾患の進行を遅らせるような疾患修飾的治療は確立していない。

　ヒト人工多能性幹細胞（induced pluripotent stem cell：iPS細胞）の臨床応用については，細胞移植治療におけるドナー細胞としての利用と，病態解析および創薬のための疾患モデルとしての利用という2つの方向が考えられる。パーキンソン病は，この2つのいずれにおいてもターゲットとして大きな期待がもたれている疾患の1つである。本稿では，これら2つの方向についての研究の現状と展望について概説する。

I．細胞移植治療

　iPS細胞を用いた移植治療・再生医療のターゲットとしてパーキンソン病がとりわけ注目されるゆえんは，1つにはすでにヒト中脳組織を用いた細胞移植治療の臨床研究がなされ，一定の成績を残してきたことである。

　1980年代から欧米を中心にヒト中絶胎児の中脳組織を用いて，これまですでに400例近くの細胞移植が行われてきた。そのうち一部の症例では劇的な効果が認められ，10年以上経過しても移植片は脳内で生着し効果が持続したと報告されている[1,2]。しかし，胎児組織移植の移植治

---

key words

パーキンソン病，細胞移植，自家移植，中脳，黒質，神経変性，ドパミン神経（細胞），チロシンヒドロキシラーゼ（TH），α-シヌクレイン，レヴィ小体

療にはいくつかの問題があり，2003年以降，昨年TRANSEURO計画でイギリスで再開されるまで10年以上にわたって中止されていた。その理由は，①ドナー組織の供給が限られること（移植1例につき複数体の胎児組織が必要），②妊娠中絶胎児を利用する倫理的問題，③二重盲検試験では効果が60歳以下または中軽症例に限られたこと[3)4)]，④移植後ジスキネジアなどの合併症が一部の症例で認められたことなどである。③，④に関しては，移植組織の不均質性が関連する可能性が指摘されている[5)]。

ドナー組織の供給量や不均質性などの胎児黒質移植に伴う問題を解決しうるものとして，胚性幹細胞（embryonic stem cell：ES細胞），次いでiPS細胞といった多能性幹細胞を用いた細胞移植が研究されてきた。とりわけiPS細胞が期待されるのは，ES細胞樹立のための受精卵の使用に伴う倫理的問題がないことのほか，自家移植など免疫拒絶反応を回避しうる可能性への期待からである。

1. 自家移植か同種移植か

iPS細胞技術の出現により，ドパミン神経細胞の自家移植が実現可能になった。すなわち，患者本人の皮膚や血液から体細胞を採取し，そこから自家iPS細胞を樹立してドパミン神経細胞（ないしその前駆細胞）に分化誘導し，これを移植に用いることが近い将来，計画されている。

すでに孤発性および家族性パーキンソン病患者由来のiPS細胞樹立とドパミン神経細胞の作製については多数の報告がされている[6)-14)]。動物実験においては，孤発性パーキンソン病患者iPS細胞由来の神経組織をモデルラット〔6-hydroxydopamine（6-OHDA）による黒質ドパミン神経傷害モデル〕に移植し行動改善がみられたとの報告があり[15)]，患者由来iPS細胞のドナー細胞としての有用性が期待される。

自家移植は，免疫（拒絶）反応が少ない点およびドナー細胞からの感染のリスクが低い点において優れると考えられる。脳は免疫反応が少ない組織の1つと考えられているが（免疫租界），なお同種移植では良好な生着のため免疫抑制薬が必要とされる。実験的には，サルを用いたドパミン神経細胞移植実験で，自家移植では同種移植に比しミクログリアや浸潤T細胞による炎症反応が少なく，移植細胞の生着率が良いことが示されている[16)]。

他方，自家移植においては，iPS細胞を樹立し，その安全性や分化能を検証したうえで分化誘導してドナー細胞を作製するという各過程が患者ごとに必要となるが，この方法は多大な時間と費用を要する。効率化と免疫（拒絶）反応の抑制を両立する方法として，HLA適合細胞を利用した同種細胞移植が考えられており，HLAホモ接合体健常者からのiPS細胞ストック（いわゆるiPSバンク化）計画が京都大学iPS細胞研究所で進められている。この方法は，次に述べる患者由来iPS細胞の疾患感受性の問題を回避しうるという利点もある。

2. 移植細胞における神経変性の可能性

自家移植については，移植細胞における神経変性の可能性が指摘される。すなわち，患者由来iPS細胞は患者の遺伝情報を保持していることから，もし移植細胞自体に遺伝的に変性に対する脆弱性・疾患感受性があるとすれば，宿主脳で疾患過程（進行性の黒質ドパミン神経変性）を再現するのではないかという懸念である。

これに関して重要な知見は，胎児黒質移植後10年以上経過した症例の剖検脳で，移植したドパミン細胞にレヴィ小体様の病理変化が認められたことである[2)17)]。これは，移植細胞における疾患過程の再現という懸念を現実のものとして示す衝撃的な報告であった。しかし，その機序について実験的には，細胞外由来のα-シヌクレイン多量体が核となって細胞内の正常α-シヌクレインの凝集体形成をもたらす可能性が示されている[18)19)]。これらの報告は，本質的には宿主脳の病的環境が移植細胞に病理変化をきたすという機序（非細胞自律的機序）を示唆する。

他方，病態解析研究において，移植細胞自体の性質により変性が生じる，または変性過程が促進される可能性も否定されていない。自家移植の妥当性を検討するうえでもパーキンソン病の病態解析の進展が期待される。

Ⅱ. 病態解析・創薬のための疾患モデル

　パーキンソン病の病態解析研究の障害となってきたのは，この目的に適した実験動物および細胞モデルが確立されていないことである。すなわち，対症的治療の研究には，ドパミン神経毒〔methyphenyl-tetrahydopyridine (MPTP) や 6-OHDA〕を用いて中脳黒質を傷害した動物モデルの利用が広く受け入れられているが，これらは病態形成の研究には利用できない。家族性パーキンソン病の原因遺伝子に関する遺伝子改変動物として，ハエ・線虫からマウス・ラットに至る各種の動物モデルが作製されているが，パーキンソン病病態の核となる表現型（例えば，進行性の運動障害・中脳黒質ドパミン神経死・α-シヌクレイン蓄積）をすべて充たすものとして評価が確立したモデルはない。細胞モデルについても，パーキンソン病において選択的に変性を受ける中脳黒質ドパミン神経を再現するモデルの作製は困難であった。iPS 細胞技術の出現は，この状況に対して 1 つの解決策の可能性を示した。すなわち，患者由来の iPS 細胞を樹立し，これを中脳黒質ドパミン神経に選択的に分化誘導することによって，患者の遺伝情報を保持した中脳黒質ドパミン神経を得るのである。

　このような iPS 細胞を用いた疾患モデリングの試みは，主に単一遺伝子性の家族性パーキンソン病に関して報告されている[7)-13)]。ZFN，TALEN，CRISPR/Cas9 などの遺伝子編集技術の進展によって，遺伝子変異に特異的な表現型をより正確に検出できる可能性も高まったといえる[13)14)]。しかし，これまでのところ iPS 細胞モデルから得られた知見には，各報告で一致しない点もあり再現性に疑問がもたれるものもある。本稿ではそれぞれについての詳述はできないが，パーキンソン病の疾患 iPS 細胞モデルに関するいくつかの問題について述べる。

1. 分化誘導細胞の不均質性

　第 1 は，解析対象とする細胞の不均質性の問題である。パーキンソン病の疾患モデルとして多くの研究は，病態の中核と考えられてきた黒質緻密部ドパミン神経細胞（A9 細胞）を目標として選択的分化誘導を図っている。多くの研究は分化誘導の方法として，① SMAD 経路の二重阻害による神経系への誘導，② sonic hedgehog 経路の活性化などによる中脳腹側 floor plate の誘導という基本戦略において共通するが，細部においては相違点もあり，ドパミン神経細胞の収率は報告により数 %～約 30 % とばらつきが大きい[7)-14)]。各研究における解析結果に齟齬が生じる原因には，各研究間で解析対象としている細胞集団の内容が異なる可能性があること，さらに 1 つの研究の中でも解析対象となる細胞集団が均質ではないことが影響しているものと考えられる。

　この細胞集団の不均質性の問題に対する 1 つのアプローチは，免疫細胞化学の多重染色によって解析対象細胞〔例えば，チロシンヒドロキシラーゼ（TH）陽性細胞〕を同定したうえで，それらの細胞のみを対象として解析するアプローチである。これまでの多くの報告はこのアプローチにより，TH 陽性細胞に特異的な酸化ストレスに対する脆弱性といった表現型を示している[7)-13)]。しかし，このアプローチが可能な解析方法は免疫細胞化学や形態学的手法などに限定される。

　もう 1 つのアプローチは，細胞表面マーカーによるセルソーティングによる対象細胞の均質化である。病態解析の分野では，CD24 などの表面マーカーの組み合わせによって神経細胞の濃縮を行った報告があるが[14)]，ドパミン神経の収率など得られた細胞のプロファイルは必ずしも明らかではない。細胞移植の分野では，不均質な移植細胞の混入によるジスキネジアなどの合併症の可能性を低減させ，腫瘍化のリスクを原則的にゼロにするために移植細胞の純化が試みられている。中脳腹側 floor plate のマーカーである CORIN を用いた報告[20)]と，NCAM および CD29 を用いた報告[21)]があり，それぞれ中脳黒質ドパミン神経細胞の一定の濃縮が示されている。より正確な病態モデルの作製にもこれらの方法の応用が考えられる。

2. 晩発性疾患の再現

　第 2 の問題点は加齢の再現である。他の多くの神経変性疾患と同様にパーキンソン病の大部分は

晩発性であり，その発症の環境的危険因子として最も顕著なものは加齢である．他方，iPS細胞はいわば体細胞を胚期に初期化させるものであり，iPS細胞誘導の過程でテロメアの短縮などの加齢に伴う特徴が失われることが報告されている．このようなiPS細胞を基礎として，いかに晩発性疾患の病態を再現するかが問題となる．

この問題へのアプローチとして，これまでの多くの研究は，酸化ストレス負荷やミトコンドリア機能阻害などによって加齢による負荷の模倣を図り，TH陽性細胞死や神経突起の短縮などが再現されてきた．さらには，培養条件（培地から抗酸化剤を除去するなど）や長期培養のみによっても[11)13)]，病原性変異株により強く病的表現型が誘導される可能性が示されている．このような負荷により生じる表現型が真に加齢に伴う病態過程を再現しているか否かについては，なお検討が必要である．

Millerらは，早老症（progeria）の原因タンパクであるprogerin（短縮型lamin A）を過剰発現させることによって，iPS細胞由来の神経細胞にミトコンドリア活性酸素種の増加や遺伝子発現プロファイルの変化など加齢に伴う変化を再現し，TH陽性細胞の減少や神経突起の短縮といった病態過程を再現したと報告した[22)]．老化を再現する新たな方向性として注目される．

おわりに

パーキンソン病のiPS細胞臨床応用研究として，細胞移植治療におけるドナー細胞としての利用と，病態解明および創薬のための疾患モデルとしての利用という2つの方向が期待される．細胞移植，とりわけ自家移植の妥当性を検討するうえでもパーキンソン病の病態解明が望まれる．パーキンソン病疾患モデルとしてのiPS細胞の応用には分化細胞の不均質性などの問題点も残るが，解決につながる新たな技術開発が進展しつつある．

参考文献

1) Mendez I, et al : Nat Med 14, 507-509, 2008.
2) Li JY, et al : Nat Med 14, 501-503, 2008.
3) Freed CR, et al : N Engl J Med 344, 710-719, 2001.
4) Olanow CW, et al : Ann Neurol 54, 403-414, 2003.
5) Carlsson T, et al : Brain 132, 319-335, 2009.
6) Soldner F, et al : Cell 136, 964-977, 2009.
7) Nguyen HN, et al : Cell Stem Cell 8, 267-280, 2011.
8) Seiber P, et al : J Neurosci 31, 5970-5976, 2011.
9) Devine MJ, et al : Nat Comms 2, 440, 2011.
10) Jiang H, et al : Nat Comms 3, 668, 2012.
11) Sánchez-Danés A, et al : EMBO Mol Med 4, 380-395, 2012.
12) Cooper O, et al : Sci Transl Med 4, 141ra90, 2012.
13) Reinhardt P, et al : Cell Stem Cell 3, 354-367, 2013.
14) Schöndorf DC, et al : Nat Comms 5, 4028, 2014.
15) Hargus G, et al : Proc Natl Acad Sci USA 107, 15921-15926, 2010.
16) Morizane A, et al : Stem Cell Reports 1, 283-292, 2013.
17) Kordower JH, et al : Nat Med 14, 504-506, 2008.
18) Desplats P, et al : Proc Natl Acad Sci USA 106, 13010-13015, 2009.
19) Hansen C, et al : J Clin Invest 121, 715-725, 2011.
20) Doi D, et al : Stem Cell Reports 3, 337-350, 2014.
21) Sundberg M, et al : Stem Cells 8, 1548-1562, 2013.
22) Miller JD, et al : Cell Stem Cell 6, 691-705, 2013.

小芝　泰	
2005年	北海道大学医学部医学科卒業 京都大学医学部付属病院
2007年	京都市立病院神経内科
2011年	天理よろづ相談所病院神経内科
2012年	京都大学大学院医学研究科博士課程（臨床神経学）

第1章　中枢神経疾患

3．iPS細胞を用いた統合失調症の病態解明

赤松和土・岡野栄之

　統合失調症は幻覚や妄想症状が特徴的な慢性の精神疾患であり，病態メカニズムは多くが不明であるが，疾患iPS細胞技術の登場によって大きく研究が進歩することが期待できる疾患の1つと考えられている。これまでに統合失調症患者iPS細胞由来ニューロンにおいて，神経突起の異常やゲノム中のレトロトランスポゾンであるLINE-1配列数の有意な増加が報告され，病態との関連が強く示唆されている。今後もiPS細胞を用いて統合失調症の新たな病態機序の解明がさらに発展していくことが期待されている。

はじめに

　統合失調症は幻覚や妄想症状が特徴的な慢性の精神疾患であり，経過中に増悪と寛解を示すことが多い。わが国では15万人以上が統合失調症のために入院による治療を余儀なくされており，大きな社会的損失になっていると考えられる。いくつかの抗精神病薬の開発など，これまでに統合失調症の病態解明や治療は確実に進歩しているが，病態メカニズムは依然として不明のままである。中枢神経に異常をきたす神経疾患は，生体内での病変部位へのアクセスが極めて難しいために，これまでは患者から採取した死後剖検脳や鼻粘膜嗅上皮細胞などを用いて研究が行われてきた。これらのサンプルがどの程度正確に生体内での病態を反映しているかは未知のままであった。そのため，このような中枢神経疾患は疾患iPS細胞によって大きく研究が進歩することが期待できる疾患と考えられている。実際にこれまでパーキンソン病・筋萎縮性側索硬化症・アルツハイマー病などはiPS細胞が作製され，病態と関連すると思われる表現型を生体外で再現することに成功している。本稿ではiPS細胞を用いた統合失調症の疾患研究の実際と問題点を解説したい。

I．これまでに報告されたiPS細胞を用いた統合失調症研究

　iPS細胞を用いた最初の有名な論文報告は，幹細胞研究者であるソーク研究所のGageのグループの論文である[1]。彼らは4人の統合失調症患者の線維芽細胞からiPS細胞を樹立し，それらを神経系の細胞に誘導し，コントロールの細胞と比較することにより解析を行った。未分化状態のiPS細胞，神経前駆細胞，ニューロンの各ステップで発現するべき一般的なマーカーを検証したが，その発現にコントロールの細胞と比較して有意差はなかった。しかしながら，狂犬病ウイルスを用いた神経回路形成の解析によって，患者細胞では神経回路の結合が大幅に減少していることを示した。この表現型は抗精神病薬であるloxapineの添加によって回復するという点は興味深い。ここで注意しなくてはならないのは，他にもクロザピ

---

key words

iPS細胞，神経幹細胞，統合失調症，リプログラミング，センダイウイルスベクター，レトロウイルスベクター，皮膚線維芽細胞，神経回路形成

ン，オランザピン，リスペリドン，thioridazine と4種類の抗精神病薬を用いて検証を行っているが，いずれも有意な効果がなかったということである．この loxapine による表現型の回復が，実際の患者に対する抗精神病薬の効果を in vitro で再現しているかどうかという点は議論の余地があるが，このような表現型が新たな抗精神病薬の創薬スクリーニングに応用できる可能性は十分にありうると考えられる．これまでの統合失調症動物モデルおよび剖検脳を用いた研究では，統合失調症ニューロンで神経突起の形成異常が存在するというデータが得られており，著者らは患者 iPS 細胞由来ニューロンの神経突起の異常をさらに詳細に調べている．神経突起の数の減少，後シナプスマーカーである PSD95 の発現の減少が確認されたが，シナプシンタンパク質，グルタミン酸受容体の発現には変化がなかった．さらに患者ニューロンでの網羅的遺伝子発現解析を行い，cyclic AMP や WNT シグナル系の遺伝子発現に有意な変化があるという新しい知見を示している．

　それまでに報告された疾患 iPS 細胞の論文の中で，疾患に関連する表現型を生体外で再現した結果は，ほとんどすべてが遺伝性の疾患由来の iPS 細胞であった．パーキンソン病・筋萎縮性側索硬化症・アルツハイマー病いずれも遺伝性の症例を用いて iPS 細胞を樹立し解析を行っている．すなわち，遺伝要因以外の関与が強い疾患は，iPS 細胞を樹立したとしてもその病態を再現することが難しいのではないかと考えられていた．したがって，統合失調症のような臨床症状の組み合わせにより診断される症候群は，ほとんどの症例で単一の原因を有する疾患ではない可能性が高く，疾患 iPS 細胞を用いた研究対象としては難しいのではないかと考えられていた．しかしながら，この論文で Gage らは統合失調症の脳高次機能症状ではなく，近年考えられている細胞生物学的な発生異常に着目して表現型を捉えることに成功している．対象となった4人の患者はいずれも統合失調症の家族内発症を認め，遺伝要因の関与が強く疑われる症例が解析対象として選択されている．論文中には1人の患者が乳児期発症の統合失調症と

いう記載がある点などで，選択された症例が典型的な症例ではないという批判もあるのは事実である．しかしながら，現状のテクノロジーで患者数例の iPS 細胞を解析し表現型を明らかにするには，Gage らの方法は妥当だったのではないかと筆者は考えている．

　疾患 iPS 細胞の利点は，これまで剖検脳やモデル動物，培養細胞でしか検出できなかった患者ニューロンの変化を生体外でクリアに再現できる可能性があることである．筆者らは最近，東京大学・理化学研究所などと共同で統合失調症患者ニューロンのゲノム中で，LINE-1（L1）と呼ばれるレトロトランスポゾン[用解1] が増えることが病態に関与していることを明らかにした[2]．L1 は進化の過程でゲノムに残った遺伝子挿入で，実際にこのレトロトランスポゾンが活性化されることはないと考えられていた．しかしながら前述の Gage らの過去の報告により[3]，ヒトの神経発生の過程で神経前駆細胞において L1 の転移が実際に起きて，体細胞の多様性を生み出している可能性があることが示唆されていた．今回，東京大学の岩本らは統合失調症患者の剖検脳におけるゲノム中の L1 配列数を解析し，コントロール症例に対して L1 配列数の有意な増加を認めることを見出した．さらに，この変化はニューロンで起きていることが明らかになった．環境要因によって引き起こされる統合失調症の動物モデルとして，胎生期に EGF を投与されたサル[4]や，合成二本鎖 RNA アナログの Poly I:C を投与されたマウス[5]が知られているが，これらの環境因子によっても L1 配列数が増加していることが明らかになった．統合失調症の最も確実な遺伝因子としては染色体 22q11 の欠失が知られているが，筆者らが作製した 22q11 に欠失をもつ統合失調症患者由来の iPS 細胞から誘導したニューロンにおいて L1 配列数の有意な増加を認めた．この結果から遺伝子変異と環境要因の両方が L1 転移を増加させ，統合失調症の発症や病態に強く関与していることが示唆され，新たな創薬や病態解明につながると期待される．

Ⅱ. 統合失調症iPS細胞の研究方法

2007年に初めて報告されたヒトiPS細胞は皮膚線維芽細胞から誘導された[6]。線維芽細胞を用いた疾患特異的iPS細胞の樹立は，まず患者から皮膚生検を行い数mm大の皮膚片を採取し樹立した線維芽細胞を用いる。慶應義塾大学病院では外来でこの皮膚生検を行い，数日後に抜糸を行っていた。線維芽細胞からのiPS細胞の樹立は比較的容易であり，レトロウイルスベクター，レンチウイルスベクターなどを用いて高効率にiPS細胞を樹立することが可能であった。しかしながら，疾患iPS細胞の検体提供は患者協力に完全に依存するため，より侵襲性の低いiPS細胞樹立ソースが模索されていた。iPS細胞は線維芽細胞以外の細胞種からも誘導可能であることは報告されていたが，特に採取における侵襲性が低い末梢血からのiPS細胞の安定的な誘導方法は慶應義塾大学の循環器内科のグループによって2010年に報告された[7]。彼らはCD3を表面抗原にもつT細胞を採血検体から in vitro で増幅し，センダイウイルスベクターを用いてリプログラミングを行い，T細胞由来のiPS細胞（TiPS）を誘導した。センダイウイルスベクターはT細胞における遺伝子導入効率が極めて高く，比較的少数の血球系細胞からのiPS細胞の樹立を可能にした。これはCytotune™という製品名でMBLから購入可能である。

この技術の開発を受けて，近年では疾患iPS細胞樹立に用いる細胞は多くが血液細胞になった。患者から10〜20mL程度の採血を行い末梢血単核球を単離し，センダイウイルスもしくはエピソーマルプラスミドといったゲノムに挿入されないタイプの遺伝子導入方法を用いてリプログラミングを行う方法が主流となりつつある。

疾患iPS細胞研究を行うにあたり注意が必要な点は，樹立したiPS細胞のクローン間の性質差が比較的大きいということである。このような性質差は分化の方向性・分化速度に大きく影響を及ぼすことがあるため，解析に用いるiPS細胞のクローンは慎重に選択されるべきである。われわれはiPS細胞のコロニーを単離後，導入遺伝子の残存がないものの中から神経分化誘導が良好なクローンを選択している。1症例あたり2〜4クローン程度を解析するのが望ましいであろう。未分化iPS細胞の維持はマウス胎仔線維芽細胞もしくはSNL細胞株をフィーダー細胞として行うが，近年はこのようなフィーダー細胞なしでヒトiPS細胞を未分化維持できるシステムが登場し，ライフテクノロジーズ社のEssential 8™培地は広く使われている培地の1つである。

樹立したiPS細胞の解析は，統合失調症の疾患感受性細胞である神経系の細胞に分化させることによって行われる。iPS細胞から神経系の細胞への分化は，主として接着培養による方法[8]もしくは浮遊培養による方法[9]を用いて神経幹細胞の誘導を経由して行われる。ニューロンへの分化誘導は比較的容易であるが，電気生理学的な活動を示す成熟ニューロンへの分化誘導は1ヵ月程度の比較的長期の培養を要する。コリン作動性・GABA作動性など特定のニューロンへの分化誘導は培養中に成長因子や低分子化合物を併用し神経幹細胞の領域特異性をもたせることによりある程度は制御可能である。多能性をもつ神経幹細胞からの分化誘導はアストロサイトやオリゴデンドロサイトなどのグリア細胞も少量含まれ混在した状態になることが多く，それぞれの細胞種のみを純化するためには，細胞特異的なレポーター遺伝子を用いるなどの工夫が必要である。iPS細胞は理論的には多能性幹細胞であるために，すべての細胞系譜に容易に分化させることが可能であるとの印象を与えてしまうが，実際の疾患iPS細胞研究に際しては，疾患感受性細胞への分化誘導方法が確立されていることが必須の技術であるといえる。このようにして患者iPS細胞と適切な対照群のiPS細胞から分化誘導した細胞を比較することにより疾患iPS研究が行われる（図❶）。

おわりに：今後の統合失調症iPS細胞研究

精神疾患は1つの疾患に複数の関連遺伝子や環境要因が影響を与える多因子疾患である一方で，1つの遺伝子が複数の精神疾患に影響を与える

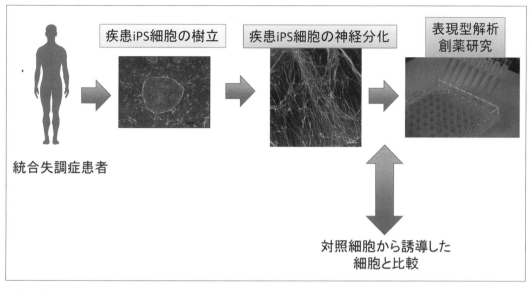

図❶ 統合失調患者由来 iPS 細胞の解析の手順

ケースが多いことも知られている。Gage らやわれわれの報告は，いずれも iPS 細胞樹立の対象として遺伝要因の大きい統合失調症症例を選択している．現在は技術的な限界から単独の疾患 iPS 細胞研究で解析される症例数は最大 10 症例程度であるが，今後は技術の革新に伴って解析される症例数が増加し，これまでは解析が不可能であった遺伝子変異の寄与度が大きくない症例も解析対象に含まれてくるのではないかと期待される．国内外では疾患 iPS 細胞の樹立とバンク化が進行しており，培養システムも簡便かつ低コストになりつつあることから，幹細胞研究者以外が容易に疾患 iPS 細胞を用いて研究を進める体制は整いつつあると感じている．

用語解説

1. **レトロトランスポゾン**：真核生物細胞のゲノム内に存在する可動遺伝因子であり，自身 RNA に複写した後，逆転写酵素によって DNA に逆転写することで転移する．主に，LTR 型レトロトランスポゾン，LINE (long interspersed element)，SINE (short interspersed element) の 3 種類に分類される．本稿で解説した LINE は，ヒトゲノムに約 85 万コピー存在し，ゲノムの 21％を占める．

参考文献

1) Brennand KJ, et al : Nature 473, 221-225, 2011.
2) Bundo M, Toyoshima M, et al : Neuron 81, 306-313, 2014.
3) Coufal NG, Garcia-Perez JL, et al : Nature 460, 1127-1131, 2009.
4) Nawa H, Takahashi M, et al : Mol Psychiatry 5, 594-603, 2000.
5) Makinodan M, Tasumi K, et al : J Neurosci Res 86, 2190-2200, 2008.
6) Takahashi K, Tanabe K, et al : Cell 131, 861-872, 2007.
7) Seki T, Yuasa S, et al : Cell Stem Cell 7, 11-14, 2010.
8) Koch P, Opitz T, et al : Proc Natl Acad Sci USA 106, 3225-3230, 2009.
9) Nori S, Okada Y, et al : Proc Natl Acad Sci USA 108, 16825-16830, 2011.

参考ホームページ

・MBL
http://ruo.mbl.co.jp/product/regeneration-medicine/cytotune.html
・ライフテクノロジーズ社
http://www.lifetechnologies.com/order/catalog/product/A14666SA

赤松和土
1994年　慶應義塾大学医学部卒業
1998年　同大学院医学研究科内科系専攻修了（小児科）
2001年　博士（医学）取得（慶應義塾大学）
　　　　慶應義塾大学医学部生理学教室助手
2004年　University of Toronto, Medical Genetics and Microbiology, Post-Doctoral Fellow（日本小児科学会海外留学フェローシップ）
2007年　慶應義塾大学医学部生理学教室助教
2009年　同専任講師

4. 遺伝子異常に基づく難治てんかん – Dravet 症候群

日暮憲道・廣瀬伸一

　Dravet 症候群は乳児期に発症する難治てんかんで，SCN1A 遺伝子異常に起因する。筆者らは本症患者由来 iPS 細胞から分化させた神経細胞において SCN1A を発現し，かつ機能的に成熟した GABA ニューロンを種々の方法で抽出した。それらを電気生理学的に解析し，活動電位発生能が減弱していることを実証した。てんかんが発症するには，ある程度成熟した神経ネットワークの異常が必要であるため，真の病態解明にはさらなる培養技術の発展と工夫が不可欠であるが，今後のてんかん研究における iPS 細胞の有用性が大いに期待される。

はじめに

　てんかんとは，大脳神経細胞の突発的で過剰な興奮によって反復的に生ずる「てんかん発作」を主徴とする慢性の脳疾患の総称であり，その原因や病型は多岐にわたる。てんかんの罹患率は人口の1％に及び，さらに現行の薬剤で発作が抑制できない難治てんかんの割合は患者全体の2〜4割と見積もられ，難治な発作，それに対する不安，治療副作用などの身体的・心理的負担のみならず，大きな経済的・社会的負担も強いられている。したがって，難治てんかんに対する有効な治療の開発は，患者の負担を軽減するのみならず，医療経済の観点からも重要な課題である。近年，患者の真の病態解明や創薬を目的とした研究に患者から樹立した iPS 細胞が種々の疾患で用いられているが，てんかんに関しては2013年に筆者らが報告した Dravet 症候群に関する論文までは皆無であった[1]。しかし，このような研究の重要性はてんかんにおいても決して例外ではない。本稿では，われわれの研究内容を紹介するとともに，iPS 細胞を用いたてんかん研究の現状と今後の課題について考察する。

I. Dravet 症候群とこれまでの病態研究

1. 疾患の概要

　Dravet 症候群〔以前は乳児重症ミオクロニーてんかん（SMEI）とも呼ばれた〕は，乳児期に発症し破局的な経過をたどる難治てんかんで，半身性に出現するけいれん性発作重積と，体温上昇で発作が誘発される発熱過敏性を特徴とする[2]。発症後は多彩な発作が出現し，次第に発達が停滞し，重度の知的障害や発達障害を呈する。発作は生涯持続し，1〜2割の患者が若年で死亡している[3]。発症率は2〜4万出生に1人と多くはないが，主要な原因が脳神経細胞に豊富に発現する電位依存性ナトリウムチャネルの α1 サブユニット（$Na_V1.1$）をコードする SCN1A 遺伝子の異常であることが2001年に報告され[4]，てんかんの重要な病態概念であるチャネル病の代表的疾患として世界的に研究されている[5]。

---

key words

Dravet 症候群，乳児重症ミオクロニーてんかん（SMEI），難治てんかん，レポーター，活動電位，電位依存性ナトリウムチャネル，SCN1A，遺伝子，$Na_V1.1$，チャネル病，γアミノ酪酸（GABA）

2. SCN1A 遺伝子異常

本症患者の 7 〜 8 割に同定される[6,7]。SCN1A 異常に関連した病型は，Dravet 症候群が約 9 割と主要であるが，他の難治な全般または焦点性てんかんや軽症の遺伝性てんかん熱性けいれんプラスなどが報告されており，そのスペクトラムは幅広い[8,9]。Dravet 症候群の異常の大半はナンセンス変異，フレームシフト変異，ミスセンス変異であるが，スプライスサイト変異，染色体微細欠失による遺伝子やエキソンの欠失，プロモーター領域の欠失など多岐にわたる[10]-[13]。同定された配列異常はタンパクコード領域全長に分布しているが，ミスセンス変異はポア領域に多い傾向があり，チャネル機能を喪失させる重度の変異が多く[14,15]，本症の主要な病態は $Na_v1.1$ のハプロ不全と考えられている[16]。しかし，機能亢進変異も同定されており，単純ではない[17]。

3. Dravet 症候群モデルマウスと推測される発症病態

Scn1a のノックアウトやノックインマウスでは，熱過敏や自発発作，若年死，行動異常など，Dravet 症候群の主要症状が観察される。マウス脳では $Na_v1.1$ の発現がγアミノ酪酸（GABA）作動性介在ニューロン（GABA 細胞）に優勢であり，Dravet 症候群マウスの新皮質や海馬でも GABA 細胞の機能低下が電気生理学的に確認されている[18,19]。一方，錐体細胞の機能低下は認められず，Dravet 症候群の発症に大脳の抑制能減弱が重要と示唆された。近年，Dlx1/2 発現調節領域 -Cre を用いた前脳 GABA 細胞選択的 Scn1a ノックアウトマウスも作出され，前述の Dravet 症候群症状を呈していた[20]。他の研究では，Emx-Cre で錐体細胞選択的にノックアウトしても無症状であったが，Vgat-Cre で GABA 細胞選択的にノックアウトすると全身性ノックアウトよりも致死率が高く，GABA・錐体細胞両方をノックアウトすると致死率は減少した[21]。つまり，Scn1a の異常で前脳 GABA 細胞の機能障害が生じ Dravet 症候群を発症させるが，興奮性細胞の Scn1a 異常が重症度を緩和している可能性が示唆され興味深い。

II. 患者由来 iPS 細胞を用いた Dravet 症候群病態の再現

1. 患者からの iPS 細胞の作製

SCN1A のナンセンス変異（c.4933C>T, p.R1645*）をもつ女性患者から 29 歳時に皮膚線維芽細胞を採取し，レトロウイルスベクターを用いて山中 4 因子を導入した[22]。ES コロニー形態をもち，導入遺伝子のサイレンシング（リアルタイム PCR）を確認したクローンから，神経細胞への分化誘導効率がよい 2 クローン（D1-1, D1-6）を選択した。これらが未分化状態を維持し，多分化能を有することを免疫染色，奇形種形成で確認し，さらに正常 46XY 核型をもち，SCN1A 変異を維持していることも確認した。対照実験には，健常白人女性由来の 201B7 株（理研バイオリソースセンターより購入）を使用した[22]。

2. iPS 細胞からの神経細胞分化

Okada らの報告したマウス ES 細胞での方法に準じて行った[23]。まず，iPS 細胞コロニーを培養皿から剥離しフィーダー細胞を除去後，30 日間の浮遊培養により胚葉体を形成した。それを単一細胞状に解離し，神経用培地で 12 日間浮遊培養を行い，神経幹細胞塊である neurosphere（NS）を作製した。1 〜 3 回継代した NS を単一細胞状に解離し，カバースリップ上で 1 〜 2 ヵ月間接着培養を行い，成熟したニューロンへ分化させた。それを免疫学的に解析し，神経細胞マーカーであるβⅢ-tubulin や MAP2 陽性細胞，アストロサイトマーカーである GFAP 陽性細胞を確認した。さらに，$Na_v1.1$ 陽性細胞の 5 〜 6 割が GAD67 陽性で，GABA 細胞が主体であると考えられた。グルタミン酸細胞のマーカー，VGlut1 陽性細胞はごく稀であった。

3. SCN1A の発現レポーターと電気生理実験における細胞選択

分化神経細胞の大半は未熟で細胞ごとの特性も異なるため，電気生理学的評価は容易ではない。筆者らは SCN1A を発現し，機能的に成熟した細胞で機能解析をするため，まず SCN1A 発現のレポーターを作製した。プロモーター活性が確認さ

れている5'非翻訳エキソン上流1.2kbを用い[24],5'非翻訳エキソン,第1コードエキソンのATP 5'側,Venus cDNAの順に接続したコンストラクトを作製し,レンチウイルスベクターにより解離したNS細胞に導入した.さらに3〜7週ほど分化成熟培養した後に種々の解析を行った.免疫染色ではVenus発現細胞の8〜9割はNa$_v$1.1陽性で,さらに7〜8割はGABA陽性であった.つまり,主にNa$_v$1.1陽性GABAニューロンが検出されることがわかった.電気生理実験ではVenus陽性で,かつ細胞体が大きく突起が発達した成熟形態を呈す細胞にパッチクランプを行い,膜容量30pF以上,静止膜電位-30mV以下の細胞に対して後述の方法で活動電位発生能を評価した.最終的には,1回の脱分極刺激中(500ms)に発生した活動電位数が,すべての刺激強度で10未満であった細胞は除外し,データ解析を行った.なお比較した細胞では,各ライン間で膜容量,静止膜電位,活動電位の閾値やピーク電位の分布に差はなかった.

4. 患者由来ニューロンにおける活動電位発生能の低下

全細胞記録下で電流固定法を用い活動電位の発生を観察した.まず,細胞膜電位を-70mVに保持し,500msの脱分極電流を5pAから,5pAずつ最大100pAまで増大し活動電位を誘発した.ピークが0mVに達したものを有効な活動電位として解析したところ,脱分極刺激が弱いと患者細胞とコントロールとの間に差はなかったが,刺激を増強すると活動電位の発生は患者細胞で有意に少なく,その振幅も強く減衰した(**図❶**).刺激をさらに増強すると,後過分極が不十分となり,刺激中でも活動電位の発生が停止する脱分極性ブロックが認められるが,これは患者細胞で高頻度であった.つまり,患者由来GABA細胞の活動電位発生能が減弱していることが示唆され,Dravet症候群マウスにおける所見を支持するものであった.

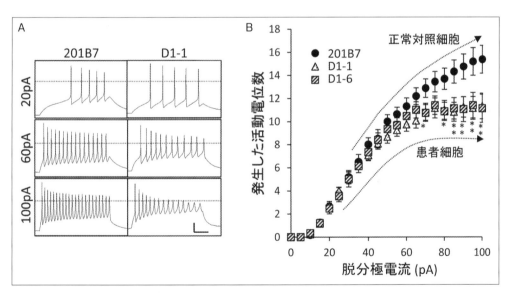

図❶ 分化神経細胞における活動電位発生

N数は201B7,D1-1,D1-6それぞれ16,12,15.
A. 活動電位トレース.左に刺激電流量を,横破線は膜電位0mVを,スケールは縦20mV,横100msを示す.201B7と比較してD1-1で発火頻度が低く,減衰が顕著である.
B. 刺激電流強度と発生した活動電位数の関係(平均±標準誤差).刺激増強に伴い正常対照と比較し,患者ラインで有意に活動電位数が少なかった.刺激が50pA以上で活動電位数の増加率を201B7と比較すると,D1-1で$P=0.0102$,D1-6で$P=0.0011$であった(ANCOVA).各刺激強度における活動電位数を201B7と比較した際,D1-6のみが$P<0.05$の場合は*を,D1-1とD1-6ともに$P<0.05$の場合は**を付した(Wilcoxon rank-sum検定).

Ⅲ. Dravet症候群のiPS細胞研究の現状と課題

本稿作成時,iPS細胞を用いたてんかんの研究論文は筆者らの報告を含め3編あり,すべてDravet症候群である[25)26)]。興味深いことに他の2編は患者由来細胞の興奮性がむしろ増強していると報告している。LiuらはそれぞれIVS14+3A>T,p.Y325*の変異をもつ2例からiPS細胞を作製し,神経細胞形態により錐体と双極に分け解析した[25)]。いずれにおいても患者由来細胞でNa^+電流密度上昇,発火閾値低下と発生頻度増加,自発発火細胞の増加が認められた。一方,Jiaoらはミスセンス変異(p.F1415I)をもつ例からグルタミン酸細胞を作製し,Na^+電流密度,発火頻度,自発発火細胞の増加を観察し[26)],興奮性細胞の機能亢進という病態の関与が示唆された。結果が異なる理由は不明だが,遺伝子異常,細胞特性,解析細胞種,成熟度,培養条件などにおける違いが大きな要因であろう。前述のとおり多彩な遺伝子異常がDravet症候群の発症に関与しており,$Na_V1.1$の機能変化も様々であると推測される。また,未熟な細胞は成熟細胞よりも興奮性が高いことも報告されている[27)]。正確な病態を把握するためには今後,均質かつ成熟した細胞集団の作製方法を検討する必要がある。

おわりに

てんかんの病態を議論するにはネットワークレベルでの異常を実証することが不可欠であるが,ヒトiPS細胞からそれを再現することは現時点では困難である。また,分化神経細胞は脳内と発生や分化成熟過程が大きく異なるため,*in vitro*の解析結果から病態を推測するには慎重でなくてはならない。ただし,特に素因性てんかんの病態解明や根本治療の開発には,細胞レベルの根源的な病態変化を解明する必要がある。その際,作製した細胞に重要な病態が反映されれば必ずしも脳内と同等である必要はないが,病態を鋭敏に反映する細胞でなくては効率のよい研究はできない。したがって,今後患者にとって真に重要な病態と治療標的を同定するためには,目的の種類の成熟した細胞を均質に作製できる方法を開発する必要がある。さらに,近年のゲノム修飾技術により患者細胞の変異修正や正常細胞への変異導入を行って,遺伝子異常による変化を純粋に評価することが不可欠であり[28)],これは細胞治療を開発する点からも重要である[29)]。患者iPS細胞はてんかんの新たな研究基盤として,その重要性が急速に増していくものと期待される。

参考文献

1) Higurashi N, Uchida T, et al : Mol Brain 6, 19, 2013.
2) Dravet C, Bureau M, et al : Epileptic syndromes in infancy, childhood and adolescence 4th ed, 89-113, Montrouge, 2005.
3) Sakauchi M, Oguni H, et al : Epilepsia 52, 1144-1149, 2011.
4) Claes L, Del-Favero J, et al : Am J Hum Genet 68, 1327-1332, 2001.
5) Hirose S, Okada M, et al : Epilepsy Res 41, 191-204, 2000.
6) Marini C, Scheffer I, et al : Epilepsia 52 Suppl 2, 24-33, 2011.
7) Hirose S, Scheffer IE, et al : Epilepsia 54, 946-952, 2013.
8) Escayg A, MacDonald BT, et al : Nat Genet 24, 343-345, 2000.
9) Harkin LA, Bowser DN, et al : Am J Hum Genet 70, 530-536, 2002.
10) Depienne C, Trouillard O, et al : J Med Genet 46, 183-191, 2009.
11) Wang JW, Kurahashi H, et al : Epilepsia 49, 1528-1534, 2008.
12) Nakayama T, Ogiwara I, et al : Hum Mutat 31, 820-829, 2010.
13) Lossin C : http://www.scn1a.info/About, 2008.
14) Lossin C, Rhodes TH, et al : J Neurosci 23, 11289-11295, 2003.
15) Ohmori I, Kahlig KM, et al : Epilepsia 47, 1636-1642, 2006.
16) Bechi G, Scalmani P, et al : Epilepsia 53, 87-100, 2012.
17) Rhodes TH, Lossin C, et al : Proc Natl Acad Sci USA 101, 11147-11152, 2004.
18) Yu FH, Mantegazza M, et al : Nat Neurosci 9, 1142-1149, 2006.
19) Ogiwara I, Miyamoto H, et al : J Neurosci 27, 5903-5914, 2007.
20) Han S, Tai C, et al : Nature 489, 385-390, 2012.
21) Ogiwara I, Iwasato T, et al : Hum Mol Genet 22, 4784-

22) Takahashi K, Tanabe K, et al : Cell 131, 861-872, 2007.
23) Okada Y, Matsumoto A, et al : Stem Cells 26, 3086-3098, 2008.
24) Nakayama T, Ogiwara I, et al : Hum Mutat 31, 820-829, 2010.
25) Liu Y, Lopez-Santiago LF, et al : Ann Neurol 74, 128-139, 2013.
26) Jiao J, Yang Y, et al : Hum Mol Genet 22, 4241-4252, 2013.
27) Mongiat LA, Esposito MS, et al : PLoS One 4, e5320, 2009.
28) Gaj T, Gersbach CA, et al : Trends Biotechnol 31, 397-405, 2013.
29) Higurashi N, Okano H, et al : Future Neurol 8, 487-489, 2013.

日暮憲道
2001 年　東京慈恵会医科大学医学部医学科卒業
2006 年　埼玉県立小児医療センター神経科レジデント
2009 年　福岡大学医学部小児科助手
　　　　　てんかん分子病態研究所研究員（兼務）
2013 年　東京慈恵会医科大学小児科学講座助教
2014 年　医学博士取得（東京慈恵会医科大学）

廣瀬伸一
1980 年　福岡大学医学部卒業
　　　　　福岡大学病院小児科
1984 年　福岡大学医学部第二生化学研究生
1988 年　医学博士取得
　　　　　米国ケースウエスタンリザーブ大学リサーチアソシエイト
1992 年　福岡大学病院小児科助手
1994 年　同講師
1996 年　福岡大学医学部小児科助教授
2006 年　同教授

第1章 中枢神経疾患

5. iPS細胞を用いたアルツハイマー病モデルと小胞体ストレス

村上永尚・和泉唯信・梶 龍兒・井上治久

　2007年，ヒト人工多能性幹細胞（induced pluripotent stem cells：iPS細胞）の誕生以来，患者iPS細胞を用いた疾患モデル化，病態解明，創薬研究が進んでいる。その中で，神経疾患iPS細胞を用いた研究によって，いくつかの神経疾患で共通の表現型として小胞体ストレスが同定されている。われわれもアルツハイマー病iPS細胞を用いて，患者細胞において小胞体ストレスが生じていることを見出した。本稿では，神経疾患iPS細胞と疾患表現型，アルツハイマー病モデルにおける小胞体ストレスの研究について述べる。

はじめに

　神経変性疾患の病変の首座である神経系は再生が難しいため，生検などによる直接的な病態の解析は困難である。これまで疾患の病態解明の研究には，死後の病理組織，遺伝性疾患の遺伝学的解析，遺伝子改変動物，細胞モデルなどを中心に進められていたが，間接的にしか患者の病態を解析することはできなかった。

　2007年に高橋らによりヒト人工多能性幹細胞（induced pluripotent stem cells：iPS細胞）の作製技術が開発された[1]。iPS細胞は胚性幹細胞（embryonic stem cells：ES細胞）に匹敵する多能性を獲得した幹細胞であり，ほぼ無限に増殖し，内胚葉，中胚葉，外胚葉への分化能を有している。この技術を用いることで，患者の体細胞からiPS細胞を樹立し，患者の遺伝情報を有した神経細胞をシャーレの中で疾患モデルとして再現することが可能となった。これまで報告された患者iPS細胞を用いた神経疾患モデルは，小胞体ストレス応答の亢進[2]，酸化ストレス応答の亢進[2]，疾患原因タンパク質の量的変化・細胞内蓄積[3)-6)]，オートファジーの亢進[5]，神経細胞の形態異常[6)7)]，活性型カスパーゼ3上昇[8]，神経の発火・興奮頻度異常・シナプス機能異常[9)10)]などの表現型を呈している。それらの表現型の中で小胞体ストレス応答の亢進は，われわれのアルツハイマー病（Alzheimer's disease：AD）モデル[2]，leucine-rich repeat kinase 2（*LRRK2*）変異を有するパーキンソン病モデル[11]と，ハンチントン病モデル[12]において観察されていることから，小胞体ストレスが神経変性疾患に広く関連する病態であることが改めて示された。

　小胞体はカルシウムの貯蔵や，膜タンパク質・分泌タンパク質の品質管理に重要な役割を果たしている細胞内小器官である[13]。リボソームで合成されたタンパク質は，小胞体膜チャネルを介して小胞体内腔へ入り，膜タンパク質・分泌タンパ

---

key words

iPS細胞，アルツハイマー病，アミロイドベータ，Aβオリゴマー，*APP* E693delta変異，小胞体，小胞体ストレス，酸化ストレス，ドコサヘキサエン酸（DHA）

ク質の折りたたみ，ジスルフィド結合の形成，糖鎖修飾などを行う．成熟したタンパク質についてはゴルジ装置などへ輸送し，不良品と判断されたタンパク質（unfolded protein）については先へ送らないよう調整を行っている．この unfolded protein が小胞体に蓄積された状態を小胞体ストレスと呼び，細胞は小胞体ストレスに対してストレス応答が働き対処を行う[13]．小胞体ストレスの刺激が過剰で耐えきれなくなった場合，あるいは長時間持続する場合，細胞はアポトーシスを惹起し，細胞死へ至るとされる[14]．

I. iPS 細胞を用いたアルツハイマー病研究について

AD は記銘力低下，見当識障害を中心とする進行性の神経変性疾患であり，認知症の原因として最も大きな割合を占める疾患である[15]．AD は加齢が大きな発症リスクであり，今後高度高齢化社会を迎えるわが国のみならず，全世界においても患者数は爆発的に増加することが予想されている[16]．

AD は発症年齢により早期発症型 AD（early-onset AD：EOAD）と晩期発症型 AD（late-onset AD：LOAD）に分けられる．EOAD は全症例の 1～5％程度であり，発症年齢は 30 歳代から 60 歳代までと幅広い．LOAD は一般的な AD の表現型であり，全症例の 90％以上を占め 65 歳以上で発症することが多い．EOAD を呈する常染色体優性遺伝形式の家族性 AD の原因遺伝子として，amyloid precursor protein（*APP*），presenilin1（*PSEN1*），presenilin2（*PSEN2*）が同定されている[17)-19)]．これらの遺伝子によって引き起こされる EOAD は AD 全体からみて 1％以下と頻度は少ないが，いずれもアミロイドベータ（amyloid beta：Aβ）タンパクの産生に関わっており，Aβが AD の神経細胞障害に重要であることを示してきた．LOAD はより複雑な遺伝的背景があるものと考えられている．1993 年 Corder らにより apolipoprotein E ε 4（*APOE ε 4*）がリスク遺伝子として初めて報告された[20]．APOE は脳内に幅広く存在するリポタンパク質であり，コレステロール代謝に関わる[21]．

AD の病理学的特徴としては，脳内に老人斑と呼ばれるタンパク質の沈着がみられ，この老人斑の主成分は APP から 2 段階の酵素切断により生成される Aβ であることが知られている．APP は 1 回膜貫通型のタンパク質で，βセクレターゼ活性を有する β-site APP cleaving enzyme1（BACE1）によって APPsβ と C 端の C99 に分解される．γセクレターゼ活性を有する PSEN，presenilin enhancer 2（PEN-2），nicastrin（NCSTN），anterior pharynx defective 1（APH-1）複合体により Aβ と APP intracellular domain（AICD）に分解される[22]．産生される Aβ の多くは Aβ40 であるが，約 10％は疎水性が強くアミロイド線維を形成しやすい Aβ42 であるといわれている[23]．APP の過剰発現やノックアウトなど遺伝子操作を施した培養細胞や動物モデルを用いた実験結果に基づいて，Aβ の脳内での異常重合，蓄積により神経細胞死が導かれるとするアミロイドカスケード仮説が広く受け入れられてきた．一方で，この仮説に基づき Aβ のワクチン療法治験が実施された．その結果，老人斑を取り去ることには成功したが，認知症状の進行を抑制することはできなかった[24]．老人斑に蓄積する Aβ は不溶性の線維状重合構造をとるが，不溶性線維状 Aβ ではなく，可溶性 Aβ 凝集物（Aβ オリゴマー）のほうが強い細胞毒性をもつとされ，より重要であるという Aβ オリゴマー仮説が提唱されている[22)25)]．

これまでの iPS 細胞を用いた AD 研究（**表❶**）について以下に述べる．われわれは，コントロールヒト iPS 細胞から大脳神経細胞を作製し，既存の薬剤に対する応答性を，Aβ 量を指標に詳細に解析した．Aβ 分泌量はβセクレターゼ阻害剤（β-secretase inhibitor Ⅳ）で減少することが判明した．一方で，γセクレターゼ阻害剤である γ-secretase inhibitor ⅩⅪ/Compound E はある濃度で，予想とは逆に Aβ 分泌量は増加することが判明した．γセクレターゼ修飾剤である sulindac sulfide は Aβ 分泌量を減少させるために，高濃度が必要であることが判明した[26]．これら 3 種類の薬剤への応答性の結果は，実際の臨床試験

表❶ iPS細胞を用いたAD研究

患者	表現型	文献
—	Aβ産生 βセクレターゼ阻害剤でAβ産生量↓ γセクレターゼ阻害剤でAβ産生量↑ NSAIDsでAβ産生量↓（高濃度必要）	26
PSEN1 A246E PSEN2 N141I	Aβ 42/40比↑	3
APP重複 孤発例	Aβ 40↑ リン酸化タウ（pT231）↑ GSK-3β↑	4
APP E693⊿ APP V717L 孤発例	細胞内Aβオリゴマー（E693⊿, 孤発例） 細胞内Aβ 42/40比↑（V717L） 小胞体ストレス, 酸化ストレス	2
PSEN1 E9⊿	Aβ 42/40比↑ γセクレターゼ機能障害	28
PSEN1 A79V APP K724N	Aβ 42/40比↑	27

の結果と相関している可能性がある。Mertensらも APP 遺伝子変異の家族性 AD 患者の線維芽細胞から iPS 細胞を樹立し，分化した神経を用いて NSAIDs の効果は乏しいことを示している[27]。Yagi らは PSEN1，PSEN2 変異を有する患者から iPS 細胞を樹立し Aβ 42/40 比が上昇していることを示した[3]。Woodruff らは TAL effector nucleases（TALEN）によるゲノム改変技術を用い PSEN1 遺伝子を修復し，家族性 EOAD の原因である PSEN1 変異は，loss-of-function ではなく gain-of-function であることを示した[28]。Israel らは APP 重複の家族性 AD，孤発性 AD から iPS 細胞を樹立し，Aβ 40 の上昇，リン酸化タウの上昇，GSK-3β の活性化を示した[4]。一方，われわれは APP 変異を有する家族性 AD および孤発性 AD の患者から iPS 細胞を樹立し，大脳神経細胞へ分化誘導し，解析を行った[2]。

APP E693delta 変異を有する家族性 AD 患者由来神経細胞において，細胞外に分泌される Aβ は健常者由来の神経細胞に比べて有意に少なく，細胞質内に Aβ オリゴマーの蓄積していることを見出した。細胞質内 Aβ オリゴマーの蓄積は 78-kDa glucose-related protein（Bip/Grp78）の増加を伴う小胞体ストレス・酸化ストレス応答を惹起していた。さらに β セクレターゼ阻害剤によって，Aβ オリゴマーの蓄積が消失した。このことは，Aβ オリゴマーというアルツハイマー病病態の中核となる物質を初めてヒト神経細胞内で捉えたとともに，それが細胞内で分解されることを示す結果であった。たいへん興味深いことに，大脳では加齢によって脳由来神経栄養因子（brain-derived neurotrophic factor：BDNF）が減少することが知られているが[29]，加齢変化をシャーレの中で再現するために，培地から BDNF を含む栄養因子の除去をしたところ，APP E693delta 変異を有する家族性 AD 大脳神経細胞は細胞死を生じた。小胞体ストレスを指標とし，複数種の化合物を用いて評価したところ，ドコサヘキサエン酸（docosahexaenoic acid：DHA）を培地に添加すると小胞体ストレスを緩和させ，細胞死を抑制することを発見した。さらに 1 人の孤発性 AD 患者由来神経細胞において，細胞質内 Aβ オリゴマーの蓄積および小胞体ストレス応答が生じていた。これまで AD 患者の脳病理組織から BiP/Grp78 といった小胞体シャペロンおよび細胞死に大きく関わる因子，CHOP（C/EBP-homologous protein）の発現上昇など，小胞体ストレスが生じている証拠がいくつも報告されている[30]。また，細胞外から加えた Aβ オリゴマーも N-methyl-D aspartate receptor（NMDA-R）に作用し，細胞質内のカルシウムの不均衡を生み出し小胞体ストレスを惹起するといわれている[31]。さらに，小胞

体ストレス応答はADに関連する遺伝子の発現やAPPの代謝に影響を及ぼす[32)35)]。以上のように，ADにおける小胞体ストレスの関与はこれまでも明らかにされてきていたが，AD患者iPS細胞の解析で見出したADにおける小胞体ストレス応答は，新たな知見をもたらした。

おわりに

患者iPS細胞を用いたADモデルにおいて，Aβオリゴマーにより小胞体ストレス応答が生じていること，βセクレターゼ阻害剤によりAβオリゴマー蓄積が消失すること，DHAにより小胞体ストレス応答が抑制されることを見出した。Aβオリゴマー蓄積とそれに伴う小胞体ストレス応答が可逆的であることは，生理的な条件での病態再現可能な患者iPS細胞を用いた疾患モデルならではなのかもしれない。今後，患者iPS細胞を用いたADモデルのさらなる解析がAD治療法開発に寄与することを期待する。

参考文献

1) Takahashi K, et al : Cell 131, 861-872, 2007.
2) Kondo T, et al : Cell Stem Cell 12, 487-496, 2013.
3) Yagi T, et al : Hum Mol Genet 20, 4530-4539, 2011.
4) Israel MA, et al : Nature 482, 216-220, 2012.
5) Egawa N, et al : Sci Transl Med 4, 145ra104, 2012.
6) Sanchez-Danes A, et al : EMBO Mol Med 4, 380-395, 2012.
7) Marchetto MC, et al : Cell 143, 527-539, 2010.
8) HD iPSC Consortium : Cell Stem Cell 11, 264-278, 2012.
9) Brennand KJ, et al : Nature 473, 221-225, 2011.
10) Higurashi N, et al : Mol Brain 6, 19, 2013.
11) Liu GH, et al : Nature 491, 603-607, 2012.
12) An MC, et al : Cell Stem Cell 11, 253-263, 2012.
13) Kaufman RJ : Genes Dev 13,1211-1233, 1999.
14) Kaufman RJ : Nat Rev Mol Cell Biol 3, 411-421, 2002.
15) Alzheimer's Association : Alzheimers Dement 4, 110-133, 2008.
16) Ferri CP, et al : Lancet 366, 2112-2117, 2005.
17) Goate A, et al : Nature 349, 704-706, 1991.
18) Sherrington R, et al : Nature 375, 754-760, 1995.
19) Renbaum P, et al : Cell Mol Life Sci 54, 910-919, 1998.
20) Corder EH, et al : Science 261, 921-923, 1993.
21) Horsburgh K, et al : Neurobiol Aging 21, 245-255, 2000.
22) Haass C, et al : Nat Rev Mol Cell Biol 8, 101-112, 2007.
23) LaFerla FM, et al : Nat Rev Neurosci 8, 499-509, 2007.
24) Holmes C, et al : Lancet 372, 216-223, 2008.
25) Krafft GA, et al : Neurophamacology 59, 230-242, 2010.
26) Yahata N, et al : PLoS One 6, e25788, 2011.
27) Mertens J, et al : Stem Cell Reports 1, 491-498, 2013.
28) Woodruff G, et al : Cell Rep 5, 974-985, 2013.
29) Katoh-Semba R, et al : Neurosci Res 31, 227-234, 1998.
30) Cornejo VH, Hetz C : Semin Immunopathol 35, 277-292, 2013.
31) Alberdi E, et al : Aging Cell 12, 292-302, 2013.
32) Uehara T, et al : Nature 441, 513-517, 2006.
33) O'Connor T, et al : Neuron 60, 988-1009, 2008.
34) Ohta K, et al : Biochem Biophys Res Commun 416, 362-366, 2011.
35) Mitsuda T, et al : Biochem Biophys Res Commun 352, 722-727, 2007.

村上永尚	
2008年	徳島大学医学部医学科卒業 関西電力病院初期研修医
2010年	同神経内科後期研修医
2012年	徳島大学大学院ヘルスバイオサイエンス研究部感覚情報医学講座臨床神経科学分野博士課程
2013年	京都大学iPS細胞研究所増殖分化機構研究部門特別研究学生

第 2 章

神経・筋疾患

第 2 章　神経・筋疾患

1．球脊髄性筋萎縮症

二瓶義廣・伊東大介

　球脊髄性筋萎縮症（SBMA）患者から iPS 細胞を樹立し，運動ニューロンへの分化誘導を行った。分化誘導された神経細胞が，SBMA 特有の性質であるテストステロンによる凝集アンドロゲン受容体（AR）の増加を，対象と比べて有意に強く起こすことが確認された。この反応は線維芽細胞では非常に弱く，神経細胞で特に強くみられる現象であると考えられた。さらに SBMA の治療薬の候補の 1 つである 17-AAG が AR の発現量を減少させることも確認された。これらの結果は，疾患特異的 iPS 細胞が病態研究の新たなツールとなりうるのと同時に，薬剤スクリーニングのツールにもなりうることを示す結果である。

はじめに

　球脊髄性筋萎縮症（SBMA）は，アンドロゲン受容体（AR）遺伝子の CAG リピート数の異常延長を原因とする緩徐進行性の下位運動ニューロン疾患である。男性のみに発症し，典型的には 20～50 歳において神経症状を発症する。初期兆候として歩行困難，転倒傾向があり，症状発症より 10～20 年で大半の患者が階段昇降に困難を覚え，1/3 の患者において発症後 15～20 年で車椅子による移動を余儀なくされる。大半の患者は嚥下障害や発語障害などの球症状をきたす。進行期の患者においては球症状のために窒息や嚥下性肺炎のリスクが上昇し，死に至る。有病率は出生男児 1/50000 人以下であり，遺伝的背景（創始者効果）により日本における頻度はその他の民族に比して高い傾向にある。AR 遺伝子における CAG リピート数は正常では 9～36 であるが，SBMA 患者では 38～62 に延長している。SBMA 患者の剖検組織では，脊髄前角や脳幹の運動ニューロンの核内に変異 AR がびまん性に蓄積しており，本疾患の主要な病態機序と考えられている。SBMA と同様に CAG リピート数の延長を原因とする疾患としてハンチントン病や脊髄小脳変性症などがあり，これらはポリグルタミン病と総称されている。ポリグルタミン病において，変異タンパク質の核内への蓄積は共通の病態基盤と考えられている。AR は通常熱ショックタンパク（HSP）などのタンパク質と複合体を形成して細胞質に存在するが，リガンドであるテストステロンの存在下ではこれらのタンパク質から離れて核内へと移行する。

　現在 SBMA の治療として，黄体形成ホルモン刺激ホルモンアナログである酢酸リュープロレリンの治験が行われているが，緩徐進行性の疾患であることから調査期間は長期にわたり，エンドポイントとしてのバイオマーカーの探索が行われている。基礎研究のレベルでは HSP70, HSP40,

---

key words

運動ニューロン疾患，球脊髄性筋萎縮症（SBMA），アンドロゲン受容体（AR），ポリグルタミン病，トリプレットリピート病, induced pluripotent stem cell（iPS 細胞），ジヒドロテストステロン（DHT），熱ショックタンパク（HSP），17-allylaminogeldanamycin（17-AAG），変異タンパク質，核内凝集体

HSP90の役割が特に重要であることが明らかとなっており，例えば変異ARのポリグルタミン鎖を含む断片を導入した細胞培養系やモデルマウスにおいて，HSP70を過剰発現させるとHSP40と共同して変異ARの凝集を抑制・分解し，モデルマウスにおいては運動症状を改善することが明らかとなっている[1]。また，HSP90はARの安定化とユビキチン-プロテアソーム系（UPS）を介する代謝の双方に関わる重要な分子である。geldanamycin, 17-allylamino-17-demethoxy-geldanamycin（17-AAG）などのHSP-90阻害薬は，変異ARの安定化につながる複合体形成を阻害してUPSによる分解を促進するとともに，種々の細胞ストレスに対する神経保護作用を有すると言われている。17-AAGのSBMAモデルマウスへの投与により，変異ARのUPS代謝が活性化され，リュープロレリンと同等の核内凝集体形成阻止と明らかな運動症状の改善が報告されている[2,3]。

一方，induced pluripotent stem cell（iPS細胞）は，体細胞へ数種類の遺伝子を導入することにより，ES細胞のように非常に多くの細胞に分化できる分化万能性（pluripotency）と自己複製能をもたせた細胞であり，Takahashiらによって報告された[4,5]。受精卵由来であるES細胞と異なり，皮膚線維芽細胞をはじめとする体細胞由来であることから倫理的問題が少ない。神経疾患の研究における障壁の1つは，侵襲性の高い脳・脊髄生検は施行するのが難しく，死後変性に脆弱な神経系は剖検から生化学に適した組織を得ることが困難な点である。患者由来のiPS細胞を神経細胞へ分化させることで，病気の診断や病態研究へ利用できる可能性があると考えられている。さらに，患者由来のiPS細胞であれば患者自身に移植しても拒絶反応を示さないと考えられており，再生医療への利用が強く期待されている。本稿では，われわれが行ったSBMA患者由来iPS細胞の樹立と神経細胞への分化誘導，生化学的解析の結果について概説する[6]。

I．SBMA患者由来iPS細胞

1．SBMA患者由来iPS細胞（SBMA-iPSC）の樹立（図❶）

嚥下性肺炎で亡くなった80歳代男性患者の剖検検体より皮膚を採取し，線維芽細胞を増殖した後に，Human iPS Cell Generation Vector Set（Takara社）を用いて，Oct4, Sox2, NANOG, Klf4, LIN28の5因子を形質導入し，iPS細胞を樹立した（当院倫理委員会承認番号：#20-97-3）。樹立したiPS細胞について，ES細胞のマーカーであるTra1-60, Tra1-81, SSEA3, SSEA4が陽性であること，およびネガティブマーカーのSSEA1が陰性であることを確認した。

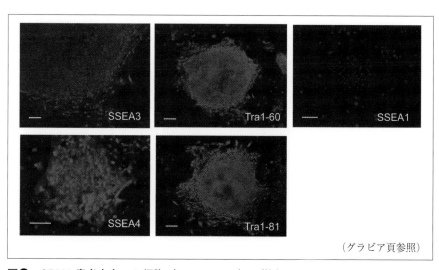

（グラビア頁参照）

図❶ SBMA患者由来iPS細胞（SBMA-iPSC）の樹立（文献6より）

2. SBMA-iPSC の運動ニューロンへの分化誘導（図❷）

樹立した SBMA-iPSC から胚葉体（embryoid body：EB）を樹立し，neurosphere 法[7)8)]を用いて神経前駆細胞を得た。神経前駆細胞にレチノイン酸とソニックヘッジホッグを添加し，Hb9::GFP レポータータンパクを形質導入して運動ニューロンのマーカーである Hb9 陽性細胞を確認した。また，同様に運動ニューロンのマーカーである islet1 陽性細胞も確認した。

3. 各分化段階における AR 遺伝子の CAG リピート数の検討（図❸）

GeneScan Analysis™ を用いて各分化段階における AR 遺伝子の CAG リピート数を検討した。SBMA 患者の線維芽細胞の CAG リピート数は 47 と 49 の 2 種の細胞が存在したが，iPS 細胞の 2 クローン（KAS01 #2, #3）ではいずれも 47 のみであった。継代数を 50 まで重ねてもリピート数に変化はなく，神経細胞に分化させても安定していた。なお，コントロールとして同じトリプレットリピート病である DRPLA 由来 iPS 細胞（DRP01 iPS #7）についても確認したが，線維芽細胞と比較して AR 遺伝子内の CAG リピート数に変化はなかった。

4. SBMA-iPSC 由来神経細胞のジヒドロテストステロン（DHT）による AR タンパクの発現上昇（図❹）

ウェスタンブロットアッセイにて線維芽細胞，iPS 細胞，神経細胞の AR の発現量を検討した。AR は iPS 細胞では発現していなかったが，神経細胞に分化させると再び発現していた。さらに DHT の添加により，AR の発現量は上昇した。対象として，他の神経疾患（α-シヌクレイノパチー）である孤発性パーキンソン病（PD）由来 iPS 細胞および神経細胞でも同様の所見を認めた。

5. SBMA 由来線維芽細胞と iPSC 由来神経細胞の DHT への反応性（図❺, ❻）

フィルターリターデーションアッセイを用いて SBMA 由来線維芽細胞，iPS 細胞由来神経細胞の，DHT に対する凝集 AR の増加率を健常コントロール（hc）と比較した。SBMA 由来線維芽細胞では神経細胞と異なり，凝集 AR はほとんど認められなかった。健常コントロールでも同様の傾向であった。SBMA-iPSC 由来神経細胞の凝集 AR の割合は hc-iPSC 由来神経細胞より有意に高値であった。

6. HSP-90 阻害薬（17-AAG）による AR の発現抑制（図❼）

HSP-90 阻害薬である 17-AAG を KAS01 #2 ニューロンに添加し，AR の発現量をウェスタン

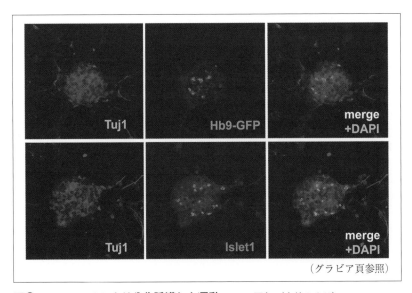

図❷ SBMA-iPSC より分化誘導した運動ニューロン（文献 6 より）

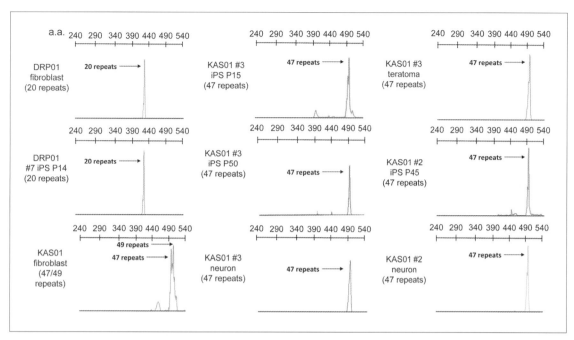

図❸ 各分化段階における AR 遺伝子の CAG リピート数の検討（文献6より）

GeneScan Analysis™ を用いて各分化段階における AR 遺伝子の CAG リピート数を検討した。SBMA-iPSC（KAS01 #2, #3）および分化ニューロンの CAG リピート数は 47 で安定していた。
DRP01：DRPLA 患者由来，KAS01：SBMA 患者由来，P：継代数

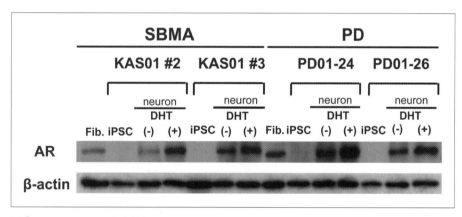

図❹ SBMA-iPSC 由来神経細胞の DHT による AR タンパクの発現上昇（文献6より）
DRP01：DRPLA 患者由来，KAS01：SBMA 患者由来，Fib：線維芽細胞
DHT：ジヒドロテストステロン

ブロットアッセイで確認した。17-AAG は DHT の有無にかかわらず 17-AAG の発現量を減少させた。HSP-70 は 17-AAG の作用により発現量が増加することが知られており，本アッセイでもポジティブマーカーとして確認した。

Ⅱ．考察

今回の研究では，SBMA 患者由来 iPS 細胞の樹立と運動ニューロンへの分化誘導に成功し（図❶，❷），原因遺伝子である AR 内の CAG リピー

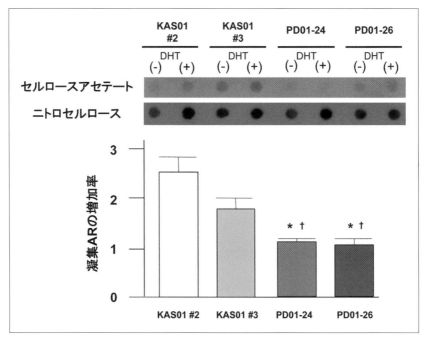

図❺ SBMA-iPSC 由来神経細胞の DHT への反応性（文献 6 より）

フィルターリターデーションアッセイを用いた DHT に対する凝集 AR の増加率の比較。SBMA-iPSC 由来神経細胞は PD-iPSC 由来神経細胞と比較して，総 AR に対する凝集 AR の増加率が高かった。* KAS01 #2 との比較，† KAS01 #3 との比較。いずれも $p<0.05$

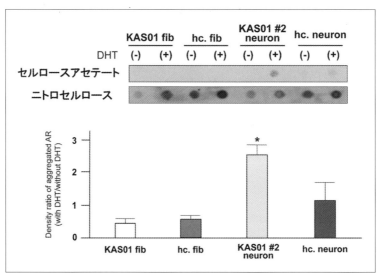

図❻ SBMA 由来線維芽細胞と iPSC 由来神経細胞の DHT への反応性（文献 6 より）

フィルターリターデーションアッセイを用いた DHT に対する線維芽細胞，iPS 細胞由来神経細胞の凝集 AR の増加率の比較。SBMA 由来線維芽細胞では神経細胞と異なり，凝集 AR はほとんど認められなかった。* hc neuron との比較。$p<0.05$

ト数が安定していることが明らかとなった（図❸）．また，分化誘導された神経細胞が，SBMA特有の性質であるテストステロンによる凝集ARの増加を，対象（PD）と比べて有意に強く引き起こすことが確認された（図❹）．この反応は線維芽細胞では非常に弱く（図❺），神経細胞で特に強くみられる現象であると考えられた．さらにSBMAの治療薬の候補の1つである17-AAG[2) 3)]がARの代謝を促し，発現量を減少させることも確認できた（図❼）．これらの結果は，疾患特異的iPS細胞が，病態研究の新たなツールとなりうるのと同時に，薬剤スクリーニングのツールにもなりうることを示す重要な結果である．また，SBMAはALSをはじめとする他の運動ニューロン疾患と共通病態をもち，これらの疾患由来iPS細胞にも応用できる可能性がある．

今回SBMA-iPSC由来神経細胞におけるテストステロンの反応性を生化学的に確認したが，封入体形成や神経細胞の脆弱性の確認はできていない（データ未提示）．このことは，SBMA-iPSC由来

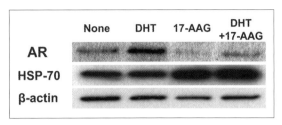

図❼ HSP-90阻害薬（17-AAG）によるARの発現抑制（文献6より）

神経細胞においても神経変性，神経細胞死に至るまでには長期間を要する可能性があると考えられた．病態研究や再生医療への応用を考えるうえで，それぞれの疾患由来iPS細胞がどの程度病態発現に時間を要するかは今後の検討課題である．

謝辞

本研究を多方面からご支援下さいました多くの患者様，御家族の皆様，共同研究者，本研究に助成いただきました「生命の彩」ALS研究助成基金，日本ALS協会，および助言を下さいました多くの研究者・先生方に深い謝意を表して結びの言葉にかえさせていただきます．

参考文献

1) Kobayashi Y, Kume A, et al：J Biol Chem 275, 8772-8778, 2000.
2) Waza M, Adachi H, et al：Nat Med 11, 1088-1095, 2005.
3) Rusmini P, Simonini F, et al：Neurobiol Dis 41, 83-95, 2011.
4) Takahashi K, Yamanaka S：Cell 126, 663-676, 2006.
5) Takahashi K, Tanabe K, et al：Cell 131, 861-872, 2007.
6) Nihei Y, Ito D, et al：J Biol Chem 288, 8043-8052, 2013.
7) Mizuseki K, Sakamoto T, et al：Proc Natl Acad Sci USA 100, 5828-5833, 2003.
8) Reynolds BA, Tetzlaff W, et al：J Neurosci 12, 4565-4574, 1992.

図❶～❼ This reseach was originally published in J Biol Chem. Nihei Y, et al. Enhanced Aggregation of Androgen Receptor in Induced Pluripotent Stem Cell-derived Neurons from Spinal and Bulbar Muscular Atrophy. J Biol Chem. 2013; Vol.288:8043-8052. ©the American Society for Biochemistry and Molecular Biology.

二瓶義廣	
2004年	新潟大学医学部医学科卒業 足利赤十字病院初期研修医
2006年	同内科医師
2007年	慶應義塾大学大学院医学研究科博士課程（内科系神経内科学）入学
2011年	同博士課程所定単位取得退学 慶應義塾大学医学部神経内科助教

第2章 神経・筋疾患

2. 筋萎縮性側索硬化症（ALS）

江川斉宏・井上治久

　筋萎縮性側索硬化症（amyotrophic lateral sclerosis：ALS）は，選択的な運動ニューロン変性を特徴とする神経疾患である．疾患特異的iPS細胞から分化誘導した運動ニューロンを用いて研究が可能になり，ALSの病態を再現し，それらの表現型を改善する既存薬，あるいは新規の候補薬剤の効果を判定する試みが行われている．ALSを含め責任遺伝子に基づく病態が多岐で複雑である神経変性疾患に対して，これまで蓄積されている既知の病態機序を通して，あるいは疾患横断的なアプローチによって同定された新規の分子機序を通して，創薬研究の進展が期待される．

はじめに

　筋萎縮性側索硬化症（ALS）は，運動ニューロンが選択的に変性する神経変性疾患であり，全身の筋萎縮を伴う筋力低下を主徴とする．著名なフランスの神経学者Charchotが1869年に初めて上記の臨床像と脊髄の側索部の変性の病理像を関連づけてALSとして報告した．しかしながら，いまだその治療法は確立されておらず，その予後は発症後2～3年と，最も致命的な神経難病疾患の1つである．ALSの発病率は約1人/10万人，男女比はやや男性に多く，発症のピークは70歳代である[1]．90%以上の症例が遺伝的な背景をもたない孤発性ALSであり，残りの約10%が家族性ALSである．これまで，家族性ALSの原因遺伝子として多くの遺伝子が同定され，その責任遺伝子の役割は抗酸化作用，DNA修復，RNA代謝，免疫応答性，細胞内輸送，軸索輸送など多岐にわたることが報告されている[2]（表❶）．また最近，欧米で孤発例の多くでchromosome 9 open reading frame 72（C9orf72）の非翻訳領域に6塩基の反復配列が同定され，必ずしも翻訳される遺伝子領域の変異がALS病態の原因とは限らないことが明らかになった[3]．以上のことから，ALSはゲノムDNAレベルでも不均一な疾患であり，個々の責任遺伝子が複雑に作用し，最終的に運動ニューロンの変性を引き起こしていると予想される．本稿では，個々の責任遺伝子の変異をもつ家族性ALS，あるいは責任遺伝子をもたない孤発性ALS患者由来のiPS細胞を用いた疾患再現の最新知見について紹介しながら，今後のiPS細胞を用いたALSに対する創薬の可能性と課題について述べたい．

I. ALS患者由来iPS細胞を用いた疾患再現の最新知見

1. Superoxide dismutase 1（SOD1）

　1993年にSOD1は初めてALSの責任遺伝子として報告され[4]，変異型SOD1（G93A）を過剰発現したマウスは，ALSの病態を再現する動物モデルである．SOD1は有害な活性酸素であるスーパーオキシドを解毒する反応系を触媒する抗

key words

ALS，iPS細胞，疾患再現，創薬

表❶ 家族性 ALS の原因遺伝子

種類	遺伝子	遺伝子座	遺伝形式	主なタンパクの機能	iPS 細胞を用いた表現型	文献
ALS1	SOD1	21q22	常染色体優性	抗酸化作用	SOD1 タンパク質発現量の増加	7, 8
ALS2	ALS2	2q33	常染色体劣性	タンパク輸送		
ALS3	未同定	18q21	常染色体優性			
ALS4	SETX	9q34	常染色体優性	DNA ダメージ応答		
ALS5	SPG11	15q21	常染色体劣性			
ALS6	FUS	16p11	常染色体優性	RNA 代謝		
ALS7	未同定	20p13	常染色体優性			
ALS8	VAPB	20q13	常染色体優性	小胞輸送	VAPB タンパク質発現量の低下	10
ALS9	ANG	14q11	常染色体優性	血管新生		
ALS10	TARDBP	1p36	常染色体優性	RNA 代謝	TDP-43 タンパク質発現量の増加	16, 17
ALS11	FIG4	6q21	常染色体優性	小胞輸送		
ALS12	OPTN	10p13	常染色体優性	NFκB 制御		
ALS13	ATXN2	12q24	常染色体優性			
ALS14	VCP	9p13	常染色体優性	タンパク分解		
ALS15	UBQLN2	Xp11	伴性優性	タンパク分解		
ALS16	SIGMAR1	9p13	常染色体劣性	タンパク折りたたみ		
ALS17	CHMP2B	3p11	常染色体優性	細胞骨格		
ALS18	PFN1	17p13	常染色体優性			
	C9orf72	9p21	孤発性		GGGGCC RNA foci 数の増加	20

酸化酵素である．このマウスを用いた研究によって，運動ニューロンをとりまくグリア細胞[用解1]に発現する変異型 SOD1 が，病状の発症，進行度を規定することが見出され，グリア細胞がニューロンに対して毒性を発揮するという概念（noncell-autonomous effect）が提唱された[5]．さらに，マウス胚性幹細胞由来の変異型 SOD1 由来アストロサイトが，マウス胚性幹細胞由来の野生型の運動ニューロンに対して毒性をもち，運動ニューロン死を引き起こすことが報告された[6]．これは，実際の病変部位において，様々なニューロンとグリア細胞が複雑に関連しあう不均一な環境の中で，特定のニューロン，グリア細胞がそれぞれ異なる役割をもち，個別に ALS の病態に寄与している可能性を示している．Yao らは，変異型 SOD1（G93A）マウス由来の iPS 細胞を樹立し，それらから分化誘導した運動ニューロンではヒト SOD1 の発現量が増加し，神経突起が短いことを報告している[7]．さらに Yang らは，低分子化合物ライブラリーから見出したケンパウロンがヒト SOD1 の発現量を低下させること，変異型 SOD1（G93A）マウス，あるいは変異型 SOD1（L114F）を有する ALS 患者由来の運動ニューロンの生存に寄与し，治療薬シーズの可能性があることを報告している[8]．

2. Vesicle-associated membrane protein-associated protein B/C（VAPB）

2004 年に南米ブラジルの家系から報告され，その後小胞体膜に存在して，小胞体における合成タンパクの折りたたみに関連していると考えられている[9]．Mitne-Neto らは，変異型 VAPB（P56S）を有する ALS 患者由来の iPS 細胞を樹立し，分化誘導した運動ニューロンを含む細胞群において VAPB タンパク質量が低下していることを報告している[10]．

3. TAR DNA binding protein（TARDBP, TDP-43）

2006 年に Neumann ら，Arai らは，前頭側頭葉変性症と孤発性 ALS のユビキチン陽性封入体の主要構成成分が TDP-43 タンパクであることを報告した[11)12]．その後 Kabashi らが，TDP-43 遺伝子変異をもつ家族性 ALS の家系を報告し，TDP-43 が家族性 ALS の責任遺伝子の1つであることを見出した[13]．TDP-43 は，RNA に結合するタンパクであり，RNA 転写，RNA スプライシング，RNA の輸送など，様々な RNA の代謝に関わっていることが明らかになった[14]．また，その後の細胞やモデル動物の研究から，変異型 TDP-43

はタンパク質として野生型と比較して可溶性が低下し，通常存在する核から細胞質に異所性に局在する性質をもつこと，TDP-43 遺伝子変異を有するALSのゼブラフィッシュモデルでは，神経突起，神経分岐の異常が指摘されている[15]。最近，われわれとBilicanらは，変異型TDP-43の家族性ALS由来のiPS細胞を樹立して，分化誘導した運動ニューロンを含む細胞群においてTDP-43タンパク質量が増加していること，運動ニューロンそのものが脆弱であることを示し，既知の病態の一部を再現した（図❶）[16)17)]。さらにわれわれは，ALS運動ニューロンにおいて，神経突起やRNA代謝に関連する機能が低下していること，アナカルジン酸がTDP-43の発現を低下させ，神経突起の伸長とともに運動ニューロンの脆弱性を改善させることを示した。変異型TDP-43を有するALS患者iPS細胞由来のアストロサイトに着目した研究もなされている。変異型TDP-43を有するアストロサイトを，コントロール由来の運動ニューロンと共培養することによって，その毒性を調べた結果，変異型TDP-43を有するアストロサイトは運動ニューロンに対しては毒性をもたないことが報告された[18]。興味深いことに，この報告では変異型TDP-43を有するアストロサイト自体の細胞死を観察している。これは，すなわちSOD1とTDP-43の異なる原因遺伝子間では，アストロサイトが運動ニューロンへ与える毒性の機序が異なることを示しており，ALSの発症メカニズムは家族性ALSの原因遺伝子間においても不均一である可能性を示唆している。

4. C9orf72

2011年に家族性・孤発性のALSと前頭側頭葉変性症において，C9orf72遺伝子のプロモーター領域の6塩基の反復配列GGGGCC（以下C9）がヘテロに高頻度に同定された[3]。C9orf72の機能についてはわかっておらず，その後の研究から，非翻訳領域のGGGGCC領域からのRNA合成，non-ATGのタンパクが翻訳され，細胞内に蓄積することから，それらが細胞毒性を獲得する可能性が指摘されている[19]。SareenらはC9を有するALS患者由来のiPS細胞を樹立して，分化誘

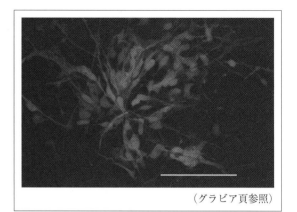

図❶ GFP発現レンチウイルスベクターで標識された運動ニューロン

スケールバー 100μm

（グラビア頁参照）

導した運動ニューロンの核内においてGGGGCC RNA foci（点状構造物）の数が多く存在することを示した[20]。さらに，膜興奮性に関わる遺伝子発現の変化とともに脱分極時の興奮性の低下を認めた。C9orf72遺伝子をターゲットにしたアンチセンスオリゴヌクレオチドを用いると，運動ニューロン核内のGGGGCC RNA fociの数を減少させ，膜興奮性関連の遺伝子発現異常を改善させることを報告している。本邦における孤発性ALSではC9orf72の症例が少ないことから，人種間でALSの遺伝的背景が異なると考えられる[21]。

5. 孤発性ALS

責任遺伝子の変異を有さない約90%の孤発性ALSに対する創薬応用の試みも行われている。Barkhardtらは，10名の健常者，8例の家族性ALS（変異型SOD1，TDP-43とFUSを含む）と16例の孤発性ALS患者から合計92ラインのiPS細胞を樹立して，その解析を行っている[22]。彼らは，そのうちの3例の孤発性ALS由来の複数のiPS細胞から分化誘導した運動ニューロンの核内にTDP-43陽性の凝集体が数多く存在することを確認した。さらにFDA承認の低分子化合物の中から，ジゴキシンを含む複数の化合物が細胞死を起こさずに，TDP-43陽性の凝集体の数を減少させることを報告している。

II. 疾患特異的iPS細胞を用いたALSへの創薬応用の可能性と課題

以上のように，原因遺伝子の変異をもつALS由来のiPS細胞を樹立し，それらから運動ニューロンへ分化誘導することによって，各々の変異遺伝子に関連した既知の病態の一部を再現すること，それらに基づいて創薬スクリーニングが可能であることが示された．すなわち，責任遺伝子に関連する変異型タンパク質，RNAの量や細胞死の程度を定量化して，創薬スクリーニングの系を構築し，定量化された指標を制御することができる治療薬のシーズを低分子化合物ライブラリーから見出すことができると期待される．しかしながら，ある特定の責任遺伝子変異をもつ家族性ALS由来のiPS細胞を用いた創薬スクリーニングの系を他の家族性ALSや約90％を占める孤発例へ汎用できるか，かつ有用であるかについては十分な検討が必要である．以下，疾患特異的iPS細胞を用いてALSの創薬研究を考えるうえで，今後克服すべき課題とそれに対するアプローチについて述べる．

1. iPS細胞株（クローン）の選択

同じヒト由来から樹立されたiPS細胞のクローン間においても，分化誘導効率など表現型のばらつきが認められる．このクローン間のばらつき（ノイズ）のため，重要な表現型が隠されてしまう可能性が生じる．今後は，TALEN（transcription activator-like effector nucleases）やCRISPR/Cas（casclustered regularly interspaced short palindromic repeats/CRISPR-associated）システムなどを用いて[23]，isogenic controlを作製し解析に用いることで，ノイズの軽減が可能になるかもしれない．

2. 分化誘導するサブタイプの選択

治療標的に合わせて，例えばアストロサイトやニューロンなど神経幹細胞から分化する細胞の種

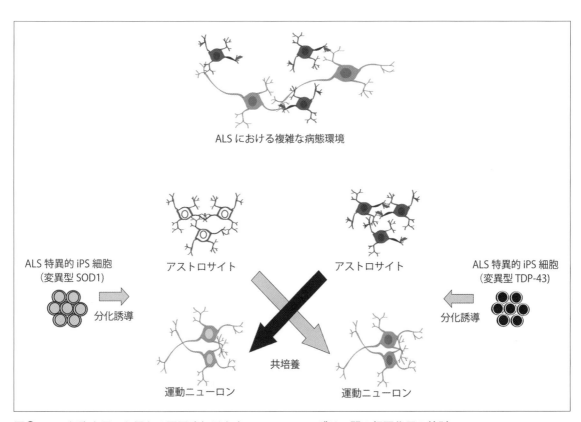

図❷ iPS細胞を用いた異なる原因遺伝子をもつニューロン-グリア間の相互作用の検討

類（サブタイプ）の選択が必要である．他の細胞の混在による影響を避けるため，分化誘導の効率を高める培養方法の検討，目的細胞を純化する手段の確立が必要である．そのうえで，サブタイプの特性を異なる遺伝子間での比較や，前述のように変異型タンパク質をもつアストロサイトと正常ニューロンとの共培養など，異なる遺伝子をもつ異なるサブタイプの細胞間の相互作用の検討などによって，より明確に病態のメカニズムを追究することが可能になると予想される（図❷）．

3. 病態再現（既知の表現型抽出）

すべての家族性 ALS，孤発性 ALS で共通する病態であることが望ましい．ALS の大部分，前頭側頭葉変性症の約半数に観察される TDP-43 のタンパク質蓄積や運動ニューロンの選択的細胞死がその対象になると考えられる．

4. 創薬スクリーニング系の構築

ある薬剤候補が，ある特定の変異をもつ iPS 細胞由来の運動ニューロンの表現型を，細胞レベルにおいて改善させたとしても，分子レベルや個体レベルにおいて発症機序を改善させたかどうかについては不明瞭である．疾患の病態機序と薬理作用の関連性が明確にならないかぎり，濃度による表現型の変化，他の遺伝子変異をもつ家族性 ALS，孤発性 ALS 由来の iPS 細胞への有効性，他の細胞群・生体での臓器への安全性，ヒトへの安全性など，創薬に向けて多くの検討されるべき課題が残る．また，細胞レベル・個体レベルの変化より早い分子レベルでの病態機序をとらえて改善することが，根本的な早期治療において重要であることは言うまでもない．

したがって，さらに迅速で有効な創薬のためには，細胞株などで試された従来の手法のように，病態に寄与する分子機序を基本として，簡素化したスクリーニングを構築することが望ましい．病態が不明である疾患において，未知の分子メカニズムを見出すために疾患特異的 iPS 細胞を用いることは非常に有効であると考える．すなわち，孤

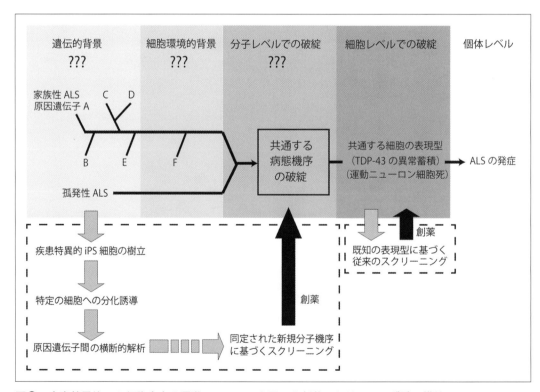

図❸ 疾患特異的 iPS 細胞由来の運動ニューロンを用いた創薬スクリーニング系の構築

発例を含め，異なる遺伝子変異をもつ複数の疾患特異的iPS細胞から，あるサブタイプの細胞のみを分化誘導，あるいは純化によって濃縮し，それらの機能，RNAやタンパク発現を横断的に網羅的に解析することによって，細胞死が起こる前段階での共通する分子レベルの病態機序を抽出することができる（図❸）。さらに得られた分子機序を通して，再びiPS細胞から分化誘導した細胞を用いて細胞レベルの検討を行うことができる。ただし，得られた新しい知見については，培養系でのみならず生体レベルや実際の疾患でも再現されるのか，モデル動物・ヒト組織を用いて，その妥当性を検討する必要がある。

おわりに

発症機序が多岐・複雑である神経変性疾患に対して特異的iPS細胞を用いた新たな病態解明へのアプローチが期待される。それは，ニューロン-グリア細胞間の病態機序を明確にすること，あるいは孤発例を含め様々な責任遺伝子間に共通する分子機序を同定することであり，そのことによって新たな創薬基盤を確立することができるであろう。

用語解説

1. **グリア細胞（神経膠細胞）**：神経系を構成する細胞の中で神経細胞（ニューロン）以外の細胞を示し，中枢神経においては，主にアストロサイト（星状膠細胞），オリゴデンドロサイト（乏突起膠細胞），ミクログリア（小膠細胞）によって構成されている。神経細胞を物理的に支持する細胞であると同時に，中枢神経における免疫機能，シグナル伝達の機能制御，ニューロンへの栄養因子の提供など重要な役割を果たしている。

参考文献

1) Logroscino G, et al : J Neurol Neurosurg Psychiatry 79, 6-11, 2008.
2) Turner MR, et al : Lancet Neurol 12, 310-322, 2013.
3) Renton AE, et al : Neuron 72, 257-268, 2011.
4) Rosen DR, et al : Nature 362, 59-62, 1993.
5) Yamanaka K, et al : Nat Neurosci 11, 251-253, 2008.
6) Haidet-Phillips AM, et al : Nat Biotechnol 29, 824-828, 2011.
7) Yao XL, et al : PLoS One 8, e64720, 2013.
8) Yang YM, et al : Cell Stem Cell 12, 713-726, 2013.
9) Nishimura AL, et al : Am J Hum Genet 75, 822-831, 2004.
10) Mitne-Neto M, et al : Hum Mol Genet 20, 3642-3652, 2011.
11) Arai T, et al : Biochem Biophys Res Commun 351, 602-611, 2006.
12) Neumann M, et al : Science 314, 130-133, 2006.
13) Kabashi E, et al : Nat Genet 40, 572-574, 2008.
14) Lagier-Tourenne C, et al : Hum Mol Genet 19, R46-64, 2010.
15) Kabashi E, et al : Hum Mol Genet 19, 671-683, 2010.
16) Egawa N, et al : Sci Transl Med 4, 145ra104, 2012.
17) Bilican B, et al : Proc Natl Acad Sci USA 109, 5803-5808, 2012.
18) Serio A, et al : Proc Natl Acad Sci USA 110, 4697-4702, 2013.
19) Lee YB, et al : Cell Rep 5, 1178-1186, 2013.
20) Sareen D, et al : Sci Transl Med 5, 208ra149, 2013.
21) Konno T, et al : J Neurol Neurosurg Psychiatry 84, 398-401, 2013.
22) Burkhardt MF, et al : Mol Cell Neurosci 56, 355-364, 2013.
23) Sandoe J, Eggan K : Nat Neurosci 16, 780-789, 2013.

江川斉宏
2001年　京都大学医学部医学研究科卒業
2010年　同大学院医学研究科博士課程修了
　　　　京都大学iPS細胞研究所臨床応用研究部門

第2章　神経・筋疾患

3. 脊髄性筋萎縮症

吉田路子・斎藤　潤

脊髄性筋萎縮症（spinal muscular atrophy：SMA）Ⅰ型は，乳児期早期に筋萎縮・筋力低下に伴う呼吸不全をきたす重篤な神経筋疾患である。1995年に*SMN1*（*survival of motor neuron 1*）遺伝子が原因遺伝子であると同定されて以後，工夫されたモデル動物などにより得られた知見は多いが，いまだその発症メカニズムは不明で，有効な治療法はない。SMAの疾患特異的iPS細胞を用いることによって新たに得られた知見とその可能性について述べる。

はじめに

2007年に報告されたヒトiPS細胞（induced pluripotent stem cells：人工多能性幹細胞）作製技術によって，特定の疾患の遺伝的背景を有する，いわゆる疾患特異的iPS細胞を患者体細胞から樹立することが可能になった[1]。以後，iPS細胞から各種体細胞を分化誘導する技術の発展に伴い，様々な疾患の標的細胞を分化誘導し，病態を再現することにより，発症メカニズムの解明や新たな治療法の開発が活発に推し進められている。

遺伝性疾患の中でも神経疾患や胎生期に発症する疾患においては，生検により標的細胞を採取することは困難であり，また多くの細胞が標的になる場合には，細胞間の相互作用により特定の細胞の働きを個別に解析することは難しい。疾患特異的iPS細胞は，ある特定の時期・細胞・細胞間ネットワークに焦点をあてた解析を可能にし，これらの問題点を解決するツールとなりうる可能性を秘めている。

本稿では，脊髄性筋萎縮症（spinal muscular atrophy：SMA）におけるiPS細胞研究の現状をまとめ，発症メカニズムの解明，創薬，再生医療に向けた今後の展望を述べる。

Ⅰ. 脊髄性筋萎縮症とは

SMAは，脊髄運動神経の減少と筋萎縮・進行性筋力低下を特徴とする小児期に比較的多くみられる常染色体劣性の神経・筋疾患である。6000～10000出生に1人の頻度で発症し，保因者は40～60人に1人と推定されており[2]，重症度は発症年齢，臨床経過に基づいて，Ⅰ型（OMIM#253300），Ⅱ型（OMIM#253550），Ⅲ型（OMIM#253400），Ⅳ型（OMIM#27115）に分類される[3]。有効な治療法はなく，最重症型のⅠ型は1歳までに呼吸筋の筋力低下による呼吸不全症状をきたす。

1995年，第5染色体長腕5q13に存在する*SMN1*（*survival of motor neuron 1*）遺伝子が原因遺伝子として同定され，*SMN1*遺伝子がコードするSMNタンパクの量の減少により発症することが明らかにされたが[4]，SMNタンパクがすべて

---

key words

脊髄性筋萎縮症，*SMN1*遺伝子，iPS細胞，分化誘導，創薬，再生医療，脊髄運動神経，骨格筋，スプライシング，神経筋接合部

の細胞に発現し，様々なRNA・タンパクと複合体を形成して働くため，その機能は多岐にわたり，疾患の発症と進行に至るメカニズムはいまだ完全には明らかにされていない。

1．疾患の標的細胞について

臨床所見と筋・脊髄の病理組織像から，SMAは脊髄運動神経の変性による脱神経，支配される骨格筋の筋萎縮・筋力低下を引き起こす下位運動神経病に分類されてきた[5]。しかし近年，SMAモデルマウスを用いた研究により，神経筋接合部形成や骨格筋成熟の異常が脊髄運動神経の減少に先立って観察されることが報告された[6)-8)]（図❶）。また，多臓器疾患であることを示唆する中枢神経系や自律神経系，心血管系，肝・膵などの消化器系に異常を認めたとの報告も散見される[9]。

2．発症メカニズムについて

SMNの機能の中で現在最も研究が進んでいるものは，pre-mRNAのプロセシングに重要な役割を果たすsnRNP (small nuclear ribonucleoprotein：核内低分子リボヌクレオタンパク質) の成熟への関与で，SMAではSMNタンパク欠乏が標的細胞特異的なsnRNPの不均衡を生じさせ，スプライシングパターンの異常を引き起こす可能性が考えられている[10]。その他にもSMNは，脊髄運動ニューロン特異的なアポトーシス[11]，翻訳[12]，軸索輸送とそれに関連した細胞骨格形成に関わっていること[13]が報告されているが，なぜすべての細胞に存在するSMNタンパクの減少により組織特異的な症状が出るのか，多数あるSMNの働きすべてが発症に関わっているのか，解明すべき点は多い。

3．治療法について

ヒトには*SMN1*と5塩基のみが異なるほぼ相同な配列をもつ*SMN2*遺伝子が存在する。*SMN2*遺伝子では，エクソン7の1塩基変異（C→T）によってスプライシングパターンが変化するため，安定で機能的な完全長SMN mRNAは*SMN1*遺伝子に比し1割程度しか作られない[14]。

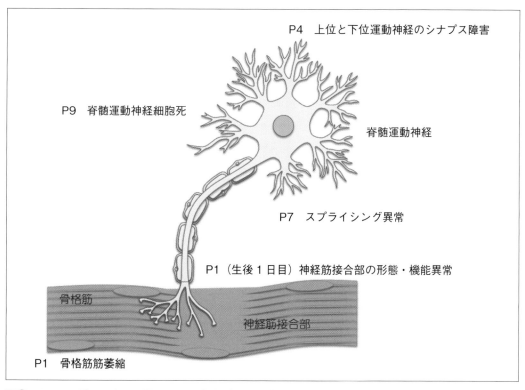

図❶ SMAモデルマウスで認められる表現型と出現時期

そのため，SMN2遺伝子は，SMN1遺伝子のホモ接合性の欠失を完全に代償することはできないが，SMN2遺伝子のコピー数が多いほど疾患重症度は下がるということが示されている[15]。これらの知見から，SMA特異的な治療法として①SMN2遺伝子から機能的なSMNタンパクを十分量産生させる，②SMN1遺伝子を外来性に補充するなどが検討されているが，効果的な治療法はいまだ開発されていない。

このように，原因遺伝子の同定以後，SMAモデル動物の作製などによりSMNに関する知見は飛躍的に増加し，治療薬の開発も活発に進められている。しかし，モデル動物を用いる際に問題となる種間の構造や反応性の差は克服できない点[16]，疾患重症度を決定するいまだ明らかにされていない修飾遺伝子やヒトのみに存在するSMN2遺伝子の発現レベルを再現することはできない点，脊髄運動神経や骨格筋などの標的細胞単独のSMNの役割を評価できない点など，まだ多くの課題が残されている。以下，SMA特異的iPS細胞を用いることにより得られた知見と，新たに見えてきたiPS細胞研究の問題点について述べる。

II. iPS細胞を用いたSMAの病態解明と創薬

SMAを含む神経筋疾患は疾患特異的iPS細胞を用いた研究が精力的に行われている分野であり（図❷），SMA患者由来のiPS細胞を用いて，発症メカニズムに迫った報告や治療法の提案が多数なされている。

2009年，SMA I 型患者の皮膚線維芽細胞から樹立したiPS細胞を脊髄運動神経に分化誘導し，健常者から樹立したiPS細胞と比較することにより，SMAの疾患表現型の1つである脊髄運動神経細胞数の減少を再現した報告がEbertらによってなされた[17]。疾患特異的iPS細胞を用いて疾患表現型を再現した最初の論文であり，これにより細胞自律的に脊髄運動神経が減少することを明らかにした。さらに，SMNタンパク量を増加さ

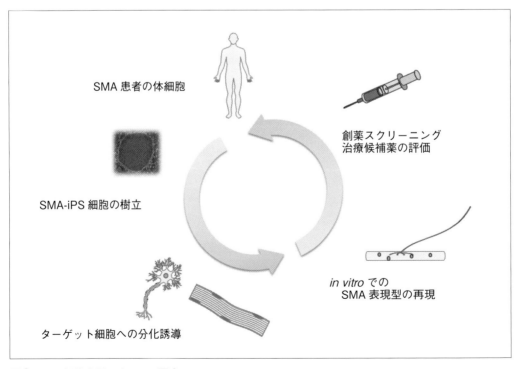

図❷ iPS細胞を用いたSMA研究

せることで知られる histone deacetylase 阻害剤の投与によりその疾患表現型が回復したことから，iPS 細胞の創薬への応用の可能性も示された．

　Chang らは，SMA の疾患特異的 iPS 細胞から分化誘導した脊髄運動神経では，神経細胞数の減少に加え，神経突起の長さの減少も認め，これらの表現型が正常型の SMN1 を導入することで回復することを示した[18]．

　Sareen らは，さらに SMA の病態に迫り，SMA 特異的 iPS 細胞から分化誘導した脊髄運動神経数が減少する際に，カスパーゼ 3，カスパーゼ 8 の活性化を伴うアポトーシスが SMA-iPS 細胞由来の神経で有意に増加し，これらが Fas 阻害抗体，カスパーゼ 3 阻害剤で軽減されることを報告し，アポトーシス経路の特異的な阻害剤の投与が有効である可能性を示した[11]．

　また，細胞移植による再生医療の可能性を示した論文としては Corti らの報告が挙げられる[19]．SMN1 の機能喪失型変異で発症する SMA の治療法の 1 つとして SMN1 遺伝子を導入することで SMN タンパク量の増加をはかる遺伝子治療が考えられるが，目的部位への移送・導入方法，標的遺伝子以外への非特異的な作用（例：腫瘍化）など，外来性の遺伝子を導入することには問題点も多い．筆者らはゲノムに組み込まれないエピソーマルベクターを用いて SMA 特異的 iPS 細胞を樹立し，さらにオリゴヌクレオチドを用いることで，樹立した iPS 細胞の SMN2 遺伝子を機能的な SMN タンパクを産生する SMN1 様遺伝子に改変した．この遺伝子改変 iPS 細胞から分化誘導した脊髄運動神経では，SMA 特異的 iPS 細胞由来の運動神経で認められた細胞数の減少やスプライシング異常は認められなかった．さらに，この遺伝子改変 iPS 細胞由来の運動神経を SMA モデルマウスの脊髄に移植すると，生存率や体重増加，筋力に改善が認められることを報告した．彼らはさらに検討を行い，マウスモデルでみられた改善効果は，移植した脊髄運動神経が神経保護因子を出すためであると考察した．オリゴヌクレオチドを用いて SMN2 を SMN1 へ転換することによって，外来遺伝子を導入することなく，繰り返し治療も不要な，発症後でも治療可能な細胞移植の可能性を示した点で功績は大きい．

III. 今後の展望

　iPS 細胞を用いた疾患研究における問題点として，分化誘導法が確立している体細胞が限られている点，構造的・機能的に成熟した組織の構築が困難な点，発達段階の細胞においては in vivo でどの時期に相当するのか判断しづらい点などが挙げられる．SMA 研究においても，上述のように，iPS 細胞の出現により脊髄運動神経における SMN の働きは明らかにされつつあるが，骨格筋やグリア細胞など運動単位を形成する他の細胞の発症への関わりはいまだ不明な点が多く，それらの細胞の分化誘導法と，共培養によるネットワークの形成，解析法の開発が待たれる．また脊髄運動神経においても，細胞移植治療を見据え，より短時間でより純度高く標的細胞が得られる分化誘導法の開発が必要となる．

　現時点では標的細胞や最も治療効果が期待できる時期（therapeutic window）は明らかにされていないが，therapeutic window いかんでは，キャリアの頻度が高い疾患であることを考慮して，キャリアや胎児・新生児のスクリーニング診断法，疾患重症度や治療経過を評価するためのバイオマーカーの開発も必要になると考えられる．

おわりに

　本稿では，iPS 細胞を用いた SMA の疾患研究について述べた．今後，従来のモデル動物などを用いた研究と iPS 細胞研究が互いの短所を補完し合い，さらに病態解明および創薬開発が加速することが期待される．

謝辞
共同研究者である京都大学 iPS 細胞研究所の井上治久先生，高橋淳先生，櫻井英俊先生，沖田圭介先生に深謝いたします．

参考文献

1) Takahashi K, et al : Cell 131, 861-872, 2007.
2) Prior TW, et al : Am J Med Genet A 152A, 1608-1616, 2010.
3) Kolb SJ : Arch Neurol 68, 979-984, 2011.
4) Lefebvre S, et al : Cell 80, 155-165, 1995.
5) Dubowitz V : Neuromuscul Disord 19, 69-73, 2009.
6) Cifuentes-Diaz C : Hum Mol Genet 11, 1439-1447, 2002.
7) Kong L : J Neurosci 29, 842-851, 2009.
8) Ling KK, et al : Hum Mol Genet 21, 185-195, 2012.
9) Shababi M, Lorson CL : J Anat 224, 15-28, 2014.
10) Lotti F, et al : Cell 151, 440-451, 2012.
11) Sareen D, et al : PLoS One 7, e39113, 2012.
12) Sanchez G, et al : Hum Mol Genet 22, 668-684, 2013.
13) Rossoll W, et al : J Cell Biol 163, 801-812, 2003.
14) Lorson CL : Proc Natl Acad Sci USA 96, 6307-6311, 1999.
15) McAndrew PE, et al : Am J Hum Genet 60, 1411-1422, 1997.
16) Swoboda KJ, et al : PLoS One 5, e12140, 2010.
17) Ebert AD, et al : Nature 457, 277-280, 2009.
18) Chang T, et al : Stem Cells 29, 2090-2093, 2011.
19) Corti S, et al : Sci Transl Med 4, 165ra162, 2012.

吉田路子
2004 年　九州大学医学部医学科卒業
　　　　　京都府立医科大学附属病院小児科
2009 年　同大学院医学研究科小児発達医学入学
2010 年　京都大学 iPS 細胞研究所中畑研究室特別研究学生
2013 年　同特定研究員

第2章 神経・筋疾患

4．三好型ミオパチー

櫻井英俊

骨格筋疾患には有効な治療法が確立されていない難病が多くあり，新規治療薬の開発に向け患者由来iPS細胞を活用した研究が期待されている．その実現のため，われわれは高効率で極めて再現性高くiPS細胞を骨格筋へ分化誘導させる方法を確立した．三好型ミオパチーはDysferlinの変異により筋細胞膜の修復が遅延することで発症すると考えられている．われわれは三好型ミオパチー患者由来のiPS細胞から，新たに開発した骨格筋分化誘導法を活用して筋細胞膜の膜修復異常という病態再現に成功した．

はじめに

人工多能性幹細胞（induced pluripotent stem cells：iPS細胞）は，ほぼ無限の自己複製能と多分化能をもった多能性幹細胞であり，患者自身の体細胞から作り出すことができる[1]．拒絶反応回避による再生医療の進展への期待もさることながら，難治性疾患患者由来のiPS細胞を特定の細胞種へ分化誘導し，試験管内で病態を再現することで，難病の病態解析や薬剤の開発，スクリーニングへの応用がより現実的に期待されている[2]．

難治性疾患の中においても骨格筋疾患は治療法のない疾患が多く，治療の多くが拘縮予防のためのリハビリテーションや，呼吸機能が低下した際の人工呼吸器の導入など対症療法に限定され，根治的な治療法がほとんど存在しない．近年，縁取り空胞を伴う遠位型ミオパチー（GNEミオパチー）の原因がシアル酸合成経路の律速酵素の機能異常によるという病態が明らかとなり[3]，シアル酸補充療法が治療として期待され治験が進んでいる．このように，遺伝性疾患であっても病態を正確に理解することで治療薬のターゲットを同定することは可能であり，他の難治性筋疾患についても病態解析の深化が求められている．これまでの病態解析の主な手法はノックアウトマウスなどのモデルマウスを活用したものであったが，ヒトでの原因遺伝子をノックアウトしても同様な病態が再現されないことも多く，病態モデルをいかに確立するかが課題であった．また，仮にモデルマウスにより病態モデルに成功しその治療薬を開発しても，マウスには効果があるがヒトには効果がないという事例も散見される．それ故に，いかにしてヒトの細胞を用いた病態モデルを構築するかが今後の治療薬創出にとって鍵となる．難治性筋疾患の多くは遺伝性疾患であり，患者由来iPS細胞を用いることで遺伝情報が引き継がれ，試験管内モデルによって病態が再現される期待値が高い．本稿では，患者由来iPS細胞を用いた難治性筋疾患の病態解析に向けて開発されたヒトiPS細胞からの極めて効率の高い分化誘導法と，実際の応用例として三好型ミオパチー患者由来iPS細胞を用いた病態再現研究について述べる．

key words
骨格筋疾患，分化誘導，骨格筋細胞，病態再現，三好型ミオパチー，膜修復，*Dysferlin*

I. iPS細胞からの骨格筋細胞への分化誘導

　患者由来iPS細胞を活用し新規創薬研究を進めるためには，とりもなおさず目的組織への効率のよい再現性の高い分化誘導法が必須である。しかしながら骨格筋分野の研究を進めるにあたり，これまでのヒトES/iPS細胞からの骨格筋細胞分化誘導に関する報告は分化効率の低いものが多く，例え分化効率が高いと報告されている方法であっても，別の細胞を使って再現実験を行うとうまくいかないという再現性の低いものがほとんどであった。ヒトiPS細胞はクローン間のばらつきが極めて大きく，患者細胞からの目的組織細胞の分化誘導においては，再現性が最も重要な要素であると考えられている。そこでわれわれは，骨格筋分化を開始させるためのマスター転写遺伝子である *myogenic differentiation 1*（*MyoD1*）をヒトiPS細胞に発現させることで，再現性の高い骨格筋分化誘導が可能かどうかを研究した。様々な検討を行った結果，PiggyBacベクターというトランスポゾンを活用した遺伝子導入システムを用いて，比較的未分化状態に近いヒトiPS細胞にMyoDを強制的に発現させることで，約90％近くの高い効率で骨格筋細胞を誘導することに成功した（図❶）[4]。*MyoD1*の発現制御はテトラサイクリン応答性ベクターを用いており，テトラサイクリン系抗生剤であるドキシサイクリンを培養液中に添加するだけの極めてシンプルな方法である。この方法は極めて再現性が高く，コントロールiPS細胞のみならず患者由来iPS細胞を含めた様々なiPS細胞株を使用した実験でも，同様に高い分化率を示すことが確認された[4]。得られた筋管細胞は，細胞同士の融合能や電気刺激による収縮能も示し，十分に成熟した筋管細胞の性質も保持している。網羅的遺伝子発現解析や電子顕微鏡による構造解析によって，これらのiPS細胞由来筋管細胞が，ヒト生検サンプルから得られた骨格筋の初代培養細胞と同等の性状を呈していることが示された[4]。われわれは以上の結果を活用し，患者由

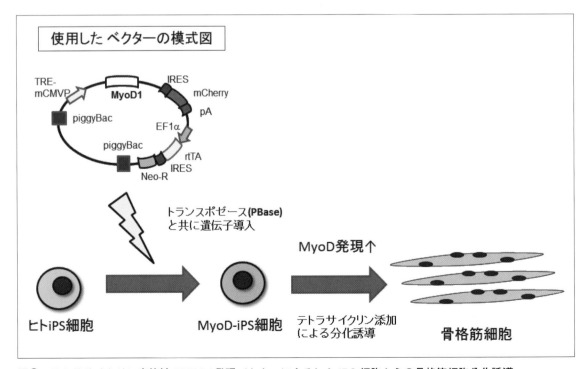

図❶　テトラサイクリン応答性 *MYOD1* 発現ベクターによるヒトiPS細胞からの骨格筋細胞分化誘導

来 iPS 細胞からの分化筋管細胞を用いての病態再現研究を行っている。

II．三好型ミオパチー患者由来 iPS 細胞を用いた病態再現

三好型ミオパチーは，1986 年に三好らにより報告された常染色体劣性遺伝形式をとる遺伝性の遠位型ミオパチーである[5]。10 歳代で歩きにくさ，つま先立ちができないなどで発症し，徐々に四肢の筋力低下が進行する進行性の疾患で，原因遺伝子の *Dysferlin* が 1998 年に青木らにより同定された[6]。Dysferlin の機能は筋細胞膜の修復であることが 2003 年に証明され[7]，現在は膜修復が遅延することにより筋細胞が障害を受け，ミオパチーが発症すると考えられている。しかしながら，膜修復遅延が筋細胞の変性・壊死を起こす機序はいまだ正確にはわかっていない。われわれは三好型ミオパチーの病態解明をめざし，患者由来 iPS 細胞を用いて，この筋細胞膜の修復異常という病態の再現を試みた。前項に記載した *MYOD1* を強制発現させる手法を応用し，三好型ミオパチー患者由来 iPS 細胞から成熟した筋細胞を高効率で誘導した。筋細胞の誘導効率，分化の速度，得られた筋細胞の筋マーカー分子の発現には，健常コントロール細胞と比較して差はなかった。

次に膜修復の病態を再現するため，香川大学医学部組織細胞生物学講座の三宅准教授の協力の下，二光子レーザー共焦点顕微鏡を用いてレーザーを照射し，分化誘導された筋細胞膜を穿孔するという膜損傷実験を行った（図❷）。この方法では，膜損傷後に培養液中に添加された蛍光物質である FM1-43 が穿孔部より細胞質内に取り込まれる。FM1-43 は細胞内では蛍光を発するため，細胞質内の蛍光を観察することで穿孔部からの培養液の流入の程度が解析できる。まず健常人由来のコントロール筋細胞では，レーザー照射後の FM1-43 の取り込みは穿孔部付近に限局しているのがわかる（図❸）。一方，患者由来筋細胞では，照射部位から離れた細胞質全体に蛍光を認めることから（図❸ *），穿孔部の膜修復

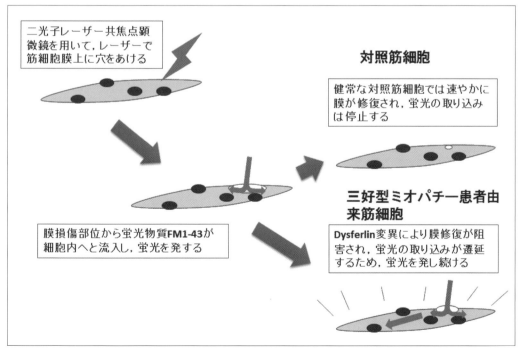

図❷　膜修復アッセイの模式図

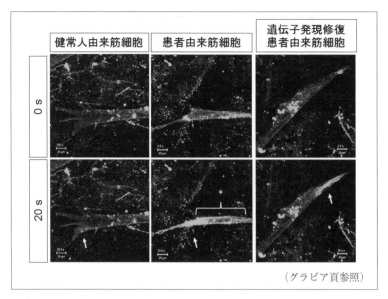

図❸ 膜修復アッセイの実際（文献4より）
健常人由来筋細胞では，矢印部にレーザー照射を行い膜損傷を誘導すると，FM1-43の取り込みは照射部付近にのみ限局して認める．一方，患者由来筋細胞においては，膜修復が遅れるため，FM1-43が細胞質全体に取り込まれてゆく様子がわかる（*）．患者細胞にDysferlin遺伝子を強制発現させると，照射後FM1-43の取り込みが局所にとどまり，膜修復が回復していることがわかる．

が遅延しFM1-43の取り込みが遷延していると考えられる．次に培養液中に添加された蛍光物質FM1-43が細胞内に取り込まれる時間を継時的な蛍光強度の測定により計測した（図❹）．その結果，健常コントロールiPS細胞由来の筋細胞では，膜損傷後数秒程度で筋細胞膜の修復が起こるため，蛍光物質の細胞内への取り込みが1分後以降ほとんど増加しないのに対し，三好型ミオパチー患者iPS細胞由来の筋細胞では，膜損傷後の細胞内への蛍光物質の取り込みが5分経過しても継続しており，著明な膜修復遅延を認めた（図❹，■と▲）[4]．

またヒトiPS細胞においては，クローン間で性質にばらつきがあることも広く知られている．健常コントロール細胞と患者由来細胞の差異がクローン間のばらつきではないことを証明するため，患者細胞にDysferlinを強制発現させることにより，遺伝子修復を行った患者由来iPS細胞を作製した．この細胞を骨格筋細胞に分化させ，同様の膜損傷実験を行ったところ，遺伝子修復前には細胞質に広く拡散していたFM1-43が，比較的穿孔部に限局してとどまるのが観察された（図❸）．また遷延していたFM1-43の取り込みも比較的早期に取り込まれなくなることを確認した（図❹，●）．つまり，この膜修復時間の遅延という病態は，確かにDysferlinの欠損によるものであることが明らかとなり，われわれは病態再現に成功したと報告した[4]．

現在は得られた成果より，創薬スクリーニングへと応用可能な膜損傷システムを開発している．その1つはハイスループット化であり，もう1つはS/N比を上げ感度を高めることである．二光子レーザー照射法は確実に膜損傷を与えられる合理的な方法ではあるが，96ウェルプレートなどを用いたハイスループット解析には応用できない．そこで96ウェル同時に膜損傷を起こすことができるようなシステムを開発中である．また同時に，高いS/N比が要求されるため，再現され

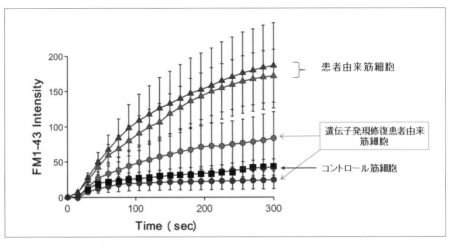

図❹ 三好型ミオパチーにおける膜修復異常(文献4より)

健常人由来筋細胞（■）では，レーザー照射後のFM1-43の取り込みは45秒ほど上昇の後に平衡に達し，それ以降はほとんど上昇しないことから早期に膜が修復していると考えられる。一方，患者由来筋細胞（▲）においては膜修復が遅れるため，蛍光が5分間上昇し続けており，損傷部位からのFM1-43の取り込みが遷延していることがわかる。患者細胞にDysferlin遺伝子を強制発現させると（●），照射後比較的早期に蛍光の上昇が止まり平衡に達すことから，膜修復が回復していると考えられる。

た病態をより明確に可視化できる方法も開発中である。三好型ミオパチー患者由来iPS細胞からの筋細胞を活用して，筋細胞膜修復改善剤といったタイプの創薬スクリーニングへと進行し，新たな治療薬開発に向けた研究をめざす。

おわりに

ヒトiPS細胞は細胞移植治療のみならず，病態再現による新治療法確立に向けた有益なツールとして期待されている。われわれは筋疾患患者の体細胞から作製されたiPS細胞を，高効率で確実に骨格筋へ分化させる方法を確立した。さらに，その患者由来iPS細胞を骨格筋に分化させ，病態に即したストレスを与えることで病態を再現することにも成功している。この細胞は，筋疾患の病態モデルとして詳細な病態解析に応用されることはもちろん，スクリーニングによる薬剤開発をめざした役割も多いに期待されている。すなわち，病態モデルが確立されれば，その時点では詳細なメカニズムがわからなかったとしても，病態を可視化することで化合物のスクリーニングを行うことは可能である。例えば健常者の細胞では蛍光を発しないのに患者の細胞では蛍光を発するという病態モデルができたとすると，添加により患者細胞で蛍光を発しなくなるような化合物を探すことで，治療薬のシード化合物を探索することが可能であり，さらにその化合物の機能を解析することで，病態のメカニズムにも迫ることが可能である。

このように今後発展が期待されるヒト細胞を用いた創薬スクリーニングの分野であることから，われわれは樹立した細胞を理研バイオリソースセンターに順次寄託し，広く研究者に活用していただきたいと考えている。われわれが構築した骨格筋分化誘導法は比較的簡便であり再現性も極めて高いため，多くの研究者に使っていただけるものと確信している。

参考文献

1) Takahashi K, et al : Cell 131, 861-872, 2007.
2) Inoue H, et al : Clin Pharmacol Ther 89, 655-661, 2011.
3) Malicdan MC, et al : Nat Med 15, 690-695, 2009.
4) Tanaka A, et al : PLoS One 8, e61540, 2013.
5) Miyoshi K, et al : Brain 109 (Pt 1), 31-54, 1986.
6) Liu J, et al : Nat Genet 20, 31-36, 1998.
7) Bansal D, et al : Nature 423, 168-172, 2003.

参考ホームページ

・櫻井研究室
　http://www.cira.kyoto-u.ac.jp/sakurai/

櫻井英俊
1998年　名古屋大学医学部医学科卒業
2005年　同大学院医学系研究科博士課程修了
　　　　長寿科学振興財団リサーチレジデント
2008年　京都大学iPS細胞研究センター研究員
2009年　京都大学iPS細胞研究所特定拠点講師

第2章　神経・筋疾患

5．疾患特異的 iPS 細胞を活用した筋疾患治療研究

鈴木友子・武田伸一

　Duchenne 型筋ジストロフィー（DMD）などの難治性筋疾患の患者から誘導した疾患特異的 iPS 細胞は，病態解明や創薬研究に役立つと期待されるが，成熟した骨格筋へ分化誘導する方法の確立が課題である．筋発生において筋分化誘導に重要な役割を担う転写因子である MYOD を強制発現させる方法は短期間で多核の筋管を誘導でき，筋疾患の in vitro でのモデリングに有用であるが，誘導される筋管は in vivo の成熟した筋線維とはかなり成熟度が異なり，培養法に更なる工夫が求められる．遺伝子導入を用いない方法もいくつか報告されているが，改良の余地が多い．

　筋疾患には様々な種類があり，先天性筋無力症候群では神経筋接合部（NMJ）に発現する分子の異常によって発症するため，NMJ 構造の in vitro での構築が必要と思われる．ウールリッヒ型先天性筋ジストロフィー・ベスレムミオパチーでは間葉系細胞が産生するコラーゲンⅥの異常により発症するため，間葉系前駆細胞の誘導が必要である．Myotonic dystrophy（DM1）では多臓器にわたる異常があり，その原因であるミオトニンプロテインキナーゼ（*DMPK*）遺伝子の 3' 非翻訳領域に存在する CTG 反復配列の不安定さは組織・臓器によって違いがあるため，iPS 細胞を様々な細胞系譜へ分化誘導することが病態の解明に必要である．

　疾患特異的 iPS 細胞を活用した疾患研究の最終目的は創薬であるが，薬剤候補をハイスループットでスクリーニングする場合，均質な細胞を大量に用意するのには技術的な面，コストの面で課題も多い．しかし薬剤の候補が絞れた場合は，患者の細胞を使うことで，より精度の高い病態研究，創薬研究，安全性・毒性試験が可能になることが期待され，患者由来の疾患特異的 iPS 細胞は今後，創薬研究になくてはならないツールになっていくと考えられる．

はじめに

　疾患特異的 iPS 細胞については難治性疾患（難病）の病態研究や創薬研究への応用が期待されている．われわれも厚生労働省の難病研究班の研究者とともに疾患特異的 iPS 細胞を活用した筋骨格系難病研究プロジェクトに参加しており，いくつかの難病指定の筋疾患の iPS 細胞の樹立と病態の in vitro での再現に挑戦している．本稿では，このプロジェクトで取り組んでいる疾患を中心に疾患特異的 iPS 細胞を活用した筋疾患治療研究の最近の知見を概説する．

---

key words

筋ジストロフィー，MYOD，PAX7，ミオパチー，筋管，神経筋接合部

I. ヒト iPS 細胞からの骨格筋誘導法

1. MYOD を用いた筋分化誘導法

京都大学 iPS 細胞研究所（CiRA）の櫻井らは，トランスポゾンベクターの 1 つ PiggyBac（PB）ベクターを用いてドキシサイクリン（Dox）誘導型 MYOD を iPS 細胞にトランスフェクションし，ゲノムに発現カセットが安定して入った iPS 細胞から直接，骨格筋を誘導する方法を報告している．細胞はピューロマイシンで選択した後にバルクで解析するか，クローンで解析する[1]．この方法で誘導した筋管と成熟したヒトの筋線維とは遺伝子発現が類似しており，さらに短期間で誘導できることから，優れた誘導方法である．Rao らもレンチウイルスベクターに組み込んだ Dox 誘導型 MYOD を用いて iPS 細胞から直接骨格筋を誘導する方法を報告している[2]．

MYOD[用解1] は強力な筋分化誘導因子であるが，線維芽細胞などに導入して，導入できた細胞をピューロマイシンで選択して培養を続けると，Dox を加えて MYOD を誘導しても分化しなくなることを著者らはしばしば経験している．また，MYOD による誘導で iPS クローン間でも効率に差があることが観察され，MYOD に対する細胞の分化抵抗性のメカニズムの解明は MYOD を筋疾患の再生医療に応用する場合においても重要な課題である．

Darabi らは Dox 誘導型 PAX7 を用いてヒト ES 細胞から骨格筋細胞を誘導している．胚様体の形成後，Dox にて PAX7 の発現を誘導しており，誘導された細胞は高率に骨格筋へ分化し，筋ジスモデルマウスへ移植すると低下した筋収縮力を回復させるなど，表現型を改善した[3]．PAX7 は線維芽細胞に強制発現させても骨格筋を誘導する活性はないことから，特定の中胚葉系譜の分化段階にある細胞においてのみ機能を発揮するのかもしれない．

2. 遺伝子導入を用いない筋分化誘導法

ヒト ES 細胞，ヒト iPS 細胞から MYOD などの遺伝子導入を行わずサイトカインや低分子化合物を利用して骨格筋を分化誘導する方法はいくつか報告されているが，効率の点では MYOD を用いた方法に劣り，さらに iPS 細胞クローン間で誘導効率がばらつく印象であった．しかし最近，Wisconsin-Madison 大学の鈴木らは比較的高濃度の bFGF, EGF 存在下で SPHERE の状態でヒト ES 細胞を浮遊培養すると骨格筋系譜の細胞が効率よく誘導されることを報告している[4]．筋幹細胞，筋前駆細胞を誘導するのに有効と思われるが，まだ詳しい誘導の分子機序が不明であり，われわれも追試したが，骨格筋への誘導効率が iPS 株によって大きく異なり，また筋分化のタイミングがクローンによって少しずつ異なるなど，疾患特異的 iPS 細胞の疾患モデル構築のための筋分化誘導法とするには更なる検討が必要である．

いずれの誘導法を用いるにせよ，iPS 細胞から in vitro で誘導した筋管は in vivo の筋線維とは成熟度が異なる（図❶）．本稿では in vitro で誘導されたものは筋線維とは表記せず，筋管（myotube）と統一した．

3. 成熟した骨格筋を in vitro で作る試み（図❷）

最近，東大生産技術研究所の竹内らのグループは，鋳型を用いて成形しつつ分化させた骨格筋組織とそれと共培養した胎児マウス脳の線条体から誘導したニューロスフェアから延びるアクソンで構成される機能的な神経筋接合部（NMJ）を構

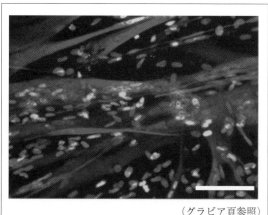

（グラビア頁参照）

図❶　Myosphere 法で誘導された多核の筋管

MF20（ミオシン重鎖，赤），ヘキスト（核，青）
Scale $100\mu m$

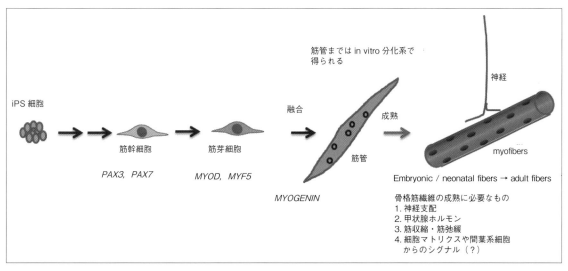

図❷　成熟した骨格筋を in vitro で作る試み
iPS 細胞から in vitro で骨格筋を誘導したと報告されている場合，多くは多核の筋管を誘導しているに過ぎない．in vivo では，神経やホルモンその他の影響下で，筋管は辺縁に核をもち，完成されたサルコメア構造をもつ成熟した筋線維に分化・成熟していく．iPS 細胞による疾患の in vitro でのモデリングでも，いかに生体内の筋線維の性状に近いものを作りあげるかがポイントとなる．

築し，グルタミン酸の添加により収縮が観察されたと発表した[5]．論文ではマウスの骨格筋細胞株 C2C12 を用いているが，形成させた筋管に長軸方向に張力をかけた点，神経と共培養した点が注目される．ヒト iPS 細胞にも応用可能と思われ，筋萎縮性側索硬化症（ALS）や先天性筋無力症候群などの NMJ の機能不全が関与する疾患の病態研究，創薬研究に有効であると期待される．

4．骨格筋組織の再構築

骨格筋組織は筋線維のほか，末梢神経，シュワン細胞，血管，間葉系細胞などからなる複雑な3次元構造をもち，それらが分泌する細胞外マトリクスやサイトカインなどによって細胞の機能が制御されて，その中でいろいろな病態が形成されていく．また，筋線維以外の細胞の機能不全が筋疾患の原因であることもある．例えば，コラーゲン Ⅵ の異常により発症するウールリッヒ型先天性筋ジストロフィー・ベスレムミオパチーでは，間葉系の細胞がコラーゲン Ⅵ を産生し，したがって，その病態や創薬研究のためには間葉系細胞の誘導が重要になってくる．

Ⅱ．疾患特異的 iPS 細胞の筋疾患研究への具体的な応用例

1．Duchenne 型筋ジストロフィー（DMD）のエクソンスキッピングの評価

ジストロフィン遺伝子の変異により，mRNA からタンパク質への翻訳過程で読み枠がずれることで，premature stop codon ができる out-of-frame 変異による DMD に対しては，スプライシングの段階でアンチセンス・オリゴヌクレオチド（AO）を用いて1つあるいは複数のエクソン部分をトランスクリプトからあえてスプライスアウトさせて読み枠を復活させ（in-frame 化），少し短縮してはいるが，正常に近い機能をもつジストロフィンを産生させる治療法が開発されており，エクソンスキッピング療法と呼ばれている．すでに幾つかの AO に関しては国際共同治験が行われており，患者骨格筋の中でジストロフィン発現の回復が確認されているが，この治療法に先立ち，あるいは新たな AO を設計する際に，患者の培養筋細胞（筋管）を用いて，実際に予定どおりのエクソンスキッピングが起き，ジストロフィン発現が回復するか

テストすることは有意義であると思われる．Dickらは DMD 患者から作出した iPS 細胞から心筋細胞を誘導して AO の効果を評価している[6]．

2. iPS 細胞を用いた膜損傷修復分子ジスフェルリン（Dysferlin）の欠損によるミオパチーの創薬研究

骨格筋細胞膜は筋の収縮により機械的負荷がかかり，損傷を受ける．その修復に関与する *dysferlin* 遺伝子の変異は膜修復能を低下させ，ミオパチー（三好型ミオパチー・肢帯型筋ジストロフィー 2B・前脛骨筋ミオパチーなど）を引き起こすが，その治療法は確立されていない．櫻井らのグループは，ジスフェルリン欠損患者から樹立した iPS 細胞を分化させた筋管の膜に二光子レーザーでダメージを与え，緑色蛍光物質 FM1-43 の細胞膜への取り込みをモニターすることにより，患者の骨格筋形質膜の傷害後の修復が遅延することを示しており[1]，その膜修復能を改善させる低分子化合物のハイスループットスクリーニングに着手している．

3. 強直性筋ジストロフィー 1 型における CTG トリプレットリピート延長のメカニズム解析

強直性筋ジストロフィー 1 型（myotonic dystrophy 1：DM1）[用解2] は成人では最も多い筋ジストロフィーで，筋力低下，ミオトニア，心伝導障害，白内障，中枢神経症状，耐糖能異常など多臓器にわたる障害を示す．19 番染色体にあるミオトニンプロテインキナーゼ（DMPK）遺伝子の 3' 非翻訳領域に存在する CTG 反復配列の異常な伸長が原因で発症する．DMPK の CTG のリピート数は正常は 5 から 37 リピートであるが，患者では 50 から数千リピートまで延長し，リピート数が多いほど重症である．CTG 配列が異常に伸長した mRNA は核内に留まり，RNA 結合タンパク質 MBNL1 や CUB-BP をトラップすることで他の mRNA のスプライシングに影響を及ぼし，多彩な症状を呈すると考えられている．CTG リピートは生殖細胞のみならず，生後の体細胞中でも伸びていくことが知られており，その不安定性の分子メカニズムの解明は治療薬の開発につながると期待される．Du らは患者の線維芽細胞から iPS 細胞を作出し，①すでに線維芽細胞において CTG リピート長にかなりの多様性があること，②iPS 細胞継代培養による CTG 反復配列の不安定性はリピート長と相関すること，③胚様体形成あるいはニューロンに分化させるとリピートの増加が止まることを報告している．さらに不安定性に関わる分子としてミスマッチ修復タンパク質（MSH2）を同定しており，リピート長の延長を抑制する薬剤の開発につながる可能性を示している[7]．

4. iPS 細胞を用いた顔面肩甲上腕型筋ジストロフィーの病態研究

顔面肩甲上腕型筋ジストロフィー（facioscapulo humeral muscular dystrophy：FSHD）は顔面筋，肩甲，上腕筋が主に侵される常染色体優性の比較的頻度の高い筋ジストロフィーであり，多くは 4 番染色体長腕末端の D4Z4 と呼ばれる 3.3 kb の配列のリピート数の減少によって発症する．この領域には通常は転写されない PAX7 に似たホメオドメインを 2 つ有する DUX4 というタンパク質がコードされており，繰り返し配列の数の減少によってこの領域に脱メチル化が起こり，DUX4 の発現抑制がとれることで，PAX7 による筋・幹細胞制御を阻害し，筋再生を抑制すると提唱されている[8]．さらに患者から樹立した FSHD-iPS 細胞は筋分化異常を示すが，変異を修復すると，修復後の細胞は DUX4 を発現しなくなり，正常な筋分化能を示すことも明らかになっており（Kyba ら unpublished data），これらの結果は遺伝子修復による FSHD 治療の可能性を示している．最近の TALEN, CRISPR/Cas9 などのゲノム編集ツールの充実を考えると非常に興味深い報告である．Kyba らはマウス C2C12 細胞株を用いて DUX4 を発現することで認められる細胞毒性を抑える薬剤を，ハイスループットスクリーニングで同定しているが，ヒットした薬剤の 6 割は抗酸化ストレス効果のあるものであった[9]．同様のスクリーニングを患者由来 iPS 細胞を用いた系で行い，より確度の高い薬剤の探索に応用することが期待される．

まとめ

次世代シークエンサーの登場により，従来の解析手法ではわからなかった遺伝性筋疾患の原因遺伝子が次々に判明してきている．患者細胞から樹立したiPS細胞を骨格筋へと分化させ，これらの遺伝情報を基に，病態解析を進めることは，今後，筋疾患治療研究のツールの1つとして定着していくと期待される．

疾患特異的iPS細胞を活用した筋疾患治療研究の最終目的は創薬である．筋疾患のphenotypeを指標にしたiPS細胞を用いたスクリーニングには時間やコストがかかると言われているが，標的分子やシグナル経路が明らかであれば，ハイスループットで多くの候補物質をスクリーニングできると期待される．また候補化合物が絞れた段階では，効果の判定，毒性の評価に患者iPS細胞とその分化誘導細胞は有用と期待される．

用語解説

1. **MYOD**: basic-helix-loop-helix構造をもつ骨格筋特異的転写因子．線維芽細胞など非筋細胞に強制発現させると，E-boxと呼ばれるプロモーターやエンハンサー内の認識部位に結合し，骨格筋分化に必要な遺伝子群を活性化させ，骨格筋へ分化させることができる[10]．
2. **筋ジストロフィー**: 骨格筋の変性・壊死を主病変とし，進行性の筋力低下をみる遺伝性の疾患．筋線維は進行性に失われ，筋肉は萎縮，筋力は低下する．乳幼児期から発症した場合は，発達障害として気づかれる．様々な病型の総称であり，臨床的な違いから種々の病型に分類されてきたが，最近原因遺伝子によって分類されたり（例：ジスフェルリン欠損によるdysferlinopathy），生化学的特徴（alpha-dystroglicanopathy，α-DGの糖鎖修飾に異常がある一連の筋ジストロフィーの総称）で括られることも多い．

参考文献

1) Tanaka A, Woltjen K, et al : PLoS One 8, e61540, 2013.
2) Rao L, Tang W, et al : Stem Cell Rev 8, 1109-1119, 2012.
3) Darabi R, Arpke RW, et al : Cell Stem Cell 10, 610-619, 2012.
4) Hosoyama T, McGivern JV, et al : Stem Cells Transl Med 3, 564-574, 2014.
5) Morimoto Y, Kato-Negishi M, et al : Biomaterials 34, 9413-9419, 2013.
6) Dick E, Kalra S, et al : Stem Cells Dev 22, 2714-2724, 2013.
7) Du J, Campau E, et al : Hum Mol Genet 22, 5276-5287, 2013.
8) Snider L, Geng LN, et al : PLoS Genet 6, e1001181, 2010.
9) Bosnakovski D, Choi SH, et al : Skeletal Muscle 4, 4, 2014.
10) Weintraub H, Davis R, et al : Science 251, 761-766, 1991.

参考ホームページ

・疾患特異的iPS細胞を用いた筋骨格系難病研究
  http://musicc.jp/
・国立精神・神経医療研究センター神経研究所遺伝子疾患治療研究部
  http://www.ncnp.go.jp/nin/guide/r_dna2/

武田伸一

1977年	秋田大学医学部医学科卒業
1981年	信州大学大学院博士課程修了（医学博士）
1984年	同医学部第三内科助手
1987年	フランスパストゥール研究所博士研究員
1992年	国立精神・神経センター神経研究所室長
2000年	同研究所遺伝子疾患治療研究部長
2008年	トランスレーショナル・メディカルセンター長（併任）
2010年	（独）国立精神・神経医療研究センターに名称変更

専門分野：骨格筋と筋疾患の分子生物学，分子治療学

第3章

循環器疾患

第3章　循環器疾患

1. 疾患特異的 iPS 細胞を用いた 1 型 QT 延長症候群疾患モデルの作製

江頭 徹・湯浅慎介・福田恵一

　難治性疾患の病態解明や新規治療薬の開発に直結する画期的な研究手法として，疾患特異的 iPS 細胞技術を用いた疾患モデル研究に期待が集まっている．疾患特異的 iPS 細胞を用いた疾患モデル研究のプラットフォーム的な位置づけとして，複数の研究グループが遺伝性不整脈疾患である QT 延長症候群を解析対象とし，研究が進められてきた．臨床でみられる表現型の再現はもとより，疾患の発症機序の解明や奏効する薬剤のスクリーニングなどの成果が報告されはじめている．多くの克服すべき課題は残されているものの，疾患特異的 iPS 細胞技術を用いた疾患モデル研究は，現代医学の革新に大きく貢献する可能性を感じさせる．

はじめに

　2007 年にヒト iPS 細胞の樹立が報告されて以降[1]，iPS 細胞技術を用いた疾患解析研究が世界中で繰り広げられ，爆発的に進んでいる．心臓病領域においても，遺伝性不整脈疾患を中心に様々な疾患を対象にした疾患 iPS 細胞研究が報告されてきている．本稿では，これまで明らかになっている基礎的なヒト iPS 細胞由来心筋細胞の電気学的性質を踏まえ，われわれの研究成果を含めた QT 延長症候群 1 型に関する疾患 iPS 細胞研究を中心に取り上げさせていただくこととする．

I. ヒト iPS 細胞由来誘導心筋細胞の電気生理学的特性 - 生理的ヒト心筋細胞との比較 -

　2009 年にヒト iPS 細胞からの心筋分化誘導に関する報告がなされて以降[2]，ヒト iPS 細胞由来分化誘導心筋細胞の多面的な解析結果が多数報告され，iPS 細胞由来心筋が有する細胞構造，遺伝子発現パターン，電気生理学的性質などにおいて生理的な心筋細胞と様々な点で酷似していることが明らかになってきている．

　iPS 細胞由来心筋は主に細胞内微小電極法，パッチクランプ法，多電極アレイ（MEA：multi electrode array）法などを用いた電気生理学的検討が行われている．まず Zhang らによりヒト iPS 細胞から洞結節・刺激伝導系型，心房筋型，心室筋型など様々なタイプの活動電位波形を示す心筋細胞に分化誘導可能であることが報告された[2]．しかし生理的な成熟心臓組織の心室筋細胞と比較すると，静止膜電位が浅いことや活動電位の立ち上がりが緩慢である点などがみられ，後述する各種イオンチャネルの動態を含め，総じて胎児型心筋に近い性質であることが示唆されている．また，それら電気生理学的性質のみならず，細胞骨格上

---

key words

疾患特異的 iPS 細胞，心筋細胞分化誘導，疾患モデル，QT 延長症候群，多形性心室頻拍，KCNQ1，β遮断薬

も iPS 細胞由来心筋は T 管を欠く未熟な細胞構造を呈していたという報告[3]とも通ずる見解である。

　心筋細胞の活動電位を構成する個々の主要なイオンチャネルにおいて，直接的測定や特異的阻害剤などで反応をみた間接的評価を含めると，IKur, IK, Ach などの一部のイオンチャネルを除くほぼすべての主要なイオンチャネルがヒト iPS 細胞由来心筋細胞において機能していることが明らかになってきている[4]。Ca 代謝解析から心筋細胞における重要な機能である EC カップリングも保持されていることが確認されているが，EC カップリングにおいて最も重要な "Ca induced Ca release：CICR" 機構が生理的心筋と比べると不十分であることが示唆されており[5]，前述の T 管を欠く未熟な細胞構造に起因する幼若心筋細胞の性質を反映した所見であることが推察されている。

　以上，ヒト iPS 細胞由来心筋は生理的な心筋に極めて近い性質を有するものの，その電気生理学的特性は幼若な胎児型心筋様であるという見解が一般的である。これに関しては，幹細胞から分化誘導される心筋細胞自体の分化成熟段階が未熟である可能性が高いが，生理的な成熟心筋においても in vitro culture という特殊な環境下では性質が変容することが知られており[6]，培養条件なども iPS 細胞由来心筋の電気生理学的性質に修飾を与えている可能性も示唆され，今後改善の余地があると思われる。

II．ヒト iPS 細胞由来心筋を用いた in vitro 解析 - 疾患特異的 iPS 細胞による遺伝性循環器疾患研究 -

　iPS 細胞は基本的には誰からでも安定的に樹立することができ，iPS 細胞樹立過程で元の細胞の遺伝情報はすべて保存されるという性質をもっているため，遺伝性不整脈疾患患者などから iPS 細胞を樹立し，心筋細胞へ分化誘導すれば，原因遺伝子をそのまま搭載した心筋細胞が得られることになり，患者自身の病的心筋の動態を再現できるのではないかと予想された。また研究の初期段階として，単一遺伝子変異で発症する疾患が解析対象候補疾患として挙げられた。

　これまでに様々な遺伝性不整脈疾患患者から iPS 細胞を樹立し，誘導心筋細胞の表現型を解析した論文が多数報告され，いずれの報告も単一遺伝子変異で発症するとされる疾患であり，実際の患者の臨床所見を in vitro で再現できたというものが多く，既知の治療薬投与や疾患 iPS 細胞由来心筋細胞の解析から明らかにされた異常分子をレスキューする新規薬物投与，昨今の著しい遺伝子操作技術の革新によってもたらされた iPS 細胞への遺伝子導入などにより病的表現型が軽減できたという成果も散見され，疾患 iPS 細胞技術を用いた新しい疾患モデル研究が難病の新規治療法開発に直結する重要なツールとなる可能性を感じさせる。ここでは，これまでに報告された QT 延長症候群 1 型を解析対象とした疾患特異的 iPS 細胞に関する論文に関して言及し，最後にわれわれが報告した研究成果の一端を紹介させていただきたい。

1. QT 延長症候群（long QT syndrome：LQTS）とは

　遺伝性 LQTS は，イオンチャネルあるいはイオン電流に影響する分子の遺伝子変異により心筋細胞の再分極異常をきたし，心電図上の再分極時間の延長，torsade de pointes（TdP）と呼ばれる多形性心室頻拍と失神や心臓突然死などの心症状を特徴とする症候群である[7]。現在までに 13 の責任遺伝子が確認されている（表❶）。頻度的には LQTS1，LQTS2，LQTS3 の 3 型が多く，LQTS1 と LQTS2 はカリウムチャネルの異常，LQTS3 はナトリウムチャネルの異常が原因で発症する。診断には QT 間隔の延長度を含めた心電学的特徴，失神などの臨床症状や突然死などの家族歴をスコア化した Schwartz score がよく使用される[8]。根治的な治療法はなく，不整脈発作の誘因となる刺激を回避させる生活指導，β遮断薬をはじめとする一部の薬物療法やペースメーカー・植え込み型除細動器の導入で加療されるが，electrical storm などで突然死するケースも少なくない[9]。

表❶ これまでに報告されている LQTS の型と責任遺伝子一覧

タイプ	遺伝子	染色体	タンパク	イオンチャネル
LQT1	KCNQ1	11p15.5	Kv 7.1	α-subunit I^{Ks}
LQT2	KCNH2	7q35-36	KV 11.1	α-subunit I^{Kr}
LQT3	SCN5A	3p21-24	Nav 1.5	α-subunit I^{Na}
LQT4	ANK-B	4q25-27	Ankyrin-B	Adaptor ($I^{Na-K}, I^{Na-Ca}, I^{Na}$)
LQT5	KCNE1	21q22.12	mink	β-subunit I^{Ks}
LQT6	KCNE2	21q22.12	MiRP 1	β-subunit I^{kr}
LQT7	KCNJ2	17q23	Kir 2.1	α-subunit I^{K1}
LQT8	CACNA1C	12p13.3	Cav 1.2	α-subunit I^{Ca}
LQT9	CAV3	3p25-25.3	caveolin-3	Adaptor (I^{Na})
LQT10	SCN4B	11q23.5	Nav$^\beta$	β-subunit I^{Na}
LQT11	AKAP9	7q21-22	AKAPs	Adaptor (I^{Ks})
LQT12	SNTA1	3q41	α1-syntrophin	Scaffolding protein (I^{Na})
LQT13	KCNJ5	11q24	Kir 3.4 GIRK4	Kir 3.4 subunit $I^{K.Ach}$

2. 疾患特異的 iPS 細胞を用いた QT 延長症候群 1 型の解析研究

QT 延長症候群 1 型（LQTS1）は, IKs をコードする *KCNQ1* 遺伝子の変異による IKs の機能喪失により発症することが知られている[10]。Moretti らは, 健常者 iPS 細胞由来誘導心筋と比較し, LQTS1 患者（R190Q ミスセンス変異）iPS 細胞由来誘導心筋の活動電位持続時間（APD）が有意に延長していることを示し, 種々の薬物負荷試験で疾患群においてのみ異常な電気応答を示すことを確認し, 実際に患者 iPS 細胞由来心筋において IKs 電流が有意に減少していることを示した[11]。本研究は, 全疾患領域を通じて世界で初めて報告された疾患特異的 iPS 細胞研究に関する論文であり, 今日の疾患 iPS 細胞研究のマイルストーン的な位置づけとなっている。

3. 新規遺伝子変異を有する LQTS

われわれは病的細胞の直接的な機能解析を可能にする疾患 iPS 細胞技術に着目し, 新規変異遺伝子をもつ疾患患者から iPS 細胞を樹立し, 病的臓器組織細胞に分化誘導した細胞の機能解析を行うことにより疾患の病型診断を行えるのではないかと考えた[12]。

KCNQ1 上に 1893delC という機能解析未報告のヘテロ遺伝子変異が同定された臨床診断がついていない弧発性先天性 LQTS 症例に対し, 疾患 iPS 細胞由来心筋細胞の機能解析から本症例の病的表現型発現の分子機序を明らかにする

ことを目的とし, 研究を行った。

本症例および器質的心疾患のない健常者の皮膚線維芽細胞から iPS 細胞を樹立し, *in vitro* で心筋細胞に分化誘導を行い, それらの電気生理学的性質を比較解析した。MEA システムを用いて誘導心筋細胞の細胞外電位を記録したところ, LQTS 患者由来心筋細胞では心電図の QT 時間に相当する細胞外電位持続時間（field potential duration : FPD）の有意な延長が観察された（図❶）。E4031 の投与実験により, LQTS 患者 iPS 細胞由来心筋細胞では FPD の延長とともに有意

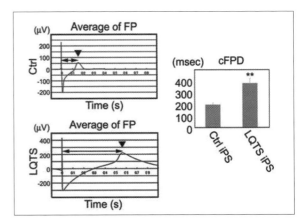

図❶ LQTS 患者および健常者 iPS 細胞由来心筋細胞の細胞外電位持続時間

LQTS 患者 iPS 細胞由来心筋細胞の細胞外電位持続時間は健常者と比較して有意に延長していた。
Ctrl：コントロール（健常者）, cFPD：自律拍動レートに基づき Bazett の式で補正した細胞外電位持続時間

にEAD(早期後脱分極)様の不整脈が誘発され,高濃度のE4031投与でLQTS由来心筋細胞においてのみ多形性心室頻拍様の不整脈が誘発され た.以上より,本症例は健常者に比しIKrに強く依存した再分極機構であることが示唆された(図❷A,❸A).IKs遮断薬Chromanol 293B投

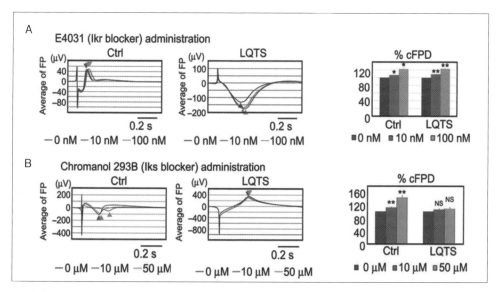

図❷ LQTS患者および健常者iPS細胞由来心筋細胞に対するIKr,IKs遮断薬投与による細胞外電位持続時間の変化

A. 低濃度のE4031投与により健常者およびLQTS患者iPS細胞由来心筋細胞の細胞外電位持続時間はともに有意に延長した.
B. Chromanol 293B投与により健常者iPS細胞由来心筋細胞では有意な細胞外電位持続時間の延長が確認されたが,QTS患者iPS細胞由来心筋細胞の細胞外電位持続時間は有意な延長はみられなかった.

Ctrl:コントロール(健常者),cFPD:自律拍動レートに基づきBazettの式で補正した細胞外電位持続時間

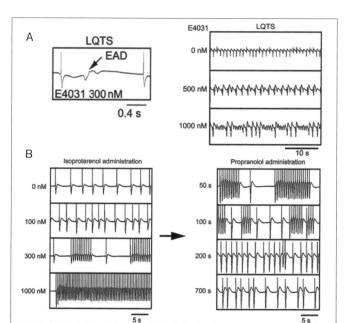

図❸ LQTS患者iPS細胞由来心筋細胞から記録された不整脈所見

A. 高濃度のE4031投与によりLQTS患者iPS細胞由来心筋細胞で高頻度にEADが認められ,それに続く非持続性心室頻拍様の所見が認められた.
B. イソプロテレノール投与によりLQTS患者iPS細胞由来心筋細胞において持続性心室頻拍様の所見が認められ,プロプラノロール投与により同不整脈所見が完全に停止した.

与では，健常人由来心筋細胞のFPDが有意に延長した一方，LQTS由来心筋細胞ではFPD延長が観察されず，IKsチャネルの機能喪失が示された（図❷B）。またイソプロテレノール（β刺激薬）の投与により，LQTS由来心筋にのみ心室頻拍様の不整脈が誘発され，β遮断薬投与で不整脈が停止し，同様にIKsチャネルの機能不全が確認された（図❸B）。本遺伝子変異が直接的な病因であるかを再度明らかにするため，HEK細胞を用いた変異遺伝子発現実験を行い，パッチクランプ法でIKsを記録したところ，1893delCのヘテロ変異でdominant negative効果による著明なIKsの抑制が確認され，同様の所見がLQTS患者iPS細胞由来心筋細胞でも得られた（図❹）。また，HEK細胞およびLQTS患者iPS細胞由来心筋細胞のIKsチャネルの免疫染色により，細胞膜表面のIKsチャネルの発現が著明に低下している

ことが観察され，同チャネルのtrafficking異常が確認された（図❺）。

以上，LQTS患者iPS細胞由来心筋細胞の解析により，本症例はIKsチャネルの遺伝子変異を伴う機能不全が病因であることを明らかにし，本症例をLQTS1と確定診断したとともに，本疾患における種々の不整脈発生機序を解明しえた。

本研究の成果は，新規の疾患責任遺伝子の機能解析がiPS細胞を用いて行えることを示すものであり，病態を形成する分子に細胞レベルで直接的にアプローチすることが可能となり，新規治療薬の開発などにおいて極めて重要なツールとして発展していく可能性が十分にある。また，近年低コスト化と診断精度の向上で普及しつつある次世代シーケンサーなどとのコラボレーションにより，新規変異遺伝子同定と疾患iPS細胞による同遺伝子の機能解析を連結して行えることが示唆され，病態生理の分子機序に直結した正確な疾患診断が可能となることが期待される。

Ⅲ．総括 - 今後の期待と課題 -

従来の不整脈研究は，ヒト心筋細胞の入手が極めて困難であることから，その代替法として他の動物種の心筋細胞を用いるか，HEK細胞やCHO細胞などの非心筋培養細胞を用いた遺伝子発現系という手法で行われてきたが，動物種や細胞間の差が結果の解釈に無視できない影響を与える可能性が高く，大きな課題とされてきた。iPS細胞技術を用いることで，生理的なヒト心筋に近い心筋細胞を用いた種々の解析が可能となり，新規的な発見が期待される。また，患者の遺伝情報をもつ疾患iPS細胞から得られる心筋細胞を用いることで，難治性疾患の病態解明や新規治療薬の開発に直結する研究が進む可能性があり，本稿では現在までに報告された成果の一部を紹介した。しかし，さらに高度な研究へ発展させていくための克服すべき課題は残されている。iPS細胞自体の問題に関しては他稿に譲るが，現在のiPS由来心筋は一

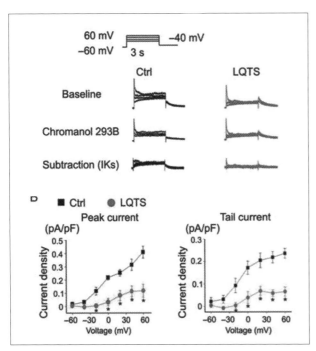

図❹ パッチクランプ法で記録したLQTS患者iPS細胞由来心筋細胞のIKs電流

トータルのIK電流からIKs遮断薬であるChromanol 293B投与下のIK電流を引くサブトラクション法で求めたIKs電流において，健常者iPS細胞由来心筋細胞と比較してLQTS患者iPS細胞由来心筋細胞で有意な減少を認めた。Ctrl：コントロール（健常者）

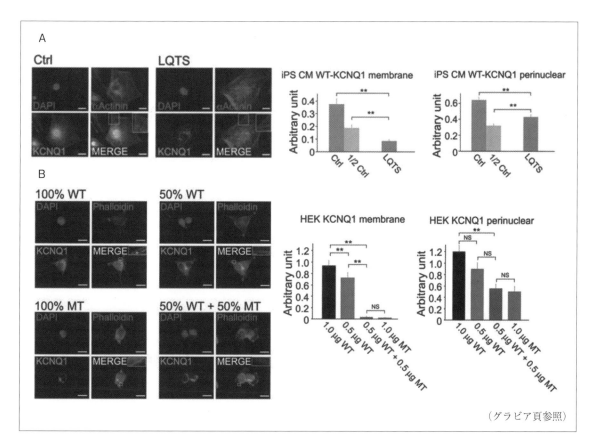

図❺ 免疫染色を用いた LQTS 患者 iPS 細胞由来心筋細胞および変異発現 HEK 細胞における KCNQ1 チャネルの局在
A. LQTS 患者 iPS 細胞心筋において wild type KCNQ1 チャネルの細胞膜上への輸送障害が認められた。
B. heterogenic な変異発現 HEK 細胞における KCNQ1 チャネルの局在を免疫染色で解析したところ，dominant negative パターンの細胞膜上への輸送障害が認められた。

言で言えば「非常に heterogeneous な幼若な細胞集団」であり，各細胞の分化段階，電気生理学的性質を異にする各種心筋サブタイプ（心房筋・心室筋・刺激伝導系など）や混在する iPS 細胞から分化した非心筋細胞の含有率などが極めてばらつくため，全体としての解析結果の解釈には釈然としない点も多い。それらを克服すべく，より成熟な心筋細胞を得る試み[13]や心筋細胞のみを純化する手法[14]なども開発されはじめている。また現行の解析系では，一定の水準をクリアした単一細胞レベルの機能評価は可能であるが，リエントリー性不整脈などの心筋組織で発生する病理現象の解析は非常に難しい[15]。理想的には各段階・性質の心筋を精製・選別し，非心筋細胞である血管や間質の構成細胞の構築も含めた，より生理的な心臓に近い環境の再現をめざしていく必要がある。

参考文献

1) Takahashi K, et al : Cell 131, 861-872, 2007.
2) Zhang J, et al : Circ Res 104, e30-41, 2009.
3) Novak A, et al : J Cell Mol Med 16, 468-482, 2012.
4) Hoekstra M, Mummery CL, et al : Front Physiol 3, 346, 2012.
5) Lee YK, et al : Stem Cell Rev 7, 976-986, 2011.

6) Mitcheson JS, Hancox JC, et al : Cardiovasc Res 39, 280-300, 1998.
7) Roden DM : N Engl J Med 358, 169-176, 2008.
8) Schwartz PJ, Moss AJ, et al : Circulation 88, 782-784, 1993.
9) Moss AJ : JAMA 289, 2041-2044, 2003.
10) Moss AJ, et al : Circulation 115, 2481-2489, 2007.
11) Moretti A, et al : N Engl J Med 363, 1397-1409, 2010.
12) Egashira T, et al : Cardiovasc Res 95, 419-429, 2012.
13) Lundy SD, Zhu WZ, et al : Stem Cell Dev, doi:10.1089/scd.2012.0490, 2013.
14) Tohyama S, et al : Cell Stem Cell 12, 127-137, 2013.
15) Kadota S, et al : Eur Heart J, doi:10.1093/eurheartj/ehs418, 2012.

江頭 徹
2003 年　慶應義塾大学医学部卒業
　　　　同医学部内科学教室
2007 年　同医学部循環器内科学教室
2013 年　同大学院医学研究科博士課程修了
2014 年　アイオワ大学医学部分子生理・生物物理学科博士研究員

第3章 循環器疾患

2. 3型QT延長症候群

古川哲史

先天性QT延長症候群3型(LQT3)は，心臓電位依存性Na^+チャネル($Na_v1.5$)をコードする*SCN5A*の機能獲得変異を原因とする。LQT3患者から樹立したヒトiPS細胞由来心筋細胞(hiPS-CM)では，$Na_v1.5$の持続性電流や活動電位持続時間延長，メキシレチンに対する応答性などLQT3の表現型が再現された。LQT3とBrugada症候群のオーバーラップ症候群患者から樹立したhiPS-CMでは，変異タイプによりBrugada症候群の表現型が再現されるものとされないものがみられた。

はじめに

心臓突然死の約80％は心筋梗塞急性期にみられる心室細動を原因とする。残り約20％はメンデル遺伝様式を示し，その多くが心筋イオンチャネルの遺伝的異常を原因とすることから「チャネル病」と呼ばれる。チャネル病は，細胞レベルにおける表現型が明確であり，アッセイ法が確立していることから，黎明期の疾患iPS研究の恰好の標的となり，同テクノロジーの確立と検証に大きく貢献した。また，従来のチャネル病のアッセイは，変異ヒト遺伝子を非心筋細胞の培養細胞に異所性に発現させ行われた。非心筋細胞の培養細胞には，収縮タンパク質が存在せず，興奮-収縮連関に関わるカルシウム動態も心筋細胞と異なることから，変異遺伝子の心筋細胞の力学特性やカルシウム動態に及ぼす作用が解析できなかった。ヒトiPS細胞(hiPS)由来心筋細胞(hiPS-CM)を用いることにより，これらの欠点が克服され，病態解明が大きく進展することが期待される。

チャネル病の中で頻度も高く遺伝学の研究も進んでいる先天性QT延長症候群(LQT)は，疾患iPS研究でも解析が先行した。LQTの原因遺伝子は2013年時点で13(LQT1～LQT3)同定されており，LQT1～LQT3でLQT全体の約90％を占める。LQT3は，心臓電位依存性Na^+チャネル$Na_v1.5$をコードする*SCN5A*の機能獲得変異(gain-of-function mutation)を原因とする。*SCN5A*の変異は，LQT3以外に家族性不整脈疾患，Brugada症候群，進行性心臓伝導ブロック，家族性洞不全症候群，家族性心房細動，さらには肥大型心筋症の原因となる。また，1つの変異で複数の疾患が発症する「オーバーラップ症候群」が引き起こされることもあるが，同じ遺伝子の変異で異なった表現型がみられる機序，オーバーラップ症候群が生じる機序の詳細は不明である。hiPS-CMを用いることにより，これらに関する何らかの示唆が得られる可能性も期待される。本稿では，LQT3患者から樹立したhiPS-CMの解析に関して，欧米からの報告と自験例を含めて現状を解説する。

> **key words**
>
> 電位依存性Na^+チャネル，QT延長症候群，Brugada症候群，心臓突然死，チャネル病，持続性電流，オーバーラップ症候群，ウィンドウ電流，早期後脱分極(EAD)，メキシレチン，動きベクトル法

I. hiPS-CM における LQT3 表現型の再現

1. 電気生理学的特性の再現

Nav1.5 は活性化・不活性化とも極めて速く，活動電位の立ち上がり（第0相）だけに関与すると考えられていた。したがって，Nav1.5 をコードする *SCN5A* の変異が LQT3 の原因遺伝子として同定されたことは意外な知見として受け止められた。LQT3 では，*SCN5A* の変異により Nav1.5 の不活性化が障害されるため，Nav1.5 の速い不活性化後も小さな持続性電流（persistent current，別名遅延電流 late current）が流れ，これが活動電位持続時間（APD：体表面心電図では QT 間隔に相当）の延長をもたらす[1]。

LQT3 患者からの hiPS-CM の初めての樹立は，2011 年 Malan らにより行われた[2]。Nav1.5 のドメイン III〜IV 間の細胞内ループに存在する3つのアミノ酸 Lys-Pro-Glu の欠損（⊿KPQ）を有する患者から樹立された hiPS-CM では，種々の心筋イオンチャネルの発現，Nav1.5 の細胞内局在などは変化がみられなかった。パッチクランプ法で検討した Nav1.5 の特性は，不活性化曲線が脱分極側にシフトし，活性化曲線と不活性化曲線の交差によってできるウィンドウ電流[用解1]が大きくなり（図❶A），Nav1.5 の持続性電流が有意に増大した（図❶B）。LQT3 では徐脈時に発作が起こりやすいことが知られているが，⊿KPQ を有する hiPS-CM では，2 Hz では APD の延長を認めなかったが，0.53 Hz では APD 延長を認め（図❷A），0.2 Hz では早期後脱分極（EAD）[用解2]の出現を認めた（図❷B）。以上から，⊿KPQ を有する hiPS-CM では LQT3 に特徴的な Nav1.5 特性である不活性化の障害，持続性電流の増大，徐脈時の APD 延長と EAD が再現されることが判明した。

2. 薬理作用の再現

LQT の第1選択薬は β ブロッカーである。LQT 患者の死亡率は，無治療の場合は年間 21％ であるが，β ブロッカー投与中の死亡率は 2％ である。ところが，LQT1 0.5％，LQT2 6〜7％ に対して，LQT3 では 10〜15％ と β ブロッカーが無効であり[3]，他の治療法が必要となる。Nav1.5 の不活性化状態に親和性の高いメキシレチンの有効性が示唆されている。Terrenoire ら[4] は，F1473C 変異を有する LQT3 患者から樹立した hiPS-CM でパッチクランプ法を用いてメキシレ

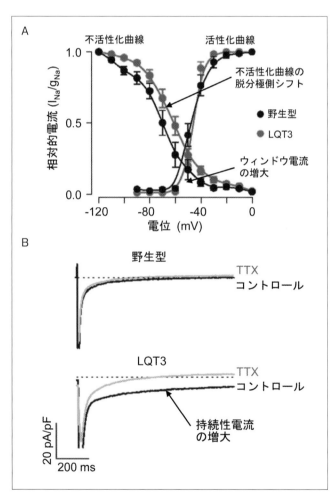

図❶ Nav1.5 電流の LQT3 表現型の再現（文献2より改変）
A. 活性化曲線と不活性化曲線。LQT3 では，不活性化曲線が脱分極側にシフトし，ウィンドウ電流が増大した。
B. 持続性電流。LQT3 ではフグ毒 TTX で抑制される遅延電流が増大している。

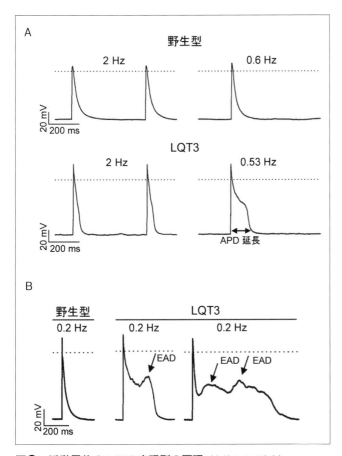

図❷ 活動電位のLQT3表現型の再現（文献2より改変）
A. 2Hzおよび0.6Hzあるいは0.53Hz刺激時の活動電位記録。0.53 Hzの時のみLQT3で活動電位持続時間が延長。
B. 0.2Hz刺激時の活動電位記録。LQT3でEADが出現。

チンの作用を検討した。ピーク電流に対する作用は健常者からのhiPS-CMとLQT3患者からのhiPS-CMで差がなかったが，持続性電流に対してはLQT3患者からのhiPS-CMで有意に強く抑制した（図❸）。hiPS-CMが，薬理作用もLQT3の表現型を再現することが確認され，同システムが薬効評価系として妥当であることが示された。

Ⅱ．LQT3とBrugada症候群のオーバーラップ症候群

*SCN5A*の変異により，LQT3とBrugada症候群の両方の疾患の特性を有するオーバーラップ症候群が複数報告されている[5)6)]。LQT3とBrugada症候群は，睡眠中や安静時に不整脈発作を起こしやすいなどの表現型に類似性を認める一方で，LQT3は幼少時から起こりやすく乳幼児突然死症候群や妊娠末期（妊娠第3期）の流産の原因となることが知られているが，Brugada症候群は壮年期になってから発症するなど，表現型に一定の違いもみられる。hiPS-CMを用いた研究が，この疑問に何らかの示唆をもたらすことが期待される。

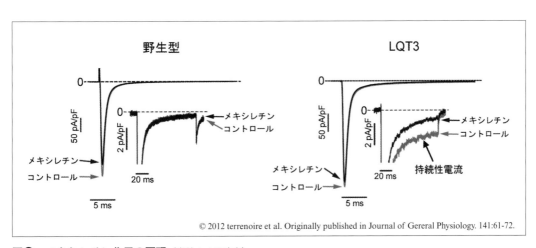

図❸ メキシレチン作用の再現（文献4より改変）
LQT3で増大した持続性電流は，メキシレチンにより抑制された。

1. オーバーラップ症候群の表現型が再現されたケース

最初に報告されたオーバーラップ症候群は，1795残基にAspが挿入された1795insDである[5]。2012年Davisらは，1795insDを有するオーバーラップ症候群患者からhiPS-CMを樹立し，その特性をパッチクランプ法で検討した[7]。LQT3では，前記したように不活性化障害，持続性電流などの特徴を示すが，Brugada症候群では主にNav1.5のピーク電流の減少，これに伴う活動電位立ち上がり速度V_{max}の減少とこれに伴う伝導速度の遅延を特徴とする。1795insD患者由来のhiPS-CMでは，LQT3でみられる持続性電流の増大が再現された（図❹A）。これに加えて，Brugada症候群でみられるピーク電流の減少（図❹B）とV_{max}の減少（図❹C）が観察された。すなわち，1795insDを有するhiPS-CMではLQT3とBrugada症候群の表現型が両方とも再現された。

2. オーバーラップ症候群が再現されなかったケース

予備実験結果であるが，われわれは別のオーバーラップ症候群を示す*SCN5A*変異を有する患者からhiPS-CMを樹立したところ，LQT3の表現型は再現されたが，Brugada症候群の表現型は再現されなかった。その原因として，hiPS-CMは比較的未熟な心筋細胞であり，発現するイオンチャネル・イオンチャネル修飾因子が成熟心筋細胞とは異なることが原因であることが示唆された。この未熟な細胞環境の影響は変異タイプ依存的であることも示唆され，遺伝子変異によっては表現型が再現されない可能性も示唆された。

このように，オーバーラップ症候群の検討では変異タイプによって異なった結果が得られており，当初 hiPS-CM に期待されたオーバーラップ症候群の疑問点に答えることはできていない。1つの候補として，心筋細胞の年齢による環境の違いが関与する可能性があるのかもしれない。

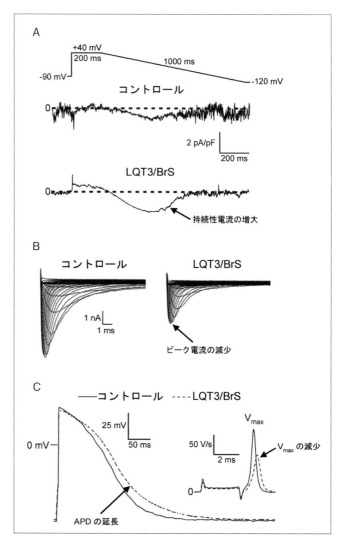

図❹ LQT3およびBrugada症候群の表現型の再現（文献7より改変）

A. ランププロトコールで記録した持続性電流。LQT3/BrS で持続性電流が増大。
B. LQT3/BrS で Nav1.5 のピーク電流が減少。
C. LQT3/BrS で活動電位持続時間が延長し，インセットで示した活動電位の最大立ち上がり速度 V_{max} が減少した。

LTQ3/BrS：LQT3とBrugada症候群オーバーラップ症候群患者からのhiPS-CM

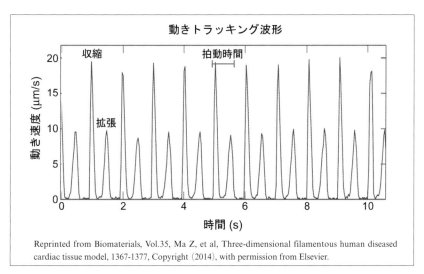

図❺ 動きベクトル法で記録した収縮・拡張速度（文献8より改変）

Ⅲ．LQT3変異の心筋細胞収縮に対する作用

Maら[8]は，疾患特異的hiPS-CMだけでなく，疾患特異的hiPS由来3D心臓組織をLQT3患者由来のhiPS-CMを用いて作製し，その特性を検討している．細胞外電位を記録すると，その持続時間はLQT3由来の3D心臓組織で延長していた．興味深いのは，動きベクトル法を使って検討した心臓組織の力学的特性である．動きベクトル法を用いることにより，心臓組織の収縮速度と拡張速度を測定することができる（図❺）．LQT3由来の3D心臓組織で，収縮速度・拡張速度に異常がみられた．これらの異常は，カルシウム拮抗薬ニフェジピン，hERGブロッカーE4031，βブロッカー プロプラノロールで増強した．LQT3由来hiPS-CMは，これらの薬物誘発性心毒性に対して感受性が高い可能性が示唆された．

おわりに

以上の検討から，次の3点が示唆される．

① LQT3患者から樹立したhiPS-CMはLQT3の電気生理学的特性・薬理学的特性を再現した．したがって，疾患hiPS-CMを病態発現機構の解明，創薬スクリーニングに応用することの妥当性が支持される．

② hiPS-CMは比較的未熟な心筋細胞であることから，Brugada症候群のように疾患が発症するまでに時間がかかる疾患では，変異タイプによっては表現型が再現されないケースもあり，注意が必要である．

③ 従来のアッセイ法では，心筋細胞の力学的特性やカルシウム動態に対する影響を検討することができなかった．Maらの検討[8]から，LQT3由来hiPS-CMで収縮に異常があることが示された．ピュアに電気生理学的異常と考えられていたLQT3に力学的な異常が関与することが明らかとなり，hiPS-CMを用いることの長所が示された．

用語解説

1. **ウィンドウ電流**：図❶ Aに示す活性化曲線と不活性化曲線の交差する膜電位付近では，Nav1.5が活性化後も不活性化しない成分があり，持続性電流が生じる．活性化曲線と不活性化曲線の交差の下部の面積が大きい

時はウィンドウ電流が大きく，小さい時はウィンドウ電流が小さいことを意味する。

2. **早期後脱分極（EAD）**：活動電位の立ち上がり（第0相）と次の活動電位の第0相の間にみられる脱分極のことを，後脱分極（after-depolarization）と呼ぶ。後脱分極のうち，活動電位が完全に再分極する前に起こるものを早期後脱分極（early after-depolarization：EAD）と呼び，完全に座位分極した後に起こるものを遅延後脱分極（delayed after-depolarization：DAD）と呼ぶ。EADは，活動電位持続時間延長時に観察されることが多い。

参考文献

1) Bennet PB, Yazawa K, et al : Nature 376, 683-685, 1995.
2) Malan D, Friedrichs S, et al : Circ Res 109, 841-847, 2011.
3) Schwartz PJ, Crotti L, et al : Circ Arrhythm Electrophysiol 5, 868-877, 2012.
4) Terrenoire C, Wang K, et al : J Gen Physiol 141, 61-72, 2012.
5) Bezzina VR, Veldkamp MW, et al : CIrc Res 85, 1206-1213, 1999.
6) Makita N, Behr E, et al : J Clin Invest 118, 2219-2229, 2008.
7) Davis RP, Casini S, et al : Circulation 125, 3079-3091, 2012.
8) Ma Z, Koo S, et al : Biomaterials 35, 1367-1377, 2014.

古川哲史

1983年	東京医科歯科大学医学部卒業
1989年	同大学院医学系研究科博士課程修了 米国マイアミ大学医学部循環器内科リサーチアシスタントプロフェッサー
1991年	日本学術振興会特別研究員
1994年	東京医科歯科大学難治疾患研究所自律生理助手
1999年	秋田大学医学部生理学助教授
2003年	東京医科歯科大学難治疾患研究所生体情報薬理学分野教授

第3章 循環器疾患

3．カテコラミン誘発性多形性心室頻拍における疾患特異的 iPS 細胞を用いた研究

牧山　武

　カテコラミン誘発性多形性心室頻拍（catecholaminergic polymorphic ventricular tachycardia：CPVT）は，カテコラミンストレスにより二方向性心室頻拍や致死性不整脈を引き起こす遺伝性不整脈疾患であり，約半数の症例で筋小胞体からの Ca^{2+} 放出に関わるリアノジン受容体遺伝子異常が検出される。ヒト iPS 細胞技術の疾患メカニズム研究への応用が進められる中，2011 年，CPVT においても初めて患者由来 iPS 細胞の解析結果が報告され，不整脈発症メカニズムと考えられるカテコラミン負荷による遅延後脱分極が再現された。CPVT 患者由来 iPS 細胞モデルを用いて新たな疾患発症機序の発見や治療薬検討に関する研究が報告されている。

はじめに

　カテコラミン誘発性多形性心室頻拍（catecholaminergic polymorphic ventricular tachycardia：CPVT）は，運動や情動刺激などのカテコラミンストレスにより二方向性心室頻拍を特徴とする不整脈を引き起こし，突然死をきたしうる遺伝性不整脈疾患である。従来，本疾患の研究においては，遺伝子改変マウスがヒトの病態をよく再現しており，病態解明，治療法開発に用いられてきた。2007 年，山中らがヒト iPS 細胞作製を報告し，iPS 細胞技術の疾患メカニズム研究への応用が期待される中，CPVT においても患者由来 iPS 細胞の解析結果が報告されてきている。本稿では，CPVT における疾患特異的 iPS 細胞を用いた研究に関して述べる。

Ⅰ．CPVT の疫学，原因遺伝子，成因

　CPVT の平均発症年齢は 7〜9 歳であり，運動時の動悸，失神などで発症し，初発症状が突然死の場合もあり，約 30％ に突然死の家族歴を認める[1]。現在まで**表❶**のように 5 つの原因遺伝子が報告されており，最も頻度の高いリアノジン受容体 2（*RyR2*）遺伝子異常（CPVT1, 常染色体優性遺伝形式）を 50〜55％ の患者に検出する[2,3]。*RyR2* 遺伝子は 105 エクソンからなり，4967 アミ

表❶　CPVT の原因遺伝子

	遺伝子	遺伝子座	タンパク
CPVT1	*RYR2*	1q43	Ryanodin receptor 2
CPVT2	*CASQ2*	1p13	Calsequestrin 2
CPVT3	不明	7p22-p14	不明
CPVT4	*CALM1*	14q32	Calmodulin
CPVT5	*TRDN*	6q22	Triadin

---

key words

カテコラミン誘発性多形性心室頻拍（CPVT），iPS 細胞，遺伝性不整脈，疾患モデル，致死性不整脈，突然死，遅延後脱分極（DAD），筋小胞体

ノ酸をコードする巨大な遺伝子である。遺伝子異常が多く集まる3つのhot spot〔N末，中心部（calstabin-2結合領域が存在），C末（膜貫通ドメインを含む）〕があり，遺伝子異常の2/3がこのhot spotに検出される。リアノジン2受容体は，心筋細胞におけるCa^{2+}誘発性Ca^{2+}放出の際，筋小胞体からCa^{2+}放出を行う重要なタンパクであり，厳密に制御されている。*RyR2*遺伝子異常をもつ患者では，カテコラミン刺激により容易に筋小胞体から細胞質内にCa^{2+} leakが起こり，遅延後脱分極（delayed afterdepolarization：DAD）による心筋収縮が引き起こされるのがCPVTの発症メカニズムとして考えられている（図❶）[4]。他の原因遺伝子としては，筋小胞体内のCa^{2+}結合タンパクであるcalsequestrinをコードする*CASQ2*遺伝子（CPVT患者の2～3％）が知られており[5]，本遺伝子異常によるCPVT2はホモ接合やcompound heteroによる常染色体劣性遺伝形式をとり，ヘテロキャリアは基本的に無症状である。*CASQ2*は筋小胞体内でCa^{2+}に結合し，Ca^{2+} bufferとしての役割や，筋小胞体からのCa^{2+}放出を担うRyR2チャネルの開口確率に影響を及ぼす。*CASQ2*遺伝子異常は，RyR2の開口確率を増加させ，筋小胞体からのCa^{2+}放出を促進し，不整脈を呈する。われわれは，日本人のCPVT発端者50例において*RyR2*や他の候補遺伝子の遺伝子解析を行い，60％の症例に遺伝子異常を検出し，検出率は海外の報告とほぼ同等であった〔*RyR2*遺伝子28例（56％），*CASQ2*遺伝子1例（2％，compound hetero），*KCNJ2*遺伝子1例（2％）〕[6]。近年，新たなCPVTの原因遺伝子として，*triadin*（*TRDN*）（常染色体優性遺伝形式）[7]，カルモジュリンをコードする*CALM1*，*CALM2*の遺伝子異常が報告された[8,9]。カルモジュリン遺伝子異常によるCPVTの発症機序としては，変異タンパクのリアノジン受容体への結合力が強くなり，高頻度のCa^{2+} waveを引き起こすことが示されている。治療に関しては，カテコラミンストレスにより心室性不整脈が誘発されるため，β遮断薬が第一選択で用いられてきたが，近年マウス

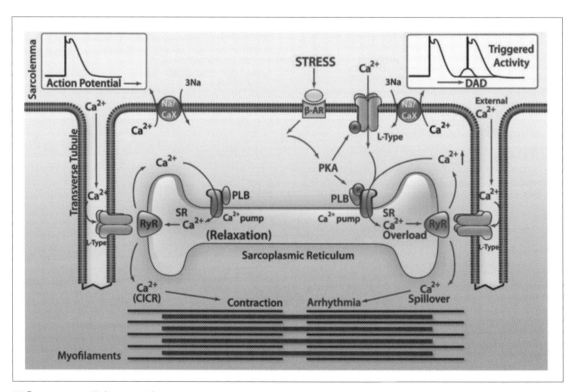

図❶ CPTVの発症メカニズム

モデルにおいてフレカイニドが効果的であるという報告がなされ[10]，臨床応用されるようになりトピックとなっている。重症例では，植込み型除細動器（ICD）が考慮されるが，心室細動のストームを引き起こす可能性があり是非が分かれる。

II. CPVTにおける疾患特異的iPS細胞研究

2011年Fatimaらは，RyR2のFKBP12.6結合領域にあるヘテロミスセンス変異（p.F2483I）が原因のCPVT患者よりiPS細胞を作製し，分化心筋の電気生理学的解析結果を報告した[11]。単一細胞におけるホールパッチクランプ法を用いた活動電位記録では，イソプロテレノール（1μM）負荷後，CPVT-iPS細胞由来分化心筋において，DAD様の拡張期電位上昇を認め，疾患の病態が再現された。このCPVTに関する初めての疾患特異的iPS細胞作製の報告以降，現在まで表❷のようにドラッグテストや発症機序の解析と併せて報告されてきている（図❷）。

Novakらは，CASQ2-D307Hのhomozygous変異患者iPS細胞由来分化心筋において，RYR2遺伝子変異と同様にイソプロテレノール負荷により，拡張期細胞内Ca^{2+}上昇，DAD，triggered activityが再現されることを報告した[12]。また2012年Jungらは，RyR2-S406L変異患者由来iPS細胞において，ダントロレンがpost pacing DADを抑制することを報告した[13]。ダントロレンは，RYR1遺伝子変異により生じる悪性高熱に用いられる薬剤であるが，心筋のリアノジン受容体にも作用し，イヌの心不全モデルやCPVTマウスモデルにおいて変異RyR2受容体のdomain zippingを介しCa^{2+}動態を改善する（図❸）。Itzhakiらは，RYR2-M4109R分化心筋の活動電位記録にて，フレカイニド（10μM）投与にて後脱分極を抑え，iPS細胞モデルがドラッグテストのツールとなりうることを示した[14]。また，thapsigargin（10μM）がペーシング後の後脱分極を抑えた。thapsigarginは筋小胞体にCa^{2+}を取り込むSERCAの特異的阻害薬であり，細胞内Ca^{2+} storeがCPVT-iPS分化心筋のDAD発生に重要であることを示した。Kujalaらは，RYR2-P2328Sの分化心筋におけるパッチクランプ法を用いた活動電位記録において，アドレナリン投与中の自己拍動中にDADだけでなく，EAD（early after-depolarization）が記録されることを報告した[15]。彼らは，CPVT患者におけるカテーテル検査中のMAP（monophasic action potential）記録，ホルター心電図記録にてもEADが生じていることを示し，iPS細胞モデルを用いた新たな不整脈発症の機序を示した（図❹）。

われわれもCPVTにおける疾患特異的iPS細胞を作製し，解析を進めている。膜貫通部位のRyR2遺伝子異常が検出されているCPVT患者よりiPS細胞を作製し分化心筋の解析を行った。心筋分化後3ヵ月の分化心筋を酵素処理後，単一細胞になるようにディッシュに接着させ，単一心筋細胞のCa^{2+} transientを計測した。計測は，15秒の0.5Hz，1Hz電気ペーシングを行い，イソプロテレノール100 nM負荷後，同様に電気的ペーシングを行い記録した。図❺は，健常人iPS細胞由来分化心筋（201B7）の結果であるが，ペー

表❷ CPVTに関する疾患特異的iPS細胞研究

疾患	遺伝子	変異	薬剤による治療効果検討，発症メカニズム研究	報告年	参考文献
CPVT1	RyR2	F2483I		2011	11
CPVT1	RyR2	S406L	dantrolene	2012	13
CPVT1	RyR2	P2328S	EADによる新たな発症機序	2012	15
CPVT1	RyR2	M4109R	flecainide, thapsigargin, propranorol	2012	14
CPVT1	RyR2	Q231D	KN-93（CaMKII inhibition）	2013	16
CPVT2	CASQ2	D307H		2012	12

第3章 循環器疾患

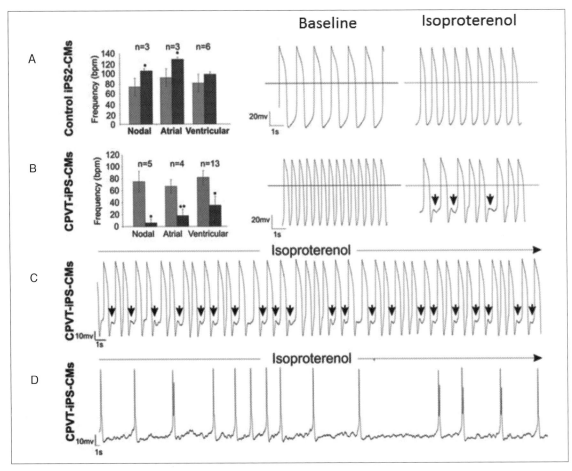

図❷ CPTV-iPS細胞由来分化心筋における電気生理学的解析結果

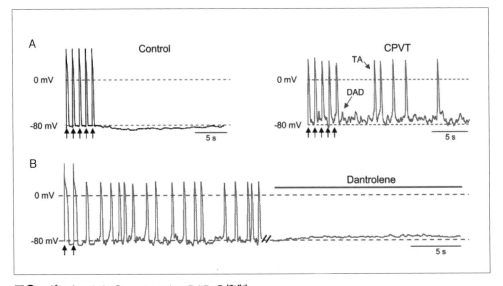

図❸ ダントロレンのpost pacing DADの抑制

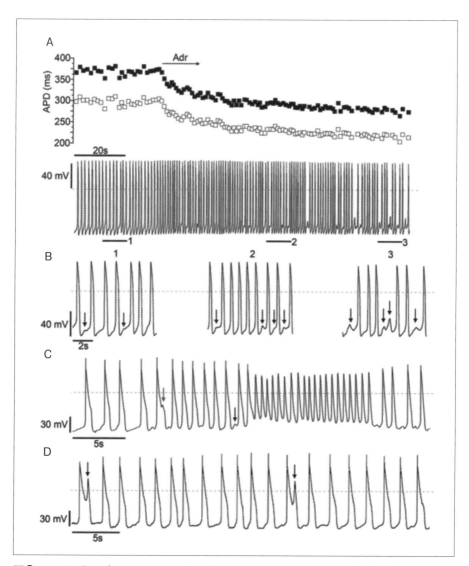

図④ iPS 細胞モデルを用いた新たな不整脈発症機序（早期後脱分極：EAD）

シング下，イソプロテレノール負荷にても拡張期細胞内 Ca^{2+} 増加（diastolic Ca^{2+} wave）を認めなかった．図⑥に CPVT-iPS 細胞由来心筋細胞の Ca^{2+} transient 代表波形を示す．下段の矢印のようにイソプロテレノール負荷後，拡張期細胞内 Ca^{2+} 増加（diastolic Ca^{2+} wave）を認め，それに伴う triggered activity も観察された．Ca^{2+} diastolic wave は，CPVT マウスモデルにてもみられる現象であり，CPVT の心筋細胞レベルの phenotype が再現できていると考えられた．

疾患特異的 iPS 細胞を用いた遺伝性不整脈疾患研究は，解析に際しいくつかの課題が存在する．細胞レベルのモデルであり，非心筋細胞の混入，クローン間のばらつきも少なくない．分化心筋には心室筋型，心房筋型，洞結節型の３つの型の細胞が認められ，特異的に分化する方法はまだ開発されていない．最も大きな課題は，胎生初期の心筋に近い心筋の未熟さである．電気生理学的にペースメーカー電流（If）が大きく，内向き K^+ 電流（IK1）が小さい幼若な心筋である．より正確な疾患モデルとするためには効率的な心筋成熟化法の開発が必要である．

第3章 循環器疾患

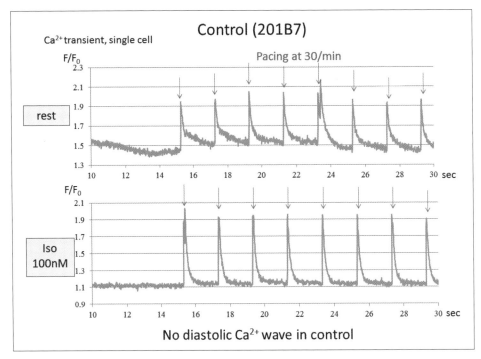

図❺ 健常人iPS細胞由来分化心筋（201B7）の結果（自験例）

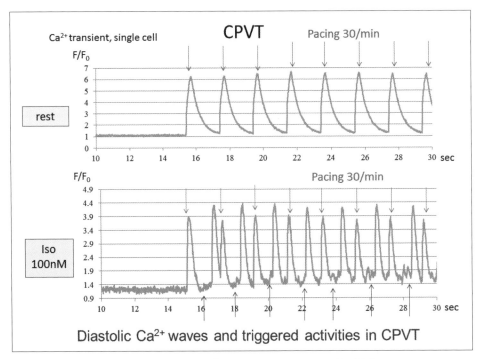

図❻ CPTV-iPS細胞由来心筋細胞のCa^{2+} transientの代表波形（自験例）

まとめ

iPS細胞技術は,「患者自身と同じ遺伝子をもつ心筋細胞」を作製・解析することが可能になる新たなツールであり,疾患の病態解明,臨床への応用が期待されている。CPVTにおける疾患特異的iPS細胞を用いた研究では,疾患の再現,新たな不整脈発症機序の発見,ドラッグテストのためのツールとして有効性が示されている。今後,iPS細胞由来分化心筋におけるいくつかのハードルをクリアすることにより,より良い疾患モデル,テーラーメイド治療への応用が期待される。

参考文献

1) Postma AV, Denjoy I, et al : J Med Genet 42, 863-870, 2005.
2) Laitinen PJ, Brown KM, et al : Circulation 103, 485-490, 2001.
3) Priori SG, Napolitano C, et al : Circulation 103, 196-200, 2001.
4) Priori SG, Chen SR : Circ Res 108, 871-883, 2011.
5) Lahat H, Pras E, et al : Am J Hum Genet 69, 1378-1384, 2001.
6) Kawamura M, Ohno S, et al : Circ J 77, 1705-1713, 2013.
7) Roux-Buisson N, Cacheux M, et al : Hum Mol Genet 21, 2759-2767, 2012.
8) Nyegaard M, Overgaard MT, et al : Am J Hum Genet 91, 703-712, 2012.
9) Makita N, Yagihara N, et al : Cir Cardiovasc Genet 7, 466-474, 2014.
10) Watanabe H, Chopra N, et al : Nat Med 15, 380-383, 2009.
11) Fatima A, Xu G, et al : Cell Physiol Biochem 28, 579-592, 2011.
12) Novak A, Barad L, et al : J Cell Mol Med 16, 468-482, 2012.
13) Jung CB, Moretti A, et al : EMBO Mol Med 4, 180-191, 2012.
14) Itzhaki I, Maizels L, et al : J Am Coll Cardiol 60, 990-1000, 2012.
15) Kujala K, Paavola J, et al : PloS Oone 7, e44660, 2012.
16) Pasquale ED, et al : Cell Death Dis 4, e843, 2013.

牧山　武
1997年　京都大学医学部卒業
2006年　同大学院医学部医学研究科入学（循環器内科学講座）博士課程卒業
2008年　同医学部附属病院探索医療センター探索医療臨床部特定助教
2010年　同大学院医学部医学研究科循環器内科学助教

第3章 循環器疾患

4．肥大型心筋症（HCM）

田中敦史・野出孝一・福田恵一

遺伝性心筋症の代表である肥大型心筋症（HCM）は，心筋のサルコメアを構成するタンパクの遺伝子変異に起因し，心筋の構造的異常から心機能異常や不整脈をきたす疾患である。原因遺伝子が同定されて以来，遺伝子改変動物モデルにより多くの分子遺伝学的な病態の見識が得られてきた。しかし，実臨床におけるHCMの患者像はその病態の発現時期や重症度など極めて多岐にわたっており，遺伝子変異から心筋肥大・心筋の錯綜配列などの表現型に至る経路はいまだ十分に解明されていない。そこで，患者の遺伝情報を受け継いだ患者特異的iPS細胞を用いた疾患解析に大きな期待が寄せられている。

はじめに

iPS細胞はその起源となった各個体の遺伝情報を引き継ぐため，様々な疾患を培養皿上で再現・解析するのに極めて有用なプラットフォームである[1)-3)]。さらに，ヒトiPS細胞から分化誘導された心筋細胞の多面的な解析の結果，iPS細胞由来心筋細胞が生体内の心筋細胞とほぼ同様の遺伝的・構造的・機能的性質をもつことが明らかとなった[4)]。その結果，細胞移植療法の細胞ソースや難治性心疾患の疾患モデル研究などへ向けた基盤が構築され，大きな進歩をみせようとしている。特に疾患モデル研究においては，患者由来のサンプルを用いることが理想的であるものの，現実には疾患心筋細胞の入手は極めて限定的であり，疾患（患者）特異的iPS細胞は基礎研究において極めて理想的なソースと考えられる。

本稿では肥大型心筋症（HCM）患者由来の疾患（患者）特異的iPS細胞を用いた2報の論文にみる研究の現状と今後の展望と課題について概説したい。

I．HCM概論

HCMは，説明のつかない心筋の不均一かつ非対称性な異常肥大と左室拡張能の低下を基本病態とする疾患である。その有病率は，わが国で10万人あたり374人との報告があり[5)]，決して稀な疾患ではない。その病因として，分子遺伝学の進歩により少なくとも10種以上のサルコメア構成（関連）タンパクをコードする遺伝子に種々の変異が同定され[6)-8)]，収縮タンパクの異常による収縮力低下の代償として心肥大へと至る遺伝性心筋疾患であることが判明した。HCM症例の約半数に常染色体優性遺伝の家族内発症がみられる一方で，家族内発症を認めず遺伝子異常も同定できない孤発例も存在する。そのため，変異遺伝子

---

key words

疾患（患者）特異的iPS細胞，肥大型心筋症（HCM），カルシウムイオン（Ca^{2+}），スクリーニング，LEOPARD症候群，RAS/MAPKカスケード，Ca^{2+}ハンドリング，カルシニューリン-NFAT経路，遅延後脱分極（DAD）

からHCMの病態へと至る経路には様々な因子の関連も想定されており，心筋のカルシウムイオン（Ca^{2+}）感受性亢進が病態の本質の1つであると想定されている[9)-11)]。

HCM患者の臨床像として，患者の年齢層は遺伝性疾患ながら中・高齢者にピークがあり，胸痛や呼吸困難，不整脈などの胸部症状をはじめ，立ちくらみや失神などの脳虚血様症状を認めることが多い。その後，難治性不整脈や心不全，突然死などが危険因子の有無により一定の頻度で生じ，適切な診断・治療が必要である。

診断には遺伝子診断はもちろんのこと，超音波やMRIなどによる形態学的特徴や血行動態の評価，心電図による不整脈の評価など多面的な検査が必須である。組織学的にみると，①心筋の肥大，②心筋の線維化，③心筋の錯綜配列などが特徴的とされている。現在のiPS細胞技術においては，分化誘導された心筋細胞から組織・臓器レベルの構築がいまだ困難なことから，まずはこれらの組織学的所見やCa^{2+}関連の異常を細胞レベルで検索することが重要と筆者は考えている。

現在のHCMの治療は，血行動態の改善を主な目的とした薬物治療や経皮的カテーテルによる中隔心筋焼灼術と，不整脈や突然死に対する管理・予防が中心である。つまり，一度完成された病態に対する対症療法が中心であり，病態の本質を改善させる治療法の開発が期待されている[12)]。こでも患者特異的iPS細胞を用いることにより，in vitroで薬効の評価や新規治療薬のスクリーニングへの応用が期待されている。

II．LEOPARD症候群

常染色体優性遺伝で種々の発達異常と心病変を高頻度で呈するLEOPARD症候群患者からのiPS細胞樹立が報告された[13)]。本症ではチロシンホスファターゼの1つであるSHP2をコードするPTPN11遺伝子の変異が90%の症例に認められるとされているが，世界で200例程度と極めて稀な疾患であり，詳細な分子メカニズムはいまだ不明な部分が多い。PTPN11遺伝子は細胞内シグナル伝達経路であるRAS/MAPKカスケードの構成分子であることから，本症ではSHP2の機能異常により細胞内シグナル伝達異常を引き起こし，細胞の増殖・分化・生存などの種々の現象に異常をきたし発症すると理解されている。心病変が生命予後に最も影響を与えるとされ，80%の症例でHCMを合併するとされている[14)]。

Carvajal-Vergaraら[13)]は25歳と34歳の患者からそれぞれiPS細胞を樹立し，心筋細胞を分化誘導したところ，ヒトES細胞や健常者のiPS細胞に由来する心筋細胞と比べ，心筋細胞の細胞表面面積の中央値が1.8〜4.8倍まで増大していた（図❶A）。この事実はiPS細胞を用いた実験系がin vitroで疾患表現型を再現していることを示す非常に貴重な所見であった。さらに，心肥大の重要なメカニズムとされる活性化カルシニューリンが転写因子であるNFATを脱リン酸化し核内移行させるといったカルシニューリン-NFAT経路についても，患者由来のiPS細胞から分化誘導された心筋細胞では，NFATの核内局在が健常者から樹立されたiPS細胞由来心筋細胞より高頻度であり（図❶B），肥大化心筋の特徴を模倣していることが判明した。

次に，PTPN11遺伝子の異常により影響を受けるであろう分子標的を検索するため，iPS細胞から抽出したタンパク質を用いて，リン酸化プロテオミックマイクロアレイによる網羅的解析を行った。本法はおよそ600種の抗リン酸化タンパク抗体を用いてリン酸化の影響を解析することができるものである。その結果，患者由来iPS細胞とヒトES細胞や健常人由来iPS細胞とを比較したところ，様々なタンパクの量やリン酸化タンパクなどに多数の増減があることが判明した（図❷A）。なかでもRAS/MAPKカスケードの1つであるERKやその上流にあるMEK1のベースのリン酸化レベルが上昇していた（図❷B）。その一方で，MAPKシグナルの刺激のため線維芽細胞増殖因子（bFGF）を作用させたところ，患者由来iPS細胞においてはERKリン酸化の活性化反応が認められなかった（図❷C）。この実験結果は，疾患の本態とされているRAS/MAPKのシグナル伝達異常が，幹細胞レベルにおいても保存されてい

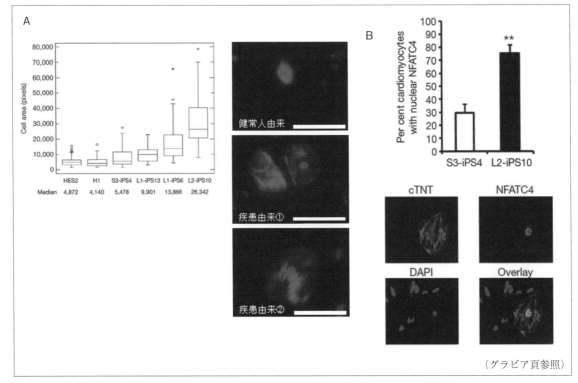

図❶　LEOPARD 症候群患者由来 iPS 細胞から分化誘導された心筋細胞は肥大化している
A．ヒト ES 細胞（HES2, H1）や健常人由来 iPS 細胞（S3-iPS4）から分化誘導された心筋細胞と比較して，疾患由来 iPS 細胞から分化誘導された心筋細胞は中央値で 1.8 ～ 4.8 倍の細胞サイズであった．右に cardiac troponin T（cTNT）に対する抗体（赤色）を用いた免疫染色画像を示す．
B．疾患由来 iPS 細胞から分化誘導された心筋細胞では（L2-iPS10），NFATC4 の核内移行が高頻度であった．下に代表的な免疫染色像を示す．

ることを示唆しており，*in vitro* で LEOPARD 症候群の病態を再現可能な疾患モデルの構築が証明された．

Ⅲ．家族性 HCM

前述のとおり，これまでの蓄積された疾患解析の結果より HCM の病態には Ca^{2+} 感受性の亢進による Ca^{2+} ハンドリングの異常が遺伝子変異の下流にある病因とされているものの[15]，特にヒト心筋において Ca^{2+} の動態やその異常による HCM の表現型への影響については不明な部分が多い．そこで，Lan らのチームは HCM の代表的な原因遺伝子の 1 つである *β*-myosin heavy chain（MHC）遺伝子（*MYH7*）に変異を有する HCM 家系のうち，発病者もしくは変異保有者と健常者ら計 10 名からそれぞれ iPS 細胞を樹立し（図❸A），そこから分化誘導された心筋細胞を用いて Ca^{2+} ハンドリングの観点から詳細な解析を行った[16]．

初めに前出の LEOPARD 症候群と同様に得られた心筋細胞の形態学的評価を行ったところ，やはり HCM 群では細胞径の増大や NFATC4 の核内移行が高頻度で認められ，atrial natriuretic factor（ANF）の発現や *β*/*α*-MHC 比の増大といった肥大関連遺伝子の活性化が認められた（図❸B）．さらには，乱れたサルコメア構造を有する心筋細胞が健常者群より高頻度であることが判明した（図❸C）．

次に，パッチクランプ法を用いて iPS 細胞由来心筋細胞の解析を行ったところ，HCM 群にお

4. 肥大型心筋症（HCM）

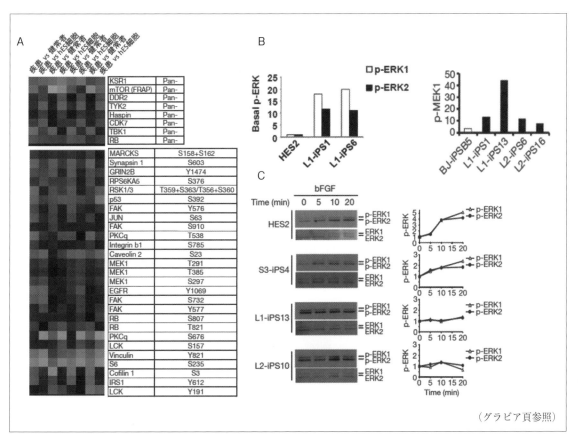

（グラビア頁参照）

図❷ リン酸化プロテオミックマイクロアレイによる網羅的リン酸化解析と RAS/MAPK カスケード解析
A. ヒト ES 細胞と比較し DDR2, TYK2, Haspin タンパクの増加がみられ，健常人 iPS 細胞と比べリン酸化 MARCKs, synapsin, GRIN2B, RP6KA5, RSK1/3, p53, caveolin, MEK1, EGFR, FAK タンパクなどの増大が認められた．
B. 疾患由来 iPS 細胞（L1-iPS, L2-iPS）ではベースの ERK1/2 や MEK1 のリン酸化レベルがヒト ES 細胞（HES2）や健常者由来 iPS 細胞（BJ-iPSB5）より高度である．
C. ヒト ES 細胞（HES2）や健常者由来 iPS 細胞（S3-iPS4）では線維芽細胞増殖因子（bFGF）による ERK リン酸化反応に活性化がみられたものの（上 2 段），疾患由来 iPS 細胞では活性化反応が認められなかった（下 2 段）．

いて遅延後脱分極（delayed afterdepolarization：DAD）様の異常波形を高頻度に認めた（図❹ A）．DAD は細胞内 Ca^{2+} の上昇に伴って生じ，不整脈の成因の一部と考えられている．さらに蛍光プローブを用いて細胞内の Ca^{2+} 動態を可視化/定量化したところ，やはり HCM 群において異常な Ca^{2+} の濃度上昇が認められた（図❹ B）．興味深いことに，この反応は心筋細胞が肥大しはじめるとされる分化開始 40 日目より前からすでに生じていることが判明し，異常な Ca^{2+} ハンドリングが肥大反応の上流に位置することが示唆された（図❹ B）．従来，細胞内 Ca^{2+} の蓄積は不整脈の原因と考えられていることから[17]，細胞内 Ca^{2+} の濃度を計測したところ，やはり HCM 群において健常者群より有意に高く，拡張期における Ca^{2+} の蓄積が判明した（図❹ C）．一般に Ca^{2+} は拡張期に筋小胞体に取り込まれ細胞内 Ca^{2+} 濃度は低下するのだが，筋小胞体内から Ca^{2+} を強制的に放出させる作用のあるカフェインを用いた解析では，HCM 群において Ca^{2+} の放出量の低下が判明した（図❹ D）．つまり，HCM 群では心筋細胞内の Ca^{2+} 濃度が正常に調整されておらず，恒常的な Ca^{2+} の過負荷が生じていることが示唆された．

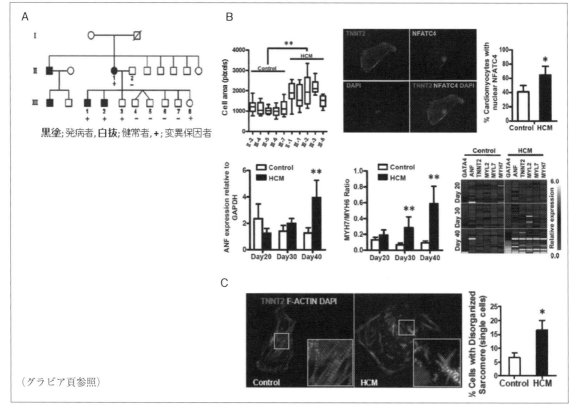

図❸ 家族性 HCM 患者由来 iPS 細胞から分化誘導された心筋細胞の構造的・遺伝的特徴
A. *MYH7* 遺伝子変異を有する HCM 家系図を示す．HCM 群として II-1, -2, III-1,-2, -3, -8 の症例が採用されている．
B. HCM 群の心筋細胞では健常者と比較し，細胞径が増大しており（上段左），NFATC4 の核内移行が高頻度である（上段中・右）．また ANF をはじめとする肥大関連遺伝子の増大は，心筋への分化開始後 40 日目で顕著であった（下段）．
C. HCM 群の心筋細胞ではサルコメア構造が通常の横紋構造を示さない細胞が高頻度であった．

そこで病態の鍵である Ca^{2+} の制御のため，臨床の場でも HCM の治療薬として用いられる L 型 Ca^{2+} チャネル阻害剤（ベラパミル）による HCM の病態改善が可能かどうかについて検討を行った．その結果，HCM 群の心筋細胞において認められた細胞肥大，異常な Ca^{2+} ハンドリング，DAD 様不整脈などの所見が細胞レベルで改善された（図❹ E）．さらに筆者らは，Ca^{2+} チャネル阻害剤の他に HCM の治療に用いられる β 遮断薬や抗不整脈薬などに対しても同様の実験系を用いて細胞レベルでの薬効のスクリーニングを行った．その結果，K^+ チャネル阻害剤や β 遮断薬では治療効果は認められず，Ca^{2+} 動態に影響を与える Na^+ チャネル阻害作用を有する抗不整脈薬において Ca^{2+} チャネル阻害剤と同様の表現型の改善効果が認められた．

以上のように，iPS 細胞が個々の患者における薬剤スクリーニングへ向けた極めて有用なプラットフォームであることが示された．

IV. 今後の展望と課題

HCM の病態が *in vitro* で再現できることが示されてきたわけであるが，実臨床へのフィードバックへ向けて解決すべき点も多い．

iPS 細胞由来心筋細胞は分化段階や電気生理学的特性が異なるサブタイプから構成された極めて heterogeneous な細胞集団であり，心室筋が病態の中心の HCM においては解析結果にばらつきが

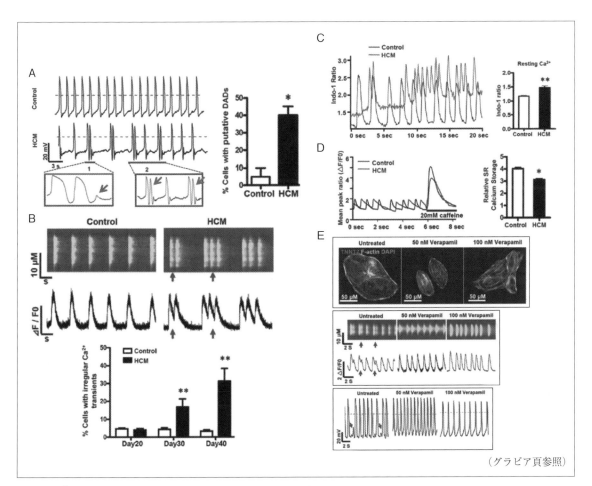

図❹ Ca^{2+} ハンドリングの異常に基づいた HCM の病態解析

A. パッチクランプ法を用いた iPS 細胞由来心筋細胞の電気生理学的解析を示す。HCM 群において，DAD 様異常波形（赤矢印）を高頻度に認める。
B. 蛍光プローブを用いた細胞内 Ca^{2+} の動態を示す。不規則な Ca^{2+} 濃度の上昇が認められ（赤矢印），それらは心筋細胞肥大が顕性化するより以前の分化開始後 30 日目にすでに発現している（下グラフ）。
C. HCM 群では心筋細胞の収縮拡張に伴って生じる細胞内 Ca^{2+} 濃度の恒常性が破綻しており（左），結果として拡張期の細胞内 Ca^{2+} の過負荷を招いている（右）。
D. 筋小胞体内に存在する Ca^{2+} を強制的に細胞内に排出する作用をもつカフェインを作用させたところ，健常者群に比べ HCM 群では排出された Ca^{2+} 濃度が低下しており（左），筋小胞体内における Ca^{2+} 貯蔵量の低下が示唆された（右）。
E. Ca^{2+} チャネル阻害剤（ベラパミル）により心筋細胞径の縮小（上段），細胞内 Ca^{2+} 動態の改善（中段），DAD 様波形の改善（下段）などの表現型の改善が細胞レベルで認められる。

生じるおそれがある。さらに現在の解析技術は単離した心筋細胞が主体であるが，生体内では血管内皮や平滑筋細胞などの非心筋細胞だけでなく，様々な環境要因などとの相互作用を含めた 3 次元組織から発生するものであり，より生理的な心臓環境下での解析が望まれる。また前述のとおり，中・高齢者で HCM を発症する患者をわれわれはしばしば経験する。これまでに遅発性疾患に対する疾患特異的 iPS 細胞による疾患モデリングの報告は少なく，iPS 細胞（iPS 細胞から分化誘導された細胞も含む）の未成熟な性質に依るところが大きいのかもしれない。

家族性 HCM の報告例にもみられたように，同一家系内であっても未発病の者がみられる一方

で，明らかな遺伝子変異が同定でき
ないHCM患者に遭遇することもあ
る．しかし，そのような遺伝背景が
大きく異なるにもかかわらず，程度
の差こそあれ組織学的にはほぼ同様
の表現型を示すことが多い．このこ
とから，やはりHCMの病態発現に
は既存の遺伝子変異だけではなく，
エピジェネティックな特徴や何らか
の環境要因などによる修飾が考慮さ
れる（図❺）．そこで，患者自身の
細胞とされる患者特異的iPS細胞を
用いることにより，その未知なるメ
カニズムにアプローチできる可能性
を十分に秘めている．

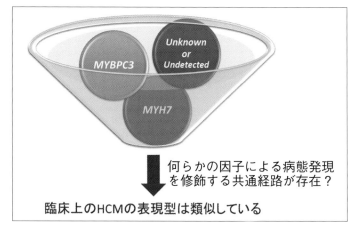

図❺　遺伝子変異と疾患表現型をつなぐものは？
HCMの原因遺伝子は多岐にわたっており，遺伝子変異が同定されない
症例も存在する．それにもかかわらずHCM患者の心臓表現型はほぼ類
似しており，遺伝的バックグラウンドを修飾する何らかの共通経路が病
態発現に関与しているのではないだろうか．

おわりに

HCM患者特異的iPS細胞を用いた疾患の病態解析について，既存の2報の報告例を中心に研究の現状と今後の展望について概説した．本症の原因となる遺伝子変異の発見から二十数年が経過し，様々な解析技術の進歩も相まりHCMの病態は徐々に明らかになってきている．今後は疾患（患者）特異的iPS細胞を用いたより実際の患者像に即した解析によって，更なる病態メカニズムの解明や疾患の根本部分に介入しうる治療法開発などへの応用が期待される．

参考文献

1) Park IH, Arora N, et al : Cell 134, 877-886, 2008.
2) Kiskinis E, Eggan K : J Clin Invest 120, 51-59, 2010.
3) Tiscornia G, Vivas EL, et al : Nat Med 17, 1570-1576, 2011.
4) Zhang J, Wilson GF, et al : Circ Res 104, e30-41, 2009.
5) 黒田敏男，他 : J Cardiol 19, 933-943, 1989.
6) Geisterfer-Lowrance AA, Kass S, et al : Cell 62, 999-1006, 1990.
7) 木村彰方 : 内科 95, 608-615, 2005.
8) Seidman CE, Seidman JG : Circ Res 108, 743-750, 2011.
9) Marian AJ : Lancet 355, 58-60, 2000.
10) Cambronero F, Marin F, et al : Eur Heart J 30, 139-151, 2009.
11) Watkins H, Ashrafian H, et al : N Engl J Med 364, 1643-1456, 2011.
12) Marian AJ : J Cardiovasc Transl Res 2, 483-492, 2009.
13) Carvajal-Vergara X, Sevilla A, et al : Nature 465, 808-812, 2010.
14) Sarkozy A, Digilio MC, et al : Orphanet J Rare Dis 3, 13, 2008.
15) Fatkin D, McConnell BK, et al : J Clin Invest 106, 1351-1359, 2000.
16) Lan F, Lee AS, et al : Cell Stem Cell 12, 101-113, 2013.
17) Bers DM : Annu Rev Physiol 70, 23-49, 2008.

田中敦史
2005年　佐賀大学医学部卒業
2007年　同医学部循環器内科入局
2010年　慶應義塾大学大学院医学研究科入学
2012年　日本学術振興会特別研究員（DC2）

第3章 循環器疾患

5．拡張型心筋症

澤　芳樹

　近年，重症拡張型心筋症に対し心臓移植や人工心臓などいわゆる置換型治療が積極的に行われてきたが，ドナー不足や合併症など課題も多い．一方，最近心機能回復戦略として，再生型治療の研究が盛んに行われ，自己細胞による臨床応用が開始されている．われわれは，温度感応性培養皿を用いた細胞シート工学の技術により，細胞間接合を保持した細胞シート作製技術を開発し，心筋再生治療の臨床研究を開始した．さらに，iPS細胞を用いた心血管再生治療も期待され，iPS細胞の樹立をきっかけとして世界中で幹細胞研究が活性化され，iPS細胞を用いた心血管再生医療が現実的なものとなると思われる．さらに，疾患別iPS細胞の樹立も盛んに行われるに至っており，近い将来，自己細胞移植や組織工学的技術を駆使することにより，心臓移植や人工心臓治療とともに再生治療によって重症心不全治療体系が確立されるであろう．

はじめに

　最近，重症拡張型心筋症の解決策として新しい再生型治療法の展開が不可欠と考えられており，すでに自己細胞による臨床応用が欧米で開始されている[1]．一方，心筋においては幹細胞の存在も報告されつつあり[2,3]，さらにiPS細胞の発見はその期待に拍車をかけている．われわれは，自己骨格筋芽細胞と骨髄単核球細胞移植を併用すると，単独より心機能改善効果が高いことを証明し，大阪大学医学部附属病院未来医療センターにおいて臨床研究をすすめている．さらにわれわれは，温度感応性培養皿を用いた細胞シート工学の技術により，細胞間接合を保持した細胞シート作製技術を開発し，従来法であるneedle injection法と比較して，組織・心機能改善効果が高いことを証明した．これらの結果をもとに，骨格筋芽細胞シート移植による心筋再生治療の臨床研究も同センターにて開始した．

　本稿では，今注目を集めているiPS細胞を用いた心筋再生治療および拡張型心筋症患者から得たiPS細胞由来心筋細胞による創薬応用を含めて，末期拡張型心筋症への心筋再生治療の現状と将来について概説する．

I．拡張型心筋症とは

　心室の内腔容積増加を伴う心拡大と収縮機能および拡張機能障害を特徴とする心筋の病気であり，不整脈による突然死と心不全をもたらす．初期には心拡大によってポンプ機能自体は正常範囲に保たれており，βブロッカー，アンギオテンシン変換酵素阻害薬あるいは利尿剤などの薬の組み合わせにより症状が緩和されることが可能である．しかし，代償が破綻し末期重症心不全になる

key words

重症心不全，拡張型心筋症，心筋再生治療，筋芽細胞，細胞シート工学

と有効な治療薬はなく心臓移植を必要とする。

1999年の厚生省の調査では全国推計17,700人であり，10万人あたり14人であった。しかし，この調査は病院を受診した人であり，実際にはもっと多いと考えられる。診断されてからの5年生存率は，最近では治療の進歩により76%と向上している。

原因としては，本症症例のおよそ3割が遺伝子突然変異が原因であると推定されている。これらの遺伝性拡張型心筋症においては，心筋細胞の収縮機能が内因的に低下するが，代償するメカニズムはプログラムされており，その代償に致死的不整脈による突然死のリスクがかえって高まり，さらにその代償メカニズムの破綻によって末期心不全がもたらされると考えられる。

一方，非遺伝的で原因不明ないわゆる「特発性」拡張型心筋症は，ウイルス，アルコール，毒物，免疫障害など非遺伝的攻撃によってももたらされることが報告されてきた。最近そのメカニズムとして，サルコメアタンパク質，細胞骨格タンパク質，筋形質膜および核膜タンパク質などの遺伝子突然変異が原因であることが報告されている。ミオシン変異はサルコメアの収縮機構そのものを障害し，アクチン，トロポニン，トロポミオシン変異は心筋収縮のカルシウムによる調節機構を障害することが明らかにされている。一方，細胞骨格タンパク質と細胞膜貫通タンパク質の突然変異はサルコメアが発生する力の隣接心筋細胞への伝達を傷害し，核膜タンパク質の突然変異は心筋細胞に加わる力による遺伝子発現機構の障害によって拡張型心筋症をもたらすのではないかと推測されている。

現在治療薬として用いられるβブロッカー，アンギオテンシン変換酵素阻害薬やアンギオテンシンⅡ受容体ブロッカーは，短期的には収縮機能を高めるが長期的には有害な「細胞内cAMPとカルシウムの増加を介する」代償反応を抑えることでその破綻を遅らせていると考えられる。細胞内cAMPとカルシウムの増加によらず収縮機能を改善することができる新規の強心薬であるカルシウム感受性増強薬などは，このような長期的には有害な代償反応プログラムの発動を抑えてより高い有効性を示すことが期待される。

Ⅱ．細胞シート技術による心筋再生治療法の開発

近年，骨格筋由来細胞を細胞移植に用いる研究が盛んに行われて，細胞移植において臨床応用可能な細胞源として注目を集めてきた[1]。最近，ヨーロッパではMenacheの臨床試験の流れをくんでGenzyme社とメドトロニック社が100例以上の大規模試験を行った。これがMAGIC（myoblast autologous grafting in ischemic cardiomyopathy）と呼ばれる臨床試験で，ランダム割付け，プラセボ対照，二重盲検，多施設（欧州の24施設）で97例を対象に行われた。一次エンドポイントである心臓の局所壁運動（細胞注入場所），心臓全般の機能において細胞移植群のプラセボ群を凌ぐ有効性が認められなかったため試験は早期に終了し，見直しの段階のようである。一方，アリゾナハートセンターのDibらはFDAの承認の元，Phase Ⅱ臨床試験を開始しつつあり，その結果が期待されている。本邦において，大阪大学では世界的にも初めてとなる自己筋芽細胞と骨髄細胞を併用する再生治療法を4例の虚血性心筋症の患者に補助人工心臓下に施行し，心機能の回復とBNP値の低下を確認した。一方，経過中，致死的な不整脈の発生は認めていない。

一方，従来の一般的な細胞移植方法としてのdirect needle injection法は移植作業中の細胞損失，注入局所における炎症反応の惹起，移植範囲の限局などの問題点があり，心筋細胞を心臓へ効率よく移植し生着させるためには，細胞移植技術も重要となる。

清水，岡野らは，上述の温度感受性培養皿から温度降下処理のみで回収した細胞シートを積層化することで，スキャホールドを用いないで3次元組織を構築することを可能にした（図❶）。ヌードラットの皮下に，3層の心筋細胞シートを積層し10回移植を行うと，積層化した心筋細胞シートはin vitroで1年以上拍動を維持し，心筋梗塞部に移植すると心機能を改善することも報告され

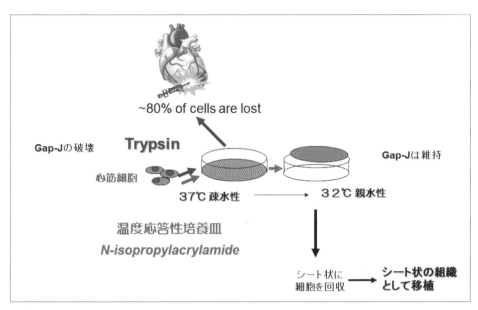

図❶ 組織工学を応用した心筋再生治療法の開発

ている。
　われわれは，この細胞シート化技術を用いて筋芽細胞シートを作製し，細胞移植を行い，心機能改善効果について検討を重ねリモデリングを抑制することを明らかにした[4]。ラット心筋梗塞モデルに対しての検討では，心機能が有意に改善し，移植した心筋内のHGFやVEGFの発現が上昇していた。さらには，骨髄由来幹細胞に対するケモカインであるSDF-1やそのレセプターも高値であることが判明した。さらに，これらの幹細胞由来の因子であるc-kitやSca-1陽性細胞が多数集積していることがわかった[5]。このように筋芽細胞シート移植により，直接的なgirdling effectに加え，増殖因子やケモカインが関与し，幹細胞をも誘導することによって，自己修復機転が心機能改善に関与するのではないかということが示唆された。心筋症ハムスターにおいても，筋芽細胞シートによる再生治療は注入療法に比し，その寿命を延長した[6]。さらに前臨床試験として，イヌの拡張型心筋症モデルでその有効性を検証しえた（図❷）。

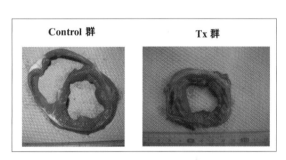

図❷ 拡張型心筋症モデルに対する自己筋芽細胞シート移植

拡張型心筋症のような全体に薄くなった心筋壁が厚くなり，心機能が改善する。
2006年7月大阪大学医学倫理委員会で承認。

Ⅲ．重症拡張型心筋症に対する自己筋芽細胞シートによる心筋再生治療

　2006年7月に倫理委員会の承認を得て，左室補助人工心臓（LVAD）を必要とするような末期的拡張型心筋症患者に対する自己筋芽細胞シート移植を計画し，2007年5月に第1例目に対しての臨床試験を開始した（図❸）。患者は55歳の男性。2004年より心拡大を指摘されていたが，2006年に心不全が増悪し，左室補助人工心臓を装着した。しかし，自己心機能の回復がLVAD

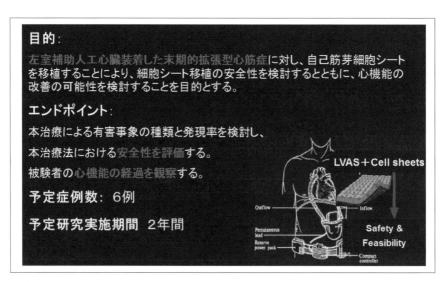

図❸ 左室補助人工心臓装着患者に対する筋芽細胞シートによる心筋再生治療

を離脱するほどには及ばず，本人の同意のもと，臨床試験に登録し治療を開始するに至った．2007年3月に大腿部より筋肉を採取し約1ヵ月間の培養後，凍結．同年5月に再培養・シート化して，開胸下に細胞移植を行った．その後の患者の心機能はLVADを離脱できるほどに回復，BNPも正常化し，同年9月にLVADから離脱，12月には退院となった．細胞シート移植後において，致死的不整脈を含む合併症は発生しなかった．退院後，現在のところ心不全の再発を認めていない．以後3例の患者に同様の治療法を実施した．いずれの症例においても，筋芽細胞シートの機序がパラクライン効果と考えられるかぎりにおいては，心機能回復効果は患者のviabilityの残存程度によると思われた．一方，ヒト幹細胞指針に沿って人工心臓未装着の虚血性心筋症患者の自己筋芽細胞シート治療も30例に施行した．本治療法の適応を考えるうえで，不全心におけるviabilityの残存程度の評価が重要で，今後，症例を重ねつつで安全性および有効性を検討する予定である．

Ⅳ．iPS細胞による心筋再生治療と創薬応用への期待

2007年11月，日本の山中らとアメリカのThomsonらのグループがヒトiPS細胞の樹立に成功したニュースは世界中を駆け巡り，再生医療実現化に対する期待は大いに高まっている[7]（図❹）．実際に，ヒトiPS細胞の樹立が報道され，山中らが報告した雑誌「Cell」のオンラインサイトで閲覧できるiPS細胞から作製された心筋細胞が拍動している動画を見たときの衝撃は記憶に新しい．さらに山中は2012年10月にノーベル生理学医学賞を受賞した．この快挙は，これまでの生命科学のメカニズムを説き明かす大変大きな発見であるとともに，これまで治療法がなかった難病の患者にも光が届く可能性が大いに期待され，発見から8年でのノーベル賞受賞となった．一方で，安全性検証も含めて治療への応用はまだこれからである．

前述のシート化する細胞源として，筋芽細胞ではレスポンダーは限られてくる．この治療効果のメカニズムは，あくまでも筋芽細胞から分泌される成長因子などの影響が大きく，自己の組織修復能を賦活化し，心機能が改善したと推測される．失われた心筋組織を修復・再生するためには，やはり心筋細胞を補充することが必要で，iPS細胞由来の心筋細胞による再生治療こそ「真」の心筋再生治療と呼べるのではないかと考える．

われわれはすでに，心筋細胞シートの移植のほうが筋芽細胞シート移植よりさらに有効性が高いことを証明している．その点からも，より効果

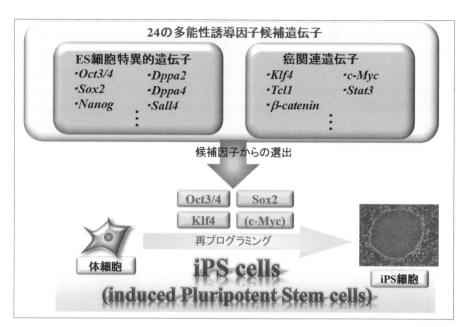

図❹　多能性誘導因子の同定（Yamanaka group）（文献7より）

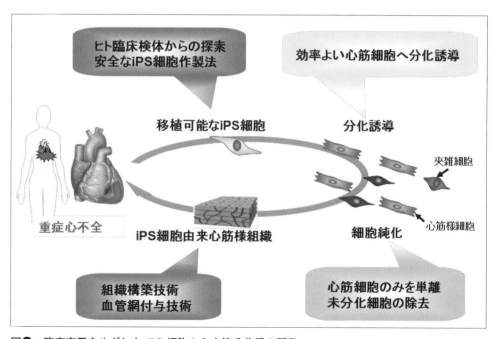

図❺　臨床応用をめざしたiPS細胞から心筋分化系の開発

の高い細胞源の開発が必要で，特に細胞シート技術により心筋細胞移植の場合，Gap-junctionを温存した状態で移植が可能であることより，このGap-junctionを発現する細胞の開発が必要である。

iPS細胞由来細胞シートは，機序的に心筋細胞シートと同様に電気的につながって直接拍動を伝え，心機能改善をもたらしうる可能性があるだけに，iPS細胞への期待は大きく，山中との共同研

究においてiPS細胞からの高効率の心筋細胞の分化誘導とテラトーマの発生抑制および，そのシート化と心不全モデルへの移植による成果が期待される（**図❺**）。心筋再生については，現在臨床応用を展開している筋芽細胞シートがサイトカイン療法であり，無効例が存在するが，これらの無効例に対しては心筋補充療法が必須と考えられる。われわれは，すでにブタの心筋梗塞モデルにおいて，ヒトiPS細胞由来心筋細胞シートが心筋梗塞や心機能を改善させることを証明した（**図❻**）[8]。

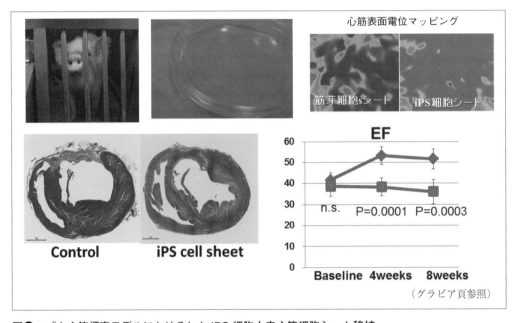

図❻ ブタ心筋梗塞モデルにおけるヒトiPS細胞由来心筋細胞シート移植

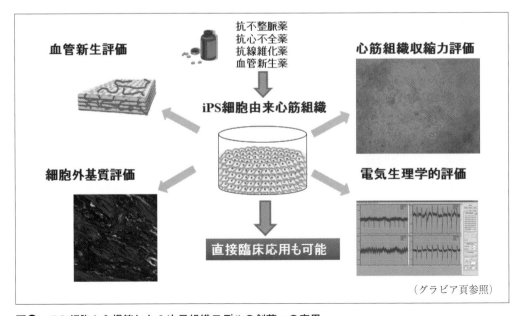

図❼ iPS細胞から構築した3次元組織モデルの創薬への応用

すなわちiPS細胞から拍動する治療用ヒト心筋細胞様細胞の高率な分化誘導に成功するとともに，未分化iPS細胞の除去法とそれに伴うレギュラトリーサイエンスが確立すれば，細胞シートによる再生治療も本格的になると考えられる。iPS細胞による実用化は，現在世界中で精力的に進められており，神戸理化学研究所の高橋先生の網膜再生を皮切りに，臨床応用される日もそう遠くない。

一方，遺伝的背景を有する患者由来のiPS細胞，いわゆる疾患別iPS細胞の作製とそれによる病態解明，創薬スクリーニングの件が進みつつある。EUでは動物を用いる薬剤開発を禁止する途上にあり，非臨床試験は *in vitro* 試験にて代用される方向にある。その中で，わが国の誇るiPS細胞関連技術は，国際標準に展開させうる基盤技術である。わが国が創薬能力を有する国であり続けるために，iPS細胞を用いる創薬基盤の構築・運用は喫緊の課題である。健常者由来，疾患特異的iPS細胞から作製した標的組織（心臓，血管，運動器，眼，内分泌，肝臓）を用いたスクリーニングにより，創薬開発の効率化，安全性の向上に資する基盤構築が現在進みつつある。また，疾患特異的iPS細胞を用い，既承認薬剤が効能を有する適応可能疾患のスクリーニングにより，薬剤に新たな価値を与えるドラッグリポジショニングを行う基盤構築も重要であろう。そこで，遺伝疾患の背景を有する拡張型心筋症患者の体細胞からiPS細胞を樹立し，当該細胞に分化させ，3D組織を作製し，薬効・安全性を判定する評価系システムを構築することが進みつつある（図❼）。本システムによりドラッグリポジショニングや疾患概念変更による薬物適応拡大を行うことで，今後，創薬候補濃縮化合物ライブラリー作成への展開も可能になると考えられている。

参考文献

1) Beltrami AP, Barlucchi L, et al : Cell 114, 763-776, 2003.
2) Oh H, Bradfute SB, et al : Proc Natl Acad Sci USA 100, 12313-12318, 2003.
3) Meyer GM, Wollert KC, et al : Circulation 113, 1287-1294, 2006.
4) Miyagawa S, Sawa Y, et al : Circulation 105, 2556-2561, 2002.
5) Memon IA, Sawa Y, et al : J Thorac Cardiovasc Surg 130, 646-653, 2005.
6) Kondo H, Sawa Y, et al : Cardiovasc Res 69, 466-475, 2006.
7) Takahashi K, Yamanaka S : Cell 126, 663-676, 2006.
8) Kawamura M, Sawa Y, et al : Circulation 126 Suppl 1, S29-37, 2012．

澤　芳樹
1980年　大阪大学医学部卒業
　　　　同医学部第一外科入局
1988年　ドイツMax-Planck研究所心臓生理学部門，心臓外科部門にフンボルト財団奨学生として留学
1998年　大阪大学医学部第一外科講師
2002年　同医学部臓器制御外科（第一外科）助教授
2006年　同大学院医学系研究科外科学講座心臓血管・呼吸器外科主任教授・科長
　　　　同医学部附属病院未来医療センターセンター長
2010年　同臨床医工学融合研究教育センターセンター長
2012年　京都大学iPS細胞研究所特任教授（併任）

専門は心臓血管外科であるが，心筋保護や人工臓器から，心臓移植の基礎から臨床研究に至るまで，幅広い研究活動を行ってきた。最近，先端医療として，遺伝子治療から再生医療，ナノテクノロジーなどの研究にも積極的に取り組み，重症心不全に対する新しい治療体系の確立をめざしている。

第4章

血液・免疫疾患

第4章 血液・免疫疾患

1．Fanconi 貧血患者特異的 iPS 細胞研究の現状と展望

鈴木直也・斎藤　潤

　Fanconi 貧血（Fanconi anemia：FA）は，DNA 修復酵素異常によって発症する稀な遺伝病である。特徴的な所見である造血不全についてはヒト細胞を用いた適切な研究モデルがなく，そのため，その発症メカニズムと原因遺伝子の機能との関係に不明な点が残っていた。近年，FA 患者特異的 iPS 細胞が樹立され，病態解析のモデルとして大きな注目を集めている。また FA 患者特異的 iPS 細胞は，造血幹細胞移植のソースとしても期待されている。本稿では，FA 患者特異的 iPS 細胞を用いた研究について紹介するとともに，FA 患者特異的 iPS 細胞がもつ可能性について議論する。

はじめに

　Fanconi 貧血（Fanconi anemia：FA）は，再生不良性貧血などの造血不全や発育異常，および高い発がん率を特徴とする稀な遺伝性疾患である[1]。FA 患者の細胞は，マイトマイシンやシスプラチンなどの DNA 鎖間結合（interstrand cross-link：ICL）を誘起する薬剤に対して高い感受性を示すことが知られている。この疾患の原因遺伝子である FANC 遺伝子群は現在 16 種類知られており，（*FANCA*, *FANCB*, *FANCC*, *FANCD1*, *FANCD2*, *FANCE*, *FANCF*, *FANCG*, *FANCI*, *FANCJ*, *FANCL*, *FANCM*, *FANCN*, *FANCO*, *FANCP*, *FANCQ*），近年その機能が明らかになりつつある。この細胞内外からのストレスによって生じる ICL の修復機構は，FA 経路と呼ばれている[2-4]。これら 16 種類の遺伝子は DNA ICLs を修復するために，いくつかの FA 経路関連タンパク質とともに共通の DNA 修復経路に関わっていると考えられている。現在考えられている最も有力な機構は，まず DNA ICL へ FANCM-FAAP24-MHF タンパク質複合体が結合する。そこへ FANCA, FANCB, FANCC, FANCE, FANCF, FANCG, FANCL が結合することで，FA core complex を形成する（図❶A）。そして，この E3 ユビキチンリガーゼ活性をもつ FA core complex が，FANCD2-FANCI 複合体をモノユビキチン化する（図❶B）。モノユビキチン化された FANCD2-FANCI 複合体は，FANCD1, FANCJ, FANCN を含む BRCA 経路関連遺伝子をリクルートする（図❶C）。そして，FAN1, FANCO, FANCP, FANCQ などの FA 経路下流のタンパク質の働きによって，DNA ICL が修復される[2-4]。このように，FA 経路は世界中で盛んに研究が行われ，この十数年で飛躍的に理解が進んだが，FA 経路と造血不全などの病態との関連機序については依然詳しくわかっていな

---

key words

Fanconi 貧血，造血不全，FA 経路，FANCA，FANCC，FANCD2，造血幹細胞移植，ノックアウトマウス，遺伝子治療，ゲノム編集，アルデヒド，炎症性サイトカイン

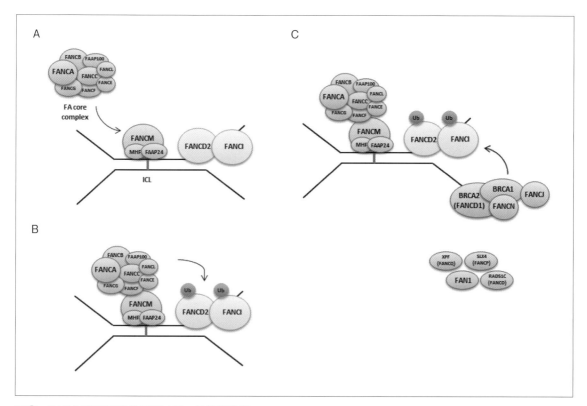

図❶ FANC 遺伝子群の DNA ICLs の修復機構

部分が多い。

　従来，このような病態解析にはノックアウトマウスなどの遺伝子改変マウスが用いられてきた。しかし，FANC 遺伝子群のいずれかを単独欠損させたマウスでは，発がん率の上昇こそみられるが，造血障害を起こさないことなど，表現型がヒト患者とは異なることが知られている[2]。この原因はわかっていないが，このことは，FA 患者の病態理解のためにはヒトの細胞を使用した研究も必要であることを示している。そこで造血不全の病因解明のために，FA 患者の造血幹／前駆細胞（hematopoietic stem/progenitor cells：HSPCs）を用いて研究を進めることが考えられるが，in vitro で HSPCs を安定培養することは技術的に難しく，また FA 患者では骨髄中の HSPCs が少ないことから，実際には実現がしばしば難しい[5]。そこで近年，ヒト多能性幹細胞より血球系細胞を分化させ病態解析を行う研究が注目されている。例えば，ヒト胚性幹細胞（embryonic stem cell：ES 細胞）で FANC 遺伝子群をノックダウンすることにより表現型を再現することを試みた研究が存在する。しかし，MMC への感受性増大といった細胞レベルでの再現は可能であったが，分化させた血液細胞からのコロニー形成能に異常は認められず，造血不全病態の再現には至らなかった[6]。このことは，ノックダウンではなく，患者の遺伝的背景を共有する疾患特異的人工多能性幹細胞（induced pluripotent stem cell：iPS 細胞）を用いた研究を行う必要があることを示唆している。

　また FA 患者は，造血不全によりほとんどの場合，造血幹細胞移植を必要とする。しかし，現在行われている造血幹細胞移植は他者由来細胞の移植（同種移植）であり，HLA 適合ドナー探索のために時間が必要である場合や，移植後の免疫拒絶反応に苦しむ場合も少なくない。そこで，新しい骨髄移植のソースの登場が待ち望まれている。その 1 つに遺伝子治療による自家移植がある。これは FA 患者から取り出した HSPCs に，原因遺

伝子を発現するよう設計されたウイルスを感染させた後に，患者本人に戻す治療モデルである[5)7)]。実際，この方法は先天性免疫不全病患者に行われ，一定の効果を得ている[8)9)]。しかし，FA患者に行った過去の例では，遺伝子治療による自家移植は成功しなかった[5)7)]。この原因はよくわかっていない。その後改良が進められているが[7)]，この方法では依然としてウイルス感染による白血病リスクが避けられないことから，より安全な方法で遺伝子治療の施されたFA患者由来iPS細胞から血球系幹細胞を誘導し，これを移植用のソースとすることが将来的な細胞治療として有望視されている。

上記のように，病態研究や治療において，FA患者由来iPS細胞は大きな期待と可能性を秘めている。本稿では，FA患者由来iPS細胞を用いた研究に関する最新の知見と今後の展望について紹介する。

I．FA患者由来iPS細胞研究の現状

FA患者由来iPS細胞に関する最初の研究は，2009年Salk研究所のBelmonteらのグループにより報告された[10)]。この研究の中で，重要な2つの発見があった。1つは，原因遺伝子を補完しない場合，レトロウイルスを用いた4因子（*OCT3/4, SOX2, KLF4, c-MYC*）の導入では，*FANCA*および*FANCD2*欠損患者由来線維芽細胞からiPS細胞を樹立することはできなかったという点である。このことは初期化過程におけるFA経路の重要性を示している。2つ目は，補完されたFA患者由来iPS細胞は，健常人由来iPS細胞と同等の造血能を示したことである。この結果から，FA患者由来iPS細胞は，将来的な造血幹細胞移植のソースとして大きな可能性をもっていることが示された。

この報告以来，FA患者由来iPS細胞の樹立は困難であると考えられていたが，その後，未修復のFA患者由来iPS細胞作製に関する2つの研究が2012年ハーバード大学のWilliamsらのグループより報告された[11)12)]。彼らは4因子がそれぞれ別々に発現するよう設計されたセンダイウイルス，もしくは1つのベクター内に4因子が直列上に並び同時に発現するよう設計されたレンチウイルスを用いて，*FANCA*に変異をもつ患者からiPS細胞の樹立に成功している。この論文の中で，マウスの細胞を使った実験ではあるが，彼らは初期化過程とFA経路における重要な関係性を示している。4因子を導入された野生型マウスの細胞は，その核内にFANCD2の凝集が数多くみられた。このことは，初期化過程においてFA経路による修復を必要とするDNA損傷が起こっていることを示している。この結果は，DNA二重鎖切断マーカーであるgH2AXの増加からも支持されている。またgH2AXは，4因子を導入された野生型に比べ，4因子を導入された*Fanca*ノックアウトマウスの細胞で顕著に陽性率が増加していた。これらの結果から，初期化過程にはFA経路による修復を必要とするDNA損傷が惹起され，これらを修復できないためFA患者由来細胞の初期化を難しくしていると考えられる。しかし，マウスでは*Fanca*，*Fancc*ノックアウトマウス由来細胞からiPS細胞が樹立できていることや，*Fanca*ノックアウトマウス由来細胞と*Fancc*ノックアウトマウス由来細胞の間には，樹立効率に大きな差があることは非常に興味深い。

上記のように，初期化方法を工夫することで，未修復のFA患者由来iPS細胞を樹立することが可能になったが，これらの報告の中では造血不全の病態解析に関する言及はない。FA患者由来iPS細胞を用いた病態再現に関する研究は，2013年にニューキャッスル大学のLakoらのグループによって初めて報告された[13)]。彼らは，ベクター内に4因子が直列上に並び同時に発現するよう設計されたレンチウイルスを用いて，*FANCC*遺伝子に変異をもつ患者からiPS細胞を樹立した。彼らは，このiPS細胞を血液細胞に分化させたところ，正常型ES細胞やiPS細胞と比較して，血球コロニー形成能の低下を示した。また，このiPS細胞より分化させた造血前駆細胞はアポトーシスを起こしている細胞の割合が高く，これは造血前駆細胞の維持におけるFA経路の重要性を示唆しているものと考えられる。しかし，この研究で使

われたiPS細胞は重大な核型異常をいくつも抱えており，マウス移植実験で奇形腫を形成できなかった．さらに，陽性対照の選定が十分であるとは言えず，結果自体の解釈には慎重になる必要がある．

このように，疾患再現をめざしたFA患者由来iPS細胞に関する研究は，この数年間で大きく進歩した．現在のところ，FA経路と造血不全を関連づける経路の解明は不十分であり，iPS細胞を用いた研究がこれらの経路の解明につながることが期待されている．また，FA患者の造血不全病態を緩和できる治療薬の探索への応用も期待されている．

iPS細胞をFA病態解析のツールとして用いる研究に関しては目覚ましい進展がみられるが，FA患者由来iPS細胞を造血幹細胞移植のソースとして利用することをめざした研究は，Belmonteらのグループによる研究以来報告されていない[10]．これらの研究が進んでいない理由の1つには，そもそもヒトiPS細胞から移植・長期生着可能なHSPCsを誘導することが極めて困難であるといった理由があるのかもしれない[10]．しかし，2013年ハーバード大学のDaleyらのグループにより，いくつかの遺伝子を強制発現させることで短期的に移植可能な造血前駆細胞が誘導できることが報告された[14]．このように，多能性幹細胞からHSPCsを誘導する試みは世界中で盛んに行われており，今後移植可能なHSPCsの誘導に成功すれば，FA患者由来iPS細胞の骨髄移植のソースとしての研究は飛躍的に進歩するであろう．

またゲノム編集技術の進歩も，今後のFA患者由来iPS細胞を用いた治療モデルに関する研究を後押しすると考えられる．古典的には，変異遺伝子をもつ患者の表現型を安定的に戻すためには，野生型遺伝子を発現するよう設計されたウイルスを細胞へ導入する方法が行われてきた[5)7)]．しかし，ウイルスのゲノムへの挿入はランダムに起こり，がん関連遺伝子付近に挿入されることで発がんが促進されるおそれがある．実際，Wiskott-Aldrich症候群患者への遺伝子治療研究では，ウイルスベクター由来DNA配列が，がん関連遺伝子の近傍もしくは領域内へ挿入されていることが示されている[8)]．現在，押し進められているFA患者への遺伝子治療モデルもウイルスを使うことを前提としており，上記のようなリスクが懸念されている．そこで，近年急速に発展しているゲノム編集技術を細胞移植治療へ応用することが有望視されている．これは，ジンクフィンガー，TALEN（transcriptional activator-like effector nuclease）やCRISPR-Cas9（clustered regularly interspaced short palindromic repeats-caspase 9）といった，ゲノムの特定の領域を配列特異的に切断することができるよう設計されたデザインヌクレアーゼの開発によるところが大きい[15)-17)]．これらの技術と相同組換え修復機構を組み合わせることで，多能性幹細胞の遺伝子を自由に編集することが可能となった．これらの技術革新により，従来法で問題であったゲノムへのランダムインテグレーションによる損傷を回避でき，安全な遺伝子修復が可能になった．しかし，これらの方法で遺伝子を修復する場合，一般的に修復効率が低く，HSPCsなどのように安定に維持培養ができない体性幹細胞においては，まだ多くの技術革新が必要であると考えられる．一方，iPS細胞は安定に維持培養できるため，修復された細胞株の選択が容易であり，得られた細胞株をクローニングできるので，移植前に細胞の質に関する検査を十分に行うことができ，安全性を担保できると考えられる．現在，ゲノム編集技術は世界中で爆発的に広がっており，今後研究の幅が広がることが予測されることから，ゲノム編集技術をFA患者由来iPS細胞へ応用した研究も現れてくるだろう．

このように，FA患者由来iPS細胞を細胞移植のソースとしての利用をめざした研究は多くないが，現在他分野で精力的に行われている研究と密接につながっており，今後飛躍的に進歩する可能性を秘めた分野でもある．FA患者の造血不全を治療できる究極の治療ともなりうるので，今後の研究の進歩には大いに期待したい．

Ⅱ. FA 患者由来 iPS 細胞を用いた今後の展望

FA 患者由来 iPS 細胞を用いた病態再現に関する研究は進んでいるが、さらに踏み込んで病態を解析し、新しい知見を得るところまでは十分に研究が進んでいない。そこで、現在注目されている病態研究と FA 患者特異的 iPS 細胞を用いた展望について紹介したい。

1. アルデヒドストレス

2012 年ケンブリッジ大学の Patel らのグループによって、*Fancd2* と *Aldh2* のダブルノックアウトマウスに関する研究が報告された[18)19)]。ALDH2 はアセトアルデヒドを酢酸へと分解する酵素である。この報告の中で、ダブルノックアウトマウスは、それぞれのシングルノックアウトマウスと比較して、高確率で重篤な造血不全を発症し、発症しなかったマウスのほとんどが急性骨髄性白血病を発症した。この結果は、内因性のアルデヒドが造血不全において重要な役割を果たしており、またアルデヒド由来の DNA 損傷は FA 経路を用いて修復されていることを示している。またヒトにおいても、*ALDH2* に変異をもつ FA 患者では、明らかに造血不全の発症時期が早くなることが示されている[20)]。このように、内因性のアルデヒドストレスは FA 患者における造血不全において重要な働きをしていることが示唆されている。しかし、アルデヒドがどのように FA 患者に影響を与えているかは明らかではなく、今後 FA 患者由来 iPS 細胞を用いることで、造血不全と造血能の関わりを深く追求できるかもしれない。また、ALDH2 の酵素活性を高める薬剤やアルデヒドを除去する薬剤は FA 患者における造血不全を改善する可能性が考えられる。こういった薬剤の効能を確認するためにも、FA 患者由来 iPS 細胞の利用が期待できる。

2. 炎症性サイトカイン

FA 患者における造血不全の原因として、TNFα や IFNγ といった炎症性サイトカインに対する感受性の増大がある[21)]。FA 患者では、骨髄における炎症性サイトカイン濃度が高くなっていることは以前から示されている[22)]。このような炎症性サイトカインは HSPCs に対して、その活性を抑制する方向に機能していると考えられ、FA 患者ではその効果がさらに増強されていると考えられている[23)]。さらに、炎症性サイトカインは FA 患者での白血病発症にも関わっていることが示唆されており、FA 患者においては炎症性サイトカインの制御は重要な問題である[24)]。こういった炎症性サイトカインと FA 関連遺伝子欠損細胞との関係は、オレゴン健康科学大学の Bagby らのグループによって精力的に研究されている。彼らの研究の中で、FA 関連遺伝子欠損細胞での炎症性サイトカインの過剰発現は、p38 依存性の経路によって起こっていることが明らかになっている[21)]。このことから近年、p38 阻害剤など、炎症性サイトカインに関わる経路を抑えることが、FA 患者における造血不全の改善につながると予想されている[21)]。この効果を実証するために、FA 患者由来 iPS 細胞を用いることができるかもしれない。また、FA 患者由来 iPS 細胞をサイトカイン分泌細胞へ分化させることで、炎症性サイトカインの過剰発現を抑える薬剤スクリーニングへの応用ができるだろう。

上記以外にも、ポリフェノールの一種であるレスベラトロールや抗酸化剤として有名な N-アセチルシステインが FA 患者における造血不全や発がんの抑制へ効果があると考えられており[25)26)]、そういった薬剤の効能を検証するために、FA 患者由来 iPS 細胞は有用であろう。

おわりに

FA は非常に古くから知られている病気であるが、その原因遺伝子がもつ分子機構や病態機構が明らかになりだしてまだ 20 年程度である。現在でも、毎年のように新しい原因遺伝子や病態機構に関する報告がされており、今後解明が期待されている課題は少なくない。その中で FA 患者由来 iPS 細胞は、新しい切り口からこういった課題に取り組むツールとして非常に有用であろう。そして、こういった研究を通して FA 患者に多くの利

益がもたらされることを期待している。

参考文献

1) Fanconi G : Schweiz Med Wochenschr 94, 1309-1318, 1964.
2) Kee Y, D'Andrea AD : Genes Dev 24, 1680-1694, 2010.
3) Kim H, D'Andrea AD : Genes Dev 26, 1393-1408, 2012.
4) Kottemann MC, Smogorzewska A : Nature 493, 356-363, 2013.
5) Tolar J, Adair JE, et al : Mol Ther 19, 1193-1198, 2011.
6) Tulpule A, Lensch MW, et al : Blood 115, 3453-3462, 2010.
7) Jacome A, Navarro S, et al : Mol Ther 17, 1083-1092, 2009.
8) Aiuti A, Biasco L, et al : Science 341, 1233151, 2013.
9) Biffi A, Montini E, et al : Science 341, 1233158, 2013.
10) Raya A, Rodriguez-Piza I, et al : Nature 460, 53-59, 2009.
11) Muller LU, Schlaeger TM, et al : Cell Cycle 11, 2985-2990, 2012.
12) Muller LU, Milsom MD, et al : Blood 119, 5449-5457, 2012.
13) Yung SK, Tilgner K, et al : Stem Cells 31, 1022-1029, 2013.
14) Doulatov S, Vo LT, et al : Cell Stem Cell 13, 459-470, 2013.
15) Hockemeyer D, Soldner F, et al : Nat Biotechnol 27, 851-857, 2009.
16) Hockemeyer D, Wang H, et al : Nat Biotechnol 29, 731-734, 2011.
17) Hou Z, Zhang Y, et al : Proc Natl Acad Sci USA 110, 15644-15649, 2013.
18) Langevin F, Crossan GP, et al : Nature 475, 53-58, 2011.
19) Garaycoechea JI, Crossan GP, et al : Nature 489, 571-575, 2012.
20) Hira A, Yabe H, et al : Blood 122, 3206-3209, 2013.
21) Garbati MR, Hays LE, et al : Blood 122, 3197-3205, 2013.
22) Dufour C, Corcione A, et al : Blood 102, 2053-2059, 2003.
23) Pronk CJ, Veiby OP, et al : J Exp Med 208, 1563-1570, 2011.
24) Li J, Sejas DP, et al : J Clin Invest 117, 3283-3295, 2007.
25) Zhang QS, Marquez-Loza L, et al : Blood 116, 5140-5148, 2010.
26) Zhang QS, Marquez-Loza L, et al : Pediatr Blood Cancer 61, 740-742, 2014.

鈴木直也
2010年　大阪府立大学理学部生物科学科卒業
2012年　京都大学大学院医学研究科医科学専攻修士課程修了
　　　　同博士後期課程在籍

第4章　血液・免疫疾患

2．Shwachman-Diamond 症候群

渡邉健一郎・森嶋達也

　Shwachman-Diamond 症候群（SDS）は，好中球減少を主体とする骨髄不全，膵外分泌不全，骨格異常を主徴とする先天性骨髄不全症候群である．リボソーム生成に重要な役割を果たす *SBDS* が原因遺伝子として同定されているが，病態はいまだ明らかとなっていない．われわれはヒト iPS 細胞からの好中球分化系を開発し，それを疾患特異的 iPS 細胞に適用して先天性好中球減少症の病態を再現しえた．この iPS 細胞からの好中球分化系は，SDS をはじめとする好中球に異常をきたす疾患の病態解析に応用可能と考えられた．

はじめに

　Shwachman-Diamond 症候群（SDS; MIM260400）は，1964 年に Shwachman らによって初めて記載された，膵外分泌不全，骨髄不全，骨格異常を主徴とする常染色体劣性の遺伝形式をとる先天性骨髄不全症候群である[1]．本邦では海外に比べ稀と考えられていたが，厚生労働省科学研究費補助金・難治性疾患克服事業「Shwachman-Diamond 症候群の効果的診断法の確立に関する研究班」（主任研究者：渡邉健一郎）による全国調査や，日本小児血液・がん学会中央診断システムにより，本症候群に対する認知度が高まり，本邦でも診断例が増加する傾向にある．*SBDS* は SDS の原因遺伝子であり[2]，リボソーム生成に関与していると考えられている[3,4]．Diamond-Blackfan 貧血など他の骨髄不全もリボソーム関連遺伝子の異常によって起こることがわかっており，リボソーム病という新たな概念で捉えられるようになってきているが[5]，遺伝子変異と病態の関係はいまだ明らかとなっていない．本稿では，SDS の臨床像，病態を示し，疾患特異的 iPS 細胞を用いた病態解析について考察する．

I．SDS の臨床像

　典型例では，乳児期に，発育障害，脂肪性下痢，感染を契機として，好中球減少を主体とする血球減少に気づかれ，診断に至る[6]．大部分の症例で好中球減少が認められる．貧血，血小板減少も約半数の症例で認められ，汎血球減少となる場合もある．SDS では骨髄異形成症候群（MDS），急性骨髄性白血病（AML）の発症リスクが高く，約 30％ の症例で MDS/AML への転化が起こるとされている．典型例では，乳児期早期から脂肪性下痢，発育不全がみられる．病理学的には，膵管，膵島は比較的保たれているが，腺房が広範に脂肪に置換されている．ほとんどの場合，脂肪性下痢は年長になるにつれ改善する．SDS では，乳児期に胸郭異常，その後 metaphyseal dystosis（骨幹端異形成）などの骨格異常が高率に認められる．

---

key words

Shwachman-Diamond 症候群，先天性骨髄不全症候群，好中球減少症，iPS 細胞，血球分化，*SBDS*，リボソーム

その他，肝トランスアミナーゼ上昇，精神発達遅滞，歯牙の異常が認められることが多い。

SDSが疑われた場合，*SBDS*遺伝子の変異解析を行う。*SBDS*の両アリル変異が認められれば診断が確定する。*SBDS*遺伝子変異の多くはSDSの近傍に存在するpseudogene（*SBDSP*）との転換の結果起こったもので，エクソン2にある183_184delinsCT，258+2T>Cの2つの変異が最も頻度が高く，これらの複合ヘテロ接合変異が最も多くみられる。遺伝子変異と表現型の関連は明らかではないとされている[7]。

Ⅱ．SDSの病態

2004年にBoocockらは7番染色体上の新規遺伝子がSDS患者の約90％で両アリル変異を起こしていることを報告し[2]，SDSの責任遺伝子として*SBDS*と命名した。SBDSタンパクは既知のドメイン構造をもっておらず，その機能は不明であったが，*SBDS*遺伝子が種を超えて高度に保存されていること，ノックアウトマウスが胎生致死になることから[8]，SBDSは生命維持に必須のタンパクであることが示唆された。

その後，酵母を用いた解析により*SBDS*はリボソーム生成に重要な役割をすることがわかってきた。*SBDS*の相同遺伝子である*Sdo1*を欠損させた酵母は，増殖速度が低下し，60Sサブユニットの成熟が阻害されており，この表現型はTif6変異を加えることで抑制された。pre-60Sリボソームサブユニットは核で合成され，細胞質に移行し，そこで成熟した60Sサブユニットとなり，他のサブユニットと結合することによりリボソームが形成される。Tif6はpre-60Sサブユニットの核での合成，核から細胞質への移動に重要なタンパクであるが，Sdo1は細胞質でpre-60Sサブユニットに結合し，Tif6のpre-60SリボソームサブユニットからのTif6の放出を促進させる働きがあることがわかった。その結果，60Sサブユニットは成熟し，Tif6は再度核に移行するのである（図❶）[3]。実際，*SBDS*欠損ヒト細胞株やSDS患者細胞でも，60S:40Sの比が低下するなど，60Sサブユニットの成熟阻害を示唆する所見が得られている[4]。

このことからSDSは，*SBDS*遺伝子変異によりリボソーム生成が阻害されることが主な病因の1つと考えられている。

また，SDS患者のCD34陽性骨髄細胞では，Fasを介したアポトーシスが亢進していることが報告され，造血前駆細胞の細胞死が血球減少の原因であることが示唆されている[9]。Hela細胞でsiRNAを用い*SBDS*をノックダウンしても，細胞死が亢進することが報告されている[10)11]。

また，SBDSタンパクが細胞分裂の際の紡錘糸に局在することが報告された。SBDSの欠失により，細胞分裂の異常や異数性が起こることが示され，紡錘糸の安定性の喪失がSDS患者における骨髄不全や白血病発症の機構に寄与していることが示唆されている[12]。

Scaddenらは，osteoprogenitorでSbdsをコンディショナルに欠失させると骨髄異形成が生じることを示した。このことは，造血細胞そのものの異常に先駆けて，骨髄ニッチを形成する間葉系細胞の異常が，SDSにおける骨髄異形成，白血病発症に重要な初期段階の異常になっていることを示唆しており，興味深い[13]。

Ⅲ．ヒトiPS細胞からの好中球分化系を用いた先天性好中球減少症の病態解析

SDSのように先天性に好中球減少をきたす疾患では原因遺伝子が見つかってきているが，詳細な病態は十分明らかとなっていない場合が多い。患者から得られる末梢血，骨髄細胞は培養・維持することは困難で，得られる細胞数が限られており，またマウスなど動物モデルも作製されているが，必ずしも患者でみられる表現型を再現できるとは限らない。患者細胞より樹立した疾患特異的iPS細胞は，疾患の病態解析に有用であると考えられている。そこで，われわれはヒトiPS細胞から好中球を分化させる培養系を開発し[14)15]，それを応用してまず*HAX1*遺伝子異常による先天性好中球減少症の疾患モデルの確立を試みた[16]。

重症先天性好中球減少症（severe congenital neutropenia：SCN）は生下時より末梢血中に成熟好中球がほとんど存在しないために幼少時よ

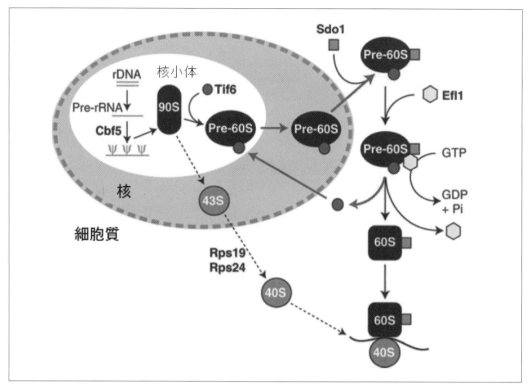

図❶　SBDS 相同体 Sdo1 のリボソーム 60S サブユニット成熟における役割（文献 3 より改変）
Rps19, *Rps24* は Diamond Blackfan 貧血の，*Cbf5* は Dyskeratosis congenita の原因遺伝子。

り感染を繰り返すことを特徴とする先天性の疾患である．本疾患では，骨髄検査において骨髄球以降の成熟段階の骨髄球系細胞がみられない"maturation arrest"の像を呈することが特徴である[17)18)]．SCN の原因遺伝子は複数報告されているが，2007 年に *HAX1* 遺伝子の異常がその 1 つであることが報告された[19)]．

HAX1 異常を伴う SCN 患者より樹立した iPS 細胞（HAX1-iPS 細胞）を *in vitro* で好中球に分化させ，健常人由来 iPS 細胞（control iPS 細胞；253G4, 201 B6）との比較を行った[16)20)]．iPS 細胞からの *in vitro* 好中球分化系としては，われわれが開発した血清，フィーダー細胞を用いない ES/iPS 細胞からの二次元血球分化システムを，好中球系への分化に特化させる形で改変し使用した．control iPS 細胞から得られた血球では約 40％の細胞が成熟好中球であり，残りの細胞のほとんどが好中球系の未分化細胞であった．これに対し HAX1-iPS 細胞から得られた血球では，成熟好中球は約 10％にとどまり，約 50％が骨髄芽球や前骨髄球といった未熟な骨髄球系細胞の形態を呈していた（図❷）．また，フローサイトメトリーによる表面抗原解析，好中球特殊顆粒の免疫染色も形態で観察された結果を支持しており，HAX1-iPS 細胞由来の *in vitro* 好中球分化においても SCN 患者同様に成熟好中球が減少しており，SCN 患者骨髄検体でみられる maturation arrest が *in vitro* で再現されていることが確認された．さらに，この事象は HAX1-iPS 細胞へレンチウイルスベクターを用いて HAX1 cDNA を遺伝に導入することにより，救済されることを示した[16)]．

以上より，われわれの開発したヒト iPS 細胞からの好中球分化系を用いて，先天性好中球減少症の疾患モデルを確立することが可能であることが示された．このシステムは SDS をはじめとする他の好中球に異常をきたす疾患の病態解析に応用

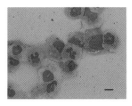 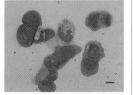

図❷ HAX1遺伝子異常による重症先天性好中球減少症の疾患特異的iPS細胞による病態再現
(文献16より)

可能であると考えている。

Ⅳ．SDSのiPS細胞を用いた解析

　SDSでは造血系の異常を呈し、臨床像を忠実に再現する動物モデルがないこと、膵外分泌系・神経系・骨といった様々な組織に異常が起こることから、増殖・維持が可能で多分化能をもつiPS細胞は病態解析の有用なツールになると考えられる。そこでわれわれは、SDS患者からiPS細胞を作製し、前述したヒトiPS細胞からの好中球分化系を応用し、SDSの病態解析を行っている。

　一方、DaleyらはSBDSをノックダウンした胚性幹細胞（ES細胞）と2人のSDS患者の線維芽細胞からiPS細胞を作製し、それぞれを膵外分泌細胞と血球に分化する実験を行った結果を報告している[21]。SBDSを欠損したES細胞、患者由来iPS細胞では、SBDS遺伝子導入を行ったコントロール細胞から分化させた場合に比べ、膵外分泌組織への分化、管腔構造の形成が障害されていた。また血球分化を行うと、SBDSを欠損したES細胞、SDS患者由来iPS細胞から分化させた場合には、CD45陽性血球細胞の割合、コロニー形成能、TAL1, SPI1, GATA2といった造血系転写因子の発現が低下していた。さらに、SDS患者由来iPS細胞から膵分化させた場合、細胞内顆粒がコントロールに比べサイズが大きく、数も多いことが観察された。SBDS欠損ES細胞から分化させた前骨髄球と単球においても、一次顆粒が増加していた。膵外分泌細胞の顆粒にも骨髄球系細胞のアズール顆粒にも、主にプロテアーゼが含まれている。SDS患者由来iPS細胞からの膵外分泌分化系においても、SBDS欠損ヒトES細胞からの血球分化系においても、SBDS遺伝子導入によりSBDS欠損を救済したそれぞれの細胞からの分化系と比較し、プロテアーゼ活性が上昇していた。プロテアーゼ阻害剤を用いると、SDS患者由来iPS細胞からの膵外分泌分化系、SBDS欠損ヒトES細胞からの血球分化系で認められた、膵細胞、血球の生細胞率は回復した。これらの結果は、SBDSの欠損に伴うプロテアーゼ活性の上昇が、プロテアーゼを含む顆粒が豊富な膵外分泌細胞、骨髄球系血液細胞に自己消化による細胞死をもたらし、SDSの膵外分泌障害、好中球減少の原因となっていることを示唆しているとしている[21]。この報告は、SDSの2大主徴である膵外分泌障害、好中球減少が、プロテアーゼ活性亢進という共通の原因によって起こることを示しており、ヒトiPS細胞の利点を利用した興味深い研究と言える。しかしSDSでは、膵外分泌細胞、好中球以外のプロテアーゼを含む顆粒が豊富ではない細胞で構成される組織にも異常をきたす。また、SBDSの主な機能とされるリボソーム生成との関係も明らかになったとは言えず、SDSの病態については依然解析の余地が残されていると考えられる。

おわりに

　先天性骨髄不全症候群は造血系以外の組織に異常をきたすことも多く、その原因遺伝子はDNA修復、テロメアの維持、リボソーム生成など生命活動に不可欠な機能をもっている。リボソーム生成に関与する遺伝子の変異は、SDSをはじめとするいくつかの疾患で同定されており、SDSの病態解明は幅広い疾患の原因究明、治療法の開発に寄与すると考えられる。そのために、患者から樹立したiPS細胞は有用なツールであり、今後さらに研究が進むことが期待される。

参考文献

1) Shwachman H, Diamond LK, et al : J Pediatr 65, 645-663, 1964.
2) Boocock GR, Morrison JA, et al : Nat Genet 33, 97-101, 2003.
3) Menne TF, Goyenechea B, et al : Nat Genet 39, 486-495, 2007.
4) Wong CC, Traynor D, et al : Blood 118, 4305-4312, 2011.
5) Liu JM, Ellis SR : Blood 107, 4583-4588, 2006.
6) Burroughs L, Woolfrey A, et al : Hematol Oncol Clin North Am 23, 233-248, 2009.
7) Dror Y, Donadieu J, et al : Ann N Y Acad Sci 1242, 40-55, 2011.
8) Zhang S, Shi M, et al : Mol Cell Biol 26, 6656-6663, 2006.
9) Dror Y, Freedman MH : Blood 97, 3011-3016, 2001.
10) Watanabe K, Ambekar C, et al : Apoptosis 14, 77-89, 2009.
11) Rujkijyanont P, Watanabe K, et al : Haematologica 93, 363-371, 2008.
12) Austin KM, Gupta ML, et al : J Clin Invest 118, 1511-1518, 2008.
13) Raaijmakers MH, Mukherjee S, et al : Nature 464, 852-857, 2010.
14) Morishima T, Watanabe K, et al : J Cell Physiol 226, 1283-1291, 2011.
15) Niwa A, Heike T, et al : PLoS One 6, e22261, 2011.
16) Morishima T, Watanabe K, et al : Haematologica 99, 19-27, 2014.
17) Welte K, Zeidler C, et al : Semin Hematol 43, 189-195, 2006.
18) Dale DC, Person RE, et al : Blood 96, 2317-2322, 2000.
19) Klein C, Grudzien M, et al : Nat Genet 39, 86-92, 2007.
20) Matsubara K, Imai K, et al : Haematologica 92, e123-125, 2007.
21) Tulpule A, Kelley JM, et al : Cell Stem Cell 12, 727-736, 2013.

参考ホームページ

・難病情報センター
http://www.nanbyou.or.jp/entry/915
・OMIM
http://omim.org/entry/260400

渡邉健一郎

1990 年	京都大学医学部卒業
2000 年	同大学院医学研究科修了 同大学院医学研究科発達小児科学助手
2003 年	トロント小児病院血液腫瘍科リサーチフェロー
2005 年	京都大学大学院医学研究科発達小児科学助手
2010 年	同講師
2014 年	静岡県立こども病院血液腫瘍科科長

第4章　血液・免疫疾患

3．重症先天性好中球減少症

溝口洋子・小林正夫

重症先天性好中球減少症（severe congenital neutropenia：SCN）は，乳児期より持続する慢性好中球減少症のため，重症細菌感染症を反復する遺伝性疾患である。主なSCNの責任遺伝子として*ELANE*遺伝子および*HAX1*遺伝子が同定されているが，病態についての詳細は明らかとなっていない。近年これらの変異をもつSCN患者由来iPS細胞が本邦で樹立され，報告された。疾患特異的iPS細胞は，本疾患の病態解析および新たな治療法の開発に重要な役割を果たすことが期待される。

はじめに

好中球は細菌，真菌の感染防御において最も重要な血球成分であり，全白血球の70％以上を占める。重症先天性好中球減少症（severe congenital neutropenia：SCN）は，生下時より持続する慢性好中球減少のため重症細菌感染症を反復する疾患であり，これまで種々の責任遺伝子が同定されているが，その病態については明らかとなっていない。本稿ではSCNの病態，症状や治療について述べるとともに，疾患特異的iPS細胞を用いた病態解析の最新知見について概説する。

I．SCNの主な責任遺伝子

SCNは，乳児期からの慢性好中球減少（末梢血好中球絶対数が200/μL未満），生後より反復する重症細菌感染症および骨髄における前骨髄球・骨髄球での成熟障害（**図❶**）を臨床的特徴とする疾患である。1999年に好中球エラスターゼ（neutrophil elastase：NE）をコードする*ELANE*遺伝子のヘテロ接合性変異が，周期性好中球減少症（cyclic neutropenia：CyN）とSCNの半数例で同定され[1)2)]，その後も10種類以上に及ぶ種々の責任遺伝子が明らかにされている。2007年には常染色体劣性遺伝形式を呈するSCNの家系例においてHAX1（HS-1 associated protein）の責任遺伝子である*HAX1*の異常が報告された[3)]。ほかにもこれまでに*GFI-1*，*WAS*，*G6PC3*遺伝子異常に伴うSCNが報告されており，SCNは種々の原因によってもたらされる多様な疾患群と考えられている[4)5)]。SCNの中でも頻度の高いELANE異常およびHAX1異常症を中心に述べる。

1．ELANE異常

本邦におけるわれわれの検討では，SCN患者の約70％，CyN患者のほぼ全例で*ELANE*の変異が同定されている。欧米の報告では*ELANE*遺伝子異常の頻度は30～63％と報告があり，日本では諸外国と比較し*ELANE*変異が優位に認められる（**表❶**）。常染色体優性遺伝の発現形式をとり，現在までに50種類以上の変異が報告さ

---

key words

SCN, 周期性好中球減少症, neutrophil elastase, ELANE, HAX1, AML/MDS, LEF-1, STAT5, SLPI, Wnt3a / β-catenin

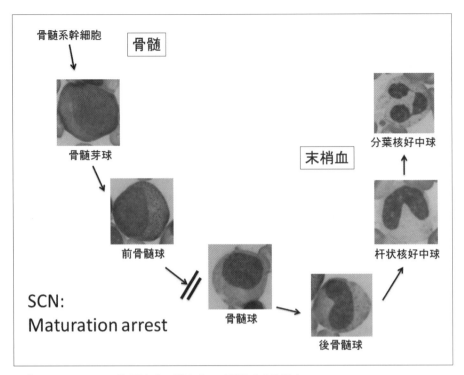

図❶ SCNにおける前骨髄球・骨髄球での顆粒球成熟障害

表❶ SCNの主な責任遺伝子と欧米および本邦における頻度

	欧米	本邦（N=46）
ELANE mutations (AD)	30〜63%	34（74%）
HAX1 mutations (AR)	0〜38%	6（13%）
Others	約20%	約15%
WAS mutations (XR)		1
GFI1 mutations (AD)		
G6PC3 mutations (AR)		
不明		5

厚生労働科学研究（重症先天性好中球減少症研究班）

れている[1)2)6)-8)]。*ELANE*は5つのエクソンから構成されており，SCN，CyN両者ともほぼすべてのエクソンで変異が同定されている。しかし，SCNで認められる変異と同一の変異をもつCyNの症例も存在し，同一の変異で異なるphenotypeを呈する機序については現在のところ不明である[6)]。NEはセリンプロテアーゼに分類され，成熟顆粒球系細胞で最も強く発現しており，アズール顆粒内にある活性型NEは炎症の刺激により細胞外へ放出され殺菌作用を示す。ヘテロ接合性の*ELANE*変異がどのように好中球減少の病態に関与しているかについていまだ明らかではないが，変異タンパクのミスフォールディング（タンパク質の折りたたみ異常）による小胞体ストレス反応の亢進が，SCNの一病因と推測されている[9)10)]。SCN患者でみられる遺伝子変異を導入されたK562細胞では小胞体ストレスのマーカーであるBiPのmRNA発現がwild typeに比し2〜6倍であったこと，実際に患者骨髄系細胞でも高値が認められたことで証明し，NEの細胞内局在の異常と併せてフォールディング病の可能性を示唆している。しかし，Horwitzらの症例と変異遺伝子導入の結果からは，必ずしもBiPのmRNAの発現上昇は有意ではないことが示されており，フォールディング病としての結論は不明である。またSCN患者ではC/EBP-αの発現を制御するLEF-1 mRNA発現の低下がみられることが知られている[11)]。最近SCNにおいてG-CSF受容体下流の転写因子であるSTAT5の活性化が亢進しており，LEF-1のユビキチン化に関与していることが示

された[12]。プロテアソームインヒビターであるボルテゾミブがLEF-1 mRNAレベルを回復し，顆粒球分化を促したと報告されている。さらに別の報告で，NEのインヒビターであるsecretory leukocyte protease inhibitor（SLPI）が骨髄細胞の増殖・分化・細胞周期を制御していることが示され，患者の骨髄細胞や血漿中におけるSLPIの低下が報告された[13]。

2. HAX1異常症

HAX1異常症は，1956年にKostmannが常染色体劣性遺伝形式を示す遺伝性好中球減少症として第1例を報告した疾患である。2007年に本疾患がHAX1遺伝子のホモ接合性変異によるHAX1タンパクの欠損により起こることが明らかになった[3]。HAX1欠損が好中球減少症を誘導する機序について，好中球のアポトーシスへの関与が推測されている。HAX1はミトコンドリアに選択的に存在し，アポトーシスを制御するタンパクの1つである。TNFα刺激により誘導される好中球アポトーシスが亢進しており，HAX1遺伝子が好中球寿命に関与していることを推測している。またHAX1遺伝子変異によりミトコンドリア膜電位維持機能が障害されることが確認されている。ヨーロッパ，中東における解析で，ELANE遺伝子異常を認めないSCN患者の38%でHAX1遺伝子異常が認められた。一方，米国や英国からの報告ではHAX1遺伝子異常の頻度は0～4%であり，人種差があると推定される。本邦における解析ではSCN患者の13%でHAX1異常が同定された。HAX1異常は神経学的異常を合併することが知られており，本邦で報告のある6例全例で精神発達遅滞（MR）を認めている[14)-16)]。

II. SCNの症状，治療

これらのSCNで共通してみられる臨床症状としては慢性好中球減少症に伴う症状であり，乳児期より皮膚感染症（皮下膿瘍，皮膚蜂巣炎），細菌性肺炎，中耳炎，臍帯炎，口腔内感染症などの感染を反復すると同時に重症化・慢性化が認められる。患者骨髄像では，骨髄顆粒球系細胞の低形成，前骨髄球での成熟障害が特徴的所見である。

治療としては，基本的に自然治癒は望めないため，感染症対策が必須である。起炎菌は黄色ブドウ球菌が多いが，グラム陰性菌，真菌感染に対しても注意が必要であり，感染予防としてイソジン含嗽やST合剤の定期投与が有効である。反復および難治例では，顆粒球コロニー刺激因子であるG-CSFの定期投与が行われるが，G-CSF治療を長期間施行している症例において急性骨髄性白血病（acute myeloid leukemia：AML）や骨髄異形成症候群（myelodysplastic syndrome：MDS）の合併が報告されている。特にG-CSFの使用量が多く，長期間であるほど，AML/MDSへの移行が高頻度であるので，定期的な骨髄検査（染色体異常やmonosomy 7）ならびにG-CSF受容体の遺伝子変異の検索が必要となる。いったんAML/MDSを発症すると，現時点では造血幹細胞移植しか治療法はなく，予後は極めて不良である。G-CSFの長期投与が必要な症例はAML/MDS移行前に造血幹細胞移植療法の施行が望ましいと思われる。近年は骨髄非破壊的前処置による造血幹細胞移植にて良好な移植成績が得られているが，移植は様々な危険性をはらんでおり，より安全で効率のよい治療法の開発が期待される。

III. 疾患特異的iPS細胞の樹立と今後の展望

ELANE異常およびHAX1異常のSCNの病態について図❷に示す。さらなる病態解析のために，これまでこれらの遺伝子のトランスジェニックマウスやノックアウトマウスが作製されているが，いずれもphenotypeとして好中球減少症をきたさず，実験モデルとして適さないことが確認されている[17)18)]。cell lineを用いた病態解析についても，血球分化が病態に大きく絡む疾患においては限界があると思われる。この点において，疾患特異的iPS細胞は病態解析および創薬など新規治療法の開発において重要な役割を担うと期待されている。現在SCNの責任遺伝子のうち，ELANE異常およびHAX1異常の疾患特異的iPS細胞が樹立され，すでに報告されている[19)20)]。

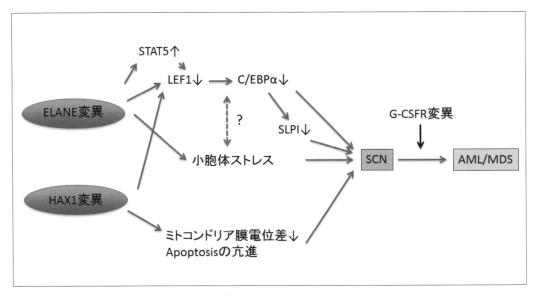

図❷ SCN（ELANE 異常および HAX1 異常）の病態

　Hiramoto らは *ELANE* 変異（C194X）をもつ患者骨髄より疾患特異的 iPS 細胞を樹立し，顆粒球系への分化能について colony assay および液体培養で解析を行い，顆粒球分化障害など既報の SCN 患者骨髄で示されたものと同等の結果を得ている[19]。また，小胞体ストレスのマーカーである XBP1 のスプライシング異常および Bip mRNA の増加や，顆粒球系分化に必須の転写因子である C/EBP-α，C/EBP-β，C/EBP-ε などの mRNA 発現の低下を認め，これまで患者検体で示された報告と一致していた。さらに患者検体での報告と同様に[11]，LEF-1 mRNA 発現の低下を認めた。この LEF-1 が Wnt3a/β-catenin 経路に制御されていることに着目し，iPS 細胞の顆粒球分化系に Wnt3a を添加することで成熟好中球の比率が増加することを示した。彼らは SCN 患者骨髄より樹立した iPS 細胞を用いて，これまで患者検体もしくは cell line での実験で報告されている所見の多くを再現したと同時に，Wnt3a/β-catenin 経路の活性化が SCN 創薬のターゲットとなりうることを示した。
　一方，*HAX1* 変異（R86X）をもつ SCN 患者由来 iPS 細胞の解析結果については Morishima らにより報告された[20]。この *HAX1* 変異をもつ iPS 細胞においても同様に，SCN 患者で認められる顆粒球への成熟障害が示された。さらに患者好中球で認められた所見と同様に，ミトコンドリア膜電位差の低下を認めた。さらに，この *HAX1* 変異をもつ iPS 細胞にレンチウイルスベクターを用いて HAX1 cDNA を導入すると，顆粒球分化実験にて成熟好中球への分化や顆粒球系コロニー数の増加を認め，好中球でのミトコンドリア膜電位差が回復することが示された。以上より彼らは HAX1 異常において，顆粒球系の成熟障害が HAX1 タンパクの欠損によることを証明したとともに，遺伝子治療の可能性についても示した。このように造血細胞の血球分化初期段階より異常が認められる SCN においては，iPS 細胞は病態解析および治療研究に最適のツールであると考えられる。さらに SCN の発症機序のみでなく，SCN に認められる AML/MDS 発症のメカニズムについてもこの iPS 細胞を用いた解析が期待される。
　近年，ゲノム改変技術として標的配列の改変が可能な人工ヌクレアーゼを利用したゲノム編集が注目されている。人工ヌクレアーゼは標的配列の近傍の DNA 二重鎖を切断するが，ドナーベクターを同時に導入することで相同組換え修復機構

により遺伝子修復を誘導できる．従来用いられていたウイルスベクターを利用した遺伝子導入と異なり，標的遺伝子の近傍の編集が可能であることから，より生理的な状態を保存でき，かつrandom integration に伴うがん関連遺伝子などの活性化を回避し，発がんなどの危険性を大幅に減少できると考えられている．これまで様々な遺伝性疾患でこの人工ヌクレアーゼを用いた in vitro での遺伝子修復が報告されている．将来，安全性が確立されれば，人工ヌクレアーゼによる疾患特異的iPS細胞の遺伝子修復は，遺伝性疾患への新たなアプローチ法として期待される．

おわりに

疾患特異的iPS細胞を用いた病態解析，創薬および遺伝子治療の可能性について述べた．今後の更なる発展が期待される．

参考文献

1) Horwitz M, Benson KF, et al : Nat Genet 23, 433-436, 1999.
2) Dale DC, Person RE, et al : Blood 96, 2317-2322, 2000.
3) Klein C, Grudzien M, et al : Nat Genet 39, 86-92, 2007.
4) Welte K, Zeidler C, et al : Semin Hematol 43, 189-195, 2006.
5) Boxer LA, Newburger PE, et al : Pediatr Blood Cancer 49, 609-614, 2007.
6) Dale DC, Person RE, et al : Blood 96, 2317-2322, 2000.
7) Ancliff PJ, Gale RE, et al : Blood 100, 707-709, 2002.
8) Kawaguchi H, Kobayashi M, et al : J Leukoc Biol 73, 225-234, 2003.
9) Kollner I, Sodeik B, et al : Blood 108, 493-500, 2006.
10) Grenda DS, Murakami S, et al : Blood 110, 4179-4187, 2007.
11) Skokowa J, Cario G, et al ; Nat Genet 12, 1191-1197, 2006.
12) Gupta K, Kusnetsova I, et al : Blood, 2014. [Epub ahead of print]
13) Klimenkova O, Ellerbeck W, et al : Blood, 2014. [Epub ahead of print]
14) Matsubara K, Imai K, et al : Haematologica 92, e123, 2007.
15) Okada S, et al : Blood 110, 665 (abstr), 2007.
16) Ishikawa N, Okada S, et al : J Med Genet 45, 802-807, 2008.
17) Grenda DS, Johnson SE, et al : Blood 100, 3221-3228, 2002.
18) Chao JR, Parganas E, et al : Nature 452, 98-102, 2008.
19) Hiramoto T, Ebihara Y, et al : Proc Natl Acad Sci USA 110, 3023-3028, 2013.
20) Morishima T, Watanabe K, et al : Haematologica 99, 19-27, 2014.

溝口洋子
2003年　広島大学医学部医学科卒業
　　　　同医学部付属病院小児科
2005年　広島赤十字・原爆病院小児科
2007年　市立三次中央病院小児科
2008年　広島大学病院小児科
2014年　同大学院医歯薬保健学研究科博士課程修了

第4章 血液・免疫疾患

4. 先天性無巨核球性血小板減少症を解剖する

江藤浩之

iPS細胞技術は，遺伝子改変マウスでは明らかにできなかったヒト疾患病態の本質解明や創薬に多大な貢献をすることができる．トロンボポイエチン（TPO）受容体MPLの欠損を原因とする先天性無巨核球性血小板減少症（CAMT）患者から作製したiPS細胞（CAMT-iPSC）を用いて，マウスモデルで明らかにされなかったヒトMPLの新たな役割を明らかにした．

はじめに

トロンボポイエチン（thrombopoietin：TPO）受容体MPLは，TPOとの会合により，MAPK，JAK/STAT，PI3K/AKTといった下流のシグナル伝達経路を介して細胞機能に様々な役割を果たす[1]．マウス個体，ヒトがん細胞株などを用いた多くの研究によって，MPLシグナルは正常な巨核球発生や血小板産生，造血幹細胞の自己複製（self-renew）に必須の役割を果たすことが明らかにされてきた[2)-5)]．一方，先天的なMPL遺伝子の変異によるMPLタンパクの欠損を原因とする先天性無巨核球性血小板減少症（congenital amegakaryocytic thrombocytopenia：CAMT）は，幼少期に致命的な汎血球減少状態に陥り，最終的に骨髄不全で死に至る希少疾患であるが，mpl欠損マウスとは病態が大きく異なることが知られている．CAMT病態の汎血球減少は，血小板，赤血球，白血球の順で認められることが特徴的であるが[6)]，各血球系統においてMPLシグナルへの依存性に差異が生じる機構は明らかにされていない．一方，mpl欠損マウスは，出生時からの低血小板状態や骨髄中の巨核球数，骨髄系および赤芽球系前駆細胞プールの減少を示すものの，赤血球数や白血球数については生涯維持されている[2)7)]．一方，CAMT患者の骨髄細胞を用いた研究は，倫理的観点や疾患の希少さから非常に困難である．このように適切な病態モデルが利用できないことが，CAMTの詳細な病態メカニズム解明の大きな障壁となっていた．

われわれはiPS細胞から巨核球・血小板や赤血球および骨髄系細胞への分化が可能なCD34/CD43陽性細胞を主体とする造血前駆細胞集団（hematopoietic progenitor cells：HPC）[用解1]の作製に成功しており，血球分化過程をモニターできる評価系を構築している[8)9)]．そこで，CAMT病態のメカニズム解明を目的として，CAMT患者からiPS細胞（CAMT-iPSC）を作製し，CAMT-iPSCから分化させたHPC（CAMT-HPC）の血球分化過程を詳細に解析した[10)]．

I．CAMT-iPSCを用いた病態再現

同胞の造血幹細胞を移植することで救命されたCAMT患者[11)12)]の皮膚線維芽細胞からレトロウイルス法で山中4因子を遺伝子導入し，iPS細胞を樹立した[10)]．患者iPS細胞は，皮膚体細胞と

---

key words

TPO, *MPL*, CAMT, iPSC, HPC, MPP, MEP, 赤血球, 巨核球, 血小板, FLI1, KLF1

同様に両アリルの MPL 遺伝子座にそれぞれ異なる変異を有していた。実際に，CAMT-iPSC から分化誘導した CAMT-HPC では，MPL 発現が欠損しており，MPL シグナル伝達の障害が確認された。すなわち CAMT-HPC は，ヒトでの MPL を欠損した造血発生モデル細胞として使用できる。われわれが CAMT-HPC の種々血球系への分化能を検証した結果，CAMT-HPC は巨核球および血小板だけでなく，臨床病態と同じように赤血球への分化能も著しく欠落した。好中球やマクロファージなどの骨髄球系白血球細胞への分化能は，ある程度障害されているものの上述の巨核球・赤血球2系統と比較して軽度であり，ヒトにおける MPL シグナルの要求性がこれら3系統の細胞の発生において全く異なっていることが示された[10]。つまり，培養皿上で観察した造血発生パターンは，CAMT 患者の臨床経過とよく似ており，CAMT 病態を in vitro で再現していた。

II. 造血前駆細胞および赤血球造血におけるヒト MPL シグナルの重要性

CAMT の病態メカニズム，すなわち MPL シグナルのヒト造血発生における役割とは何であろうか。複数系統の造血細胞への分化能を有する多能性造血前駆細胞（multipotent hematopoietic progenitor：MPP）およびその下流の巨核球と赤血球への2系統にのみ分化できる前駆細胞である巨核球赤血球前駆細胞（megakaryocyte erythrocyte progenitor：MEP）がそれぞれ CD34, CD43, CD41a, glycophorin A（GPA, CD235a）の4種類の表面抗原によって定義できることを利用することで[13)14)]，CAMT-HPC からの種々血球細胞への分化過程を詳細に検討した結果，CAMT-iPSC 由来 MPP からは MEP の産生がほとんど認められず，巨核球および赤血球のいずれにも分化できないことをわれわれは証明した[10]。さらに CAMT-iPSC 由来 MPP は，アポトーシスによって培養開始後急激にその数を減少させた。これらの表現型は，野生型 MPL の発現を遺伝子導入で補うことで回復した。以上から，①CAMT-HPC では，MPL シグナルの喪失によって MPP が早期に減少し，少なくとも3系統の血球細胞への分化能が低下する。②巨核球と赤血球を産生するために重要な経路である MPP から MEP への分化が特に阻害されることで，巨核球および赤血球の産生が著しく低下する（図❶）。つまりマウスと

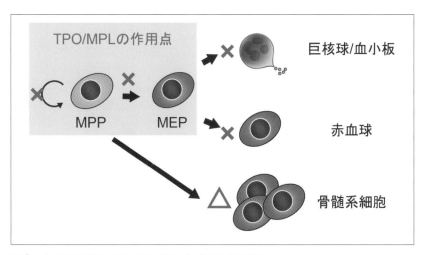

図❶　ヒト造血発生における MPL シグナルの役割
ヒトの MPL シグナルは，MPP の維持と MEP への分化に不可欠な役割を果たす。その結果，巨核球・血小板だけでなく，赤血球の産生にも必須であることが明らかになった。一方，骨髄系細胞の発生における MPL シグナルの依存度は小さかった。

は異なり，ヒトの造血システムにおいてMPLシグナルが血小板発生だけでなく赤血球発生においても不可欠であることを示した．

Ⅲ．CAMT-HPCにおける巨核球および赤血球への分化プログラム異常

健常人iPS細胞由来のHPC（健常人HPC）は，TPOおよびエリスロポイエチン（EPO）存在下で分化させると，巨核球と比較して赤血球へより多く分化してしまう．おもしろいことに，CAMT-HPCでも正常レベルの発現量のMPLを補うと，健常人と同様に赤血球に傾斜した分化を示した．しかし非生理的であるが，過剰な量のMPLを発現させると赤血球への分化が抑制され，巨核球への分化が亢進した．一方で，健常人HPCで同様に過剰なMPLを発現させると，CAMT-HPCとは逆に巨核球は全くできずに，赤血球のみがさらに多く産生する．これらの結果は，MPLシグナルの強度・量が巨核球・赤血球への分化決定に影響を与えることを示すとともに，CAMT患者の細胞では分化の決定機構パターンが健常人の細胞と異なっている可能性を示唆していた．

次の疑問は，MPLシグナルはどのようにして分化決定に関わるのかである．MEPから巨核球および赤血球への分化決定に関しては不明な点が多いものの，巨核球への分化を促進するFLI1と赤血球への分化を促進するKLF1の2種類の転写因子が互いに抑制的に制御する機構によって，巨核球と赤血球との分化バランスを維持している[15]．そこで，われわれは外在性MPLの発現量を調節した健常人HPCとCAMT-HPCとの分化開始時のFLI1およびKLF1の発現変化を調べた．その結果，FLI1では巨核球への傾斜と相関した発現変化が認められたのに対し，KLF1ではこれらの細胞間で差が認められなかった[10]．すなわち，FLI1がTPO/MPLシグナル下流での主要な調節因子であり，KLF1はFLI1の発現変化の結果と

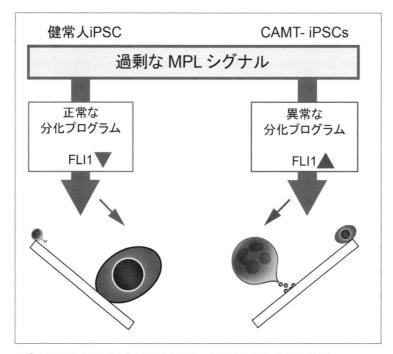

図❷　過剰なMPLシグナルの巨核球・赤血球分化に与える影響
CAMT-iPSCでは，転写因子FLI1による巨核球・赤血球への分化プログラムは，健常人iPS細胞と異なっており，より巨核球側へ偏った分化が認められた．

して変動すると考えた．さらに，MPLを過剰発現させた健常人HPCにFLI1を強制発現させると，赤血球に傾斜した分化が是正された．以上の結果から，健常人の造血は，MPLの下流でFLI1の発現を抑制させることで赤血球への分化を決定する．しかし，CAMT-HPCはこの分化プログラムそのものに異常を起こし，何らかのエピジェネティックな異常なのか，FLI1が上昇した結果，巨核球へ傾斜した分化が引き起こされたと考えられる（図❷）．

一般的に，生体内において1つの巨核球は，およそ2000個の血小板を放出・産生すると推測されているため，健常人であれば骨髄内部の赤血球と巨核球は40000：1の割合で赤血球優位に発生するとの仮説が成立する．したがって，われわれの解析によって，CAMT患者ではMPL欠損によって生まれながらに血小板数が少ないために，血小板減少を補うべく巨核球優位の分化が細胞レベルで引き起こされており，一層，赤血球産生が阻害されているのかもしれない．

おわりに

本研究では，CAMT患者由来のiPS細胞を用いた解析から，MPLシグナルがヒトのMPPの維持およびMEPへの分化に必須であり，血小板だけでなく赤血球の産生にも不可欠であることが明らかとなった．特発性血小板減少性紫斑病などの血小板減少症に用いるトロンボポイエチン様低分子化合物エルトロンボパグが，再生不良性貧血患者の汎血球減少を改善したという最近の報告は[16]，ヒト生体内の造血幹・前駆細胞におけるMPLの生理的重要性を示唆している．一方，過剰なMPLシグナルの伝達は巨核球および赤血球への分化決定に影響することが明らかとなり，血球系統ごとにMPLシグナルが厳密に制御されることがヒトの正常な造血発生に必要であることが示された．

用語解説

1. **造血前駆細胞集団（hematopoietic progenitor cell：HPC）**：適切なサイトカイン条件下において，種々の血球細胞への分化能をもつ造血前駆細胞が混在した集団．様々な血球系統へ分化できる $CD34^+CD43^+CD41a^-GPA^-$ の multipotent progenitor（MPP）や巨核球および赤血球への分化能に限定された $CD41a^+GPA^+$ megakaryocyte-erythroid progenitor（MEP）などを含む．

参考文献

1) Kaushansky K：J Clin Invest 115, 3339-3347, 2005.
2) Alexander WS, Roberts AW, et al：Blood 87, 2162-2170, 1996.
3) de Sauvage FJ, Carver-Moore K, et al：J Exp Med 183, 651-656, 1996.
4) Qian H, Buza-Vidas N, et al：Cell Stem Cell 1, 671-684, 2007.
5) Yoshihara H, Arai F, et al：Cell Stem Cell 1, 685-697, 2007.
6) King S, Germeshausen M, et al：Br J Haematol 131, 636-644, 2005.
7) Carver-Moore K, Broxmeyer HE, et al：Blood 88, 803-808, 1996.
8) Takayama N, Nishikii H, et al：Blood 111, 5298-5306, 2008.
9) Takayama N, Nishimura S, et al：J Exp Med 207, 2817-2830, 2010.
10) Hirata S, Takayama N, et al：J Clin Invest 123, 3802-3814, 2013.
11) Muraoka K, Ishii E, et al：Br J Haematol 96, 287-292, 1997.
12) Ihara K, Ishii E, et al：Proc Natl Acad Sci USA 96, 3132-3136, 1999.
13) Vodyanik MA, Thomson JA, et al：Blood 108, 2095-2105, 2006.
14) Klimchenko O, Mori M, et al：Blood 114, 1506-1517, 2009.
15) Dore LC, Crispino JD：Blood 118, 231-239, 2011.
16) Olnes MJ, Scheinberg P, et al：N Engl J Med 367, 11-19, 2012.

第4章 血液・免疫疾患

江藤浩之

1990年	山梨医科大学医学部医学科卒業 虎の門病院内科レジデント
1996年	山梨医科大学大学院博士課程修了 帝京大学医学部内科循環器グループCCU助手
1999年	米国Scripps研究所博士研究員
2003年	同上級博士研究員 東京大学医科学研究所ヒト疾患モデル研究センター幹細胞治療（高次機能）研究分野助手・助教
2008年	同幹細胞治療研究センター幹細胞治療部門助教
2009年	同幹細胞治療研究センターステムセルバンク特任准教授
2011年	京都大学iPS細胞研究所臨床応用研究部門教授

第4章　血液・免疫疾患

5．疾患特異的 iPS 細胞を用いた慢性骨髄性白血病の病態解明と新規治療の開発

宮内　将・黒川峰夫

iPS 細胞（induced pluripotent stem cells）は，再生医療研究のみならず疾患モデルとして広く応用されている．腫瘍細胞から樹立することも可能であるため，腫瘍性疾患の研究に対して病態解明・創薬開発につながる新たな疾患モデルを提供することができる．筆者らは慢性骨髄性白血病（chronic myelogenous leukemia：CML）患者検体より CML-iPS 細胞を樹立した．本稿では，CML-iPS 細胞を用いた CML 研究について概説した．

はじめに

昨今のリプログラミング技術の発展に伴い，様々な種類の細胞から iPS 細胞（induced pluripotent stem cells）が樹立可能となった．iPS 細胞は，再生医療の実現化に向けての重要なソースであると同時に[1]，新規疾患モデルとしても応用されている[2)-5)]．悪性腫瘍細胞由来の iPS 細胞を樹立することによって，これまで解析が行われてきた細胞株やマウスモデルとは異なった新規疾患モデルとして応用することが可能となる．本稿では，悪性腫瘍である慢性骨髄性白血病（chronic myelogenous leukemia：CML）患者検体から樹立した CML-iPS 細胞を用いた CML の病態解析について述べる．

CML は 9 番染色体と 22 番染色体の転座によって形成されたフィラデルフィア染色体上に位置する BCR-ABL 融合遺伝子が原因となり引き起こされる骨髄増殖性疾患である．BCR-ABL 融合遺伝子よって造血幹細胞ががん化し，幼若な細胞から成熟した血液細胞まで異常な増殖を認める病態を形成する．BCR-ABL 融合遺伝子から翻訳される oncoprotein を標的とするチロシンキナーゼ阻害剤（tyrosine kinase inhibitor：TKI）イマチニブの出現によって腫瘍細胞のコントロールが可能となったため，CML の長期予後の劇的な改善を認めている．現在では複数の TKI が存在し，CML 患者の長期生存例は 90％に達する．しかしながら，TKI を中断すると一般的には再度腫瘍の増殖が起こることから，TKI による CML の根治治療は現在までに達成されていない．TKI の投与では腫瘍細胞が完全に消失しない理由の 1 つに TKI に耐性をもつ CML 幹細胞の存在が考えられている[6]．CML 幹細胞の解析には，既存の疾患モデルを用いた研究と同様に，iPS 細胞を用いた疾患モデル研究も有用であると考えられる．

腫瘍細胞からも iPS 細胞の樹立が可能となった近年では，BCR-ABL 陽性細胞株から樹立された iPS 細胞[7]や，複雑な複数の染色体異常とともに 9 番染色体と 22 番染色体の転座をもつ CML 患者検体由来の iPS 細胞[8]が報告されている．複数の異常を有する iPS 細胞は疾患特異性を正確に反

key words
iPS 細胞，疾患特異的 iPS 細胞，慢性骨髄性白血病，白血病幹細胞

映しない可能性があるが，フィラデルフィア染色体のみを有する iPS 細胞が CML 患者検体より樹立できれば，有効な新規疾患モデルとなる可能性が考えられる。

筆者らは，CML 患者の検体から染色体異常としてフィラデルフィア染色体のみを有する iPS 細胞を樹立し（CML-iPS 細胞），それから分化誘導された血液細胞は CML 患者の病態を再現していることを見出し，CML-iPS 細胞が新規の疾患モデルとして有用なことを示した[9]（図❶）。また CML-iPS 細胞が TKI のイマチニブに抵抗性であり，そこで重要な役割を果たすシグナル伝達経路を同定した。さらに，CML-iPS 細胞を用いてイマチニブ抵抗性の白血病幹細胞様分画を同定した。以下に CML-iPS 細胞を用いた疾患モデル研究について概説する。

I．CML-iPS 細胞の解析

1．樹立・イマチニブ感受性

CML 患者の検体に対してレトロウイルスベクターやエピソーマルベクターを用いた複数のリプログラミング因子の導入を行うことによって，*BCR-ABL* を発現する CML-iPS 細胞を樹立することが可能である。

筆者らの当初予想とは異なり，CML-iPS 細胞はイマチニブに対する感受性を消失していた。イマチニブの曝露に対して，CML-iPS 細胞のコロニーの形態・増殖能が変化することはなく，正常 iPS 細胞と同様の挙動を示した。

2．BCR-ABL 関連シグナル伝達経路（図❷）

CML-iPS 細胞はイマチニブ不応性であった。CML-iPS 細胞において，BCR-ABL 関連のシグナル伝達を評価することは，疾患モデルとして応用を考えるにあたって重要である。

ERK1/2・AKT・STAT5・CRKL は BCR-ABL

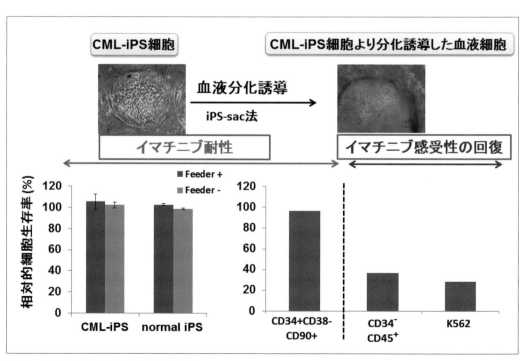

図❶　CML-iPS 細胞を用いた病態解析
CML 患者検体より CML-iPS 細胞を樹立，また CML-iPS 細胞を血液細胞に分化誘導して解析を行った。CML-iPS 細胞は血液細胞に分化誘導することで，イマチニブ感受性を回復する。

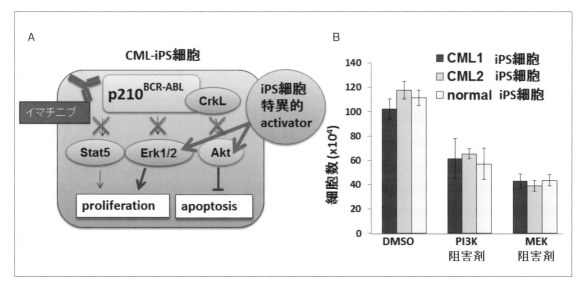

図❷ CML-iPS 細胞における BCR-ABL 関連シグナル伝達経路
A. イマチニブ存在下ではERK1/2・AKTのリン酸化は抑制されない。ERK1/2・AKTはiPS特異的activatorと考えられる。
B. ERK1/2・AKTをターゲットとした阻害剤はBCR-ABLの有無にかかわらずiPS細胞の増殖を阻害する。

存在下で高度にリン酸化されることが知られている。特にCRKLはBCR-ABLのdirect targetとして知られている。これらのリン酸化を評価したところ，CRKLのリン酸化は，CML-iPS細胞において正常iPS細胞よりも高度であった。さらにイマチニブ曝露によって，CML-iPS細胞においてCRKLのリン酸化は減弱した。これらの結果は，CML-iPS細胞に発現しているBCR-ABLタンパクも，イマチニブによって抑制されるoncoproteinとして機能していることを示した。またCRKLと同様に，STAT5のリン酸化もイマチニブによって減弱した。

一方で上記とは異なる挙動を示したのがERK1/2・AKTのリン酸化である。正常iPS細胞・CML-iPS細胞ともにERK1/2・AKTのリン酸化は高度であり，正常iPS細胞においてもCML-iPS細胞においても，イマチニブ曝露によってリン酸化の減弱を認めることはなかった。これらの結果から，ERK1/2・AKTが，iPS細胞化されることによって獲得される細胞増殖に重要なシグナル伝達経路であることが示唆された。

3. CML-iPS 細胞・正常 iPS 細胞の ERK1/2・AKT を介したシグナル伝達経路

iPS細胞において，ERK1/2・AKTを介するシグナル伝達経路が重要であることを他の方法で検証してみることも必要である。

ERK1/2の上流に位置するMEK1/2の阻害剤，およびAKTの上流に位置するPI3Kの阻害剤を用いて，各シグナル伝達をブロックすることとした。各阻害剤曝露下で正常iPS細胞・CML-iPS細胞双方の細胞増殖能を評価した。またERK1/2・AKTのリン酸化の評価を同じ条件で行った。予想どおり，各阻害剤曝露下において細胞増殖能は，正常iPS細胞とCML-iPS細胞双方とも同程度に減少していた。また，ERK1/2・AKTのリン酸化も同様に，正常iPS細胞とCML-iPS細胞双方において同程度に減弱していた。この結果から，ERK1/2・AKTが，iPS細胞化されることによって獲得される細胞増殖に重要なシグナル伝達経路であり，BCR-ABL非依存的であることが明らかとなった。

II. CML-iPS細胞から分化誘導を行った血液細胞の解析

1. CML-iPS細胞を用いた血液細胞への分化誘導

iPS細胞は，マウス間葉系細胞株C3H/10T1/2とVEGF（vascular endothelial growth factor）を含有した培養液で共培養することによって，誘導された血液細胞を大量に含んだsac様の構造物を形成することが報告されている（iPS sac法）[10]。この方法を用いて，CML-iPS細胞よりCML-iPS細胞由来血液細胞を誘導し解析を行った。

2. イマチニブ感受性

CML-iPS細胞はイマチニブに対して不応性であった。CML-iPS細胞を疾患モデルとして利用するにあたり，CML-iPS細胞由来血液細胞のイマチニブ感受性を検証することは，極めて重要である。

CML-iPS細胞由来血液細胞を特定のサイトカインを加えて培養すると増殖を認める。しかし，同条件にイマチニブを加えて，イマチニブ曝露下で培養すると，細胞増殖が抑制され，抑制の度合いはイマチニブ濃度依存的であることが示された。一方，イマチニ曝露下においても正常iPS細胞由来血液細胞は細胞増殖に変化が認められないことが示された。これらの結果から，CML-iPS細胞由来血液細胞はイマチニブに対する感受性を回復することが示された。

3. BCR-ABL関連シグナル伝達経路

CML-iPS細胞で行った評価と同様に，ERK1/2・AKT・STAT5・CRKLのリン酸化を確認した。CML患者の検体を用いた際と同様に，これらのタンパク質はCML-iPS細胞由来血液細胞内において，イマチニブ曝露によりリン酸化が減弱することが明らかとなった。同時に正常iPS細胞由来血液細胞内においては，リン酸化が変化しないことが示された。CML-iPS細胞由来血液細胞は細胞増殖能だけでなく，シグナル伝達経路においてもCML患者検体と同様の挙動を示すことが明らかとなり，疾患モデルとしての有用性が示されることとなった。

4. イマチニブ不応性分画

CML患者をTKIで根治することが困難である原因として，前述のとおりTKI不応性であるCML幹細胞の存在が示唆されている。CML-iPS細胞由来血液細胞の中に，CML幹細胞様のTKI不応性の細胞が含まれていれば，CMLの病態を反映した新規疾患モデルとしての有効性が広がることとなる。

CML-iPS細胞由来血液細胞を表面抗原の発現パターンでいくつかの分画に分け，イマチニブに対する感受性を評価した。その結果，CD34陽性・CD45陽性・CD90陽性・CD38陰性の表面抗原パターンを示す一部の未熟な細胞分画では，イマチニブ曝露下において細胞増殖能に変化が認められないことが明らかとなった。この結果は，TKI不応性であるCML幹細胞と似通った挙動であると考えられる。CML幹細胞の病態解析においてもCML-iPS細胞由来血液細胞が有効なモデルとなりうる可能性が示唆された。

おわりに

CMLの長期予後はTKIの出現によって劇的に改善した。しかしながら，TKIを中断すると再度腫瘍の増殖が起こり，TKIによる根治は極めて困難である。CMLの根治を達成するには，TKIに治療抵抗性をもつCML幹細胞を完全に駆逐することが必要であると考えられており，CML幹細胞の病態解析はCML研究の大きなテーマの1つである。実際，CMLマウスモデルのCML幹細胞と正常マウスの造血幹細胞の遺伝子発現プロファイルを比較することによって，CML幹細胞の維持に重要な遺伝子がいくつか同定されている[11)-13)]。しかしながら，これらをターゲットとした新規治療戦略が考案されているが，臨床応用までには結びついていない。臨床応用が困難な要因の1つとして，マウスモデルではヒトCMLの病態を十分に反映していない可能性が考えられる。同時に，CML患者検体自体に限りがあることから，十分なヒト検体を用いた前臨床研究が実施できていない点も一因と考えられる。これらの問題は，解析用の検体が豊富に獲得できるヒト由

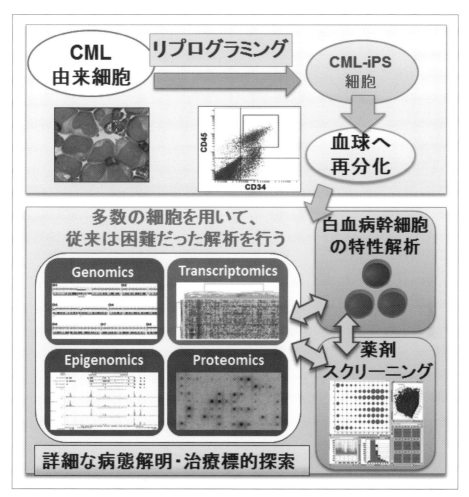

図❸ CML-iPS 細胞を用いた病態解析・新規治療開発の展望
これまで困難であった白血病幹細胞の解析・薬剤スクリーニングが可能となることで、新規治療法につながる可能性がある。

来のモデルが確立できれば克服でき、CML-iPS細胞由来血液細胞は極めて有望なモデルの1つであると考えられる。

筆者らの研究によって、CML-iPS 細胞を用いた新規疾患モデルが CML 幹細胞の解析にも有用な新規の疾患モデルとなりうることが示された。また CML-iPS 細胞を用いた疾患モデルの有用性を Francois らも提唱している[14]。

CML-iPS 細胞を利用することでヒト CML 幹細胞に近い性質をもった細胞を大量に誘導することができる。希少な分画について、これまで困難であった網羅的解析や薬剤スクリーニングを行い、CML 幹細胞分画におけるイマチニブ不応性機序の解明、また臨床応用可能な新規治療の開発につながる可能性がある（図❸）。CML-iPS 細胞を用いた今後の解析により、臨床応用可能な新規治療法の開発が望まれる。

参考文献

1) Nishikawa S, Nierras CR, et al : Nat Rev Mol Cell Biol 9, 725-729, 2008.
2) Yamanaka S : Cell Stem Cell 1, 39-49, 2007.
3) Park I-H, Huo H, et al : Cell 134, 877-886, 2008.
4) Hanna J, Markoulaki S, et al : Science 318, 1920-1923, 2007.
5) Hirata S, Eto K, et al : J Clin Invest 23, 3802-3814, 2013.
6) Jorgensen HG, et al : Blood 109, 4016-4019, 2007.
7) Carette JE, Brummelkamp TR, et al : Blood 115, 4039-4042, 2010.
8) Hu K, Slukvin II, et al : Blood 117, e109-e119, 2011.
9) Keiki K, Mineo K, et al : Blood 119, 6234-6242, 2012.
10) Takayama N, et al : Blood 111, 5298-5306, 2008.
11) Hurtz C, et al : J Exp Med 208, 2163-2174, 2011.
12) Yaoyu C, et al : Nat Genet 41, 783-792, 2009.
13) Zhang H, et al : Nat Genet 44, 861-871, 2012.
14) Bedel A, Moreau-Gaudry F, et al : PLoS One 8, e71596, 2013.

宮内　将
2009年　京都大学医学部医学科卒業
　　　　東京大学医学部附属病院研修医
2011年　同医学部附属病院血液・腫瘍内科
　　　　同大学院医学系研究科入学

第4章 血液・免疫疾患

6．リプログラミング技術を用いた骨髄異形成症候群の病態解明と新規治療の可能性

蝶名林和久・吉田善紀・高折晃史

　骨髄異形成症候群（MDS）はクローナルな後天性造血障害で，造血幹細胞に多様なゲノムおよびエピゲノム異常が蓄積することで生じる。根治は同種造血幹細胞移植でしか得られないが，その適応は若年者に限られ，大多数の症例は感染症や白血病化によって死の転帰をとり予後不良である。MDS では，病態解明に有用なモデルマウスがなく，将来の治療法の開発を可能にするツールの開発，および新規治療薬の開発が切望されている。
　本稿では，iPS 細胞技術の後天性血液疾患の病態研究，創薬への応用の可能性について，主として最近われわれが樹立した MDS-iPS 細胞に関して概説する。

はじめに

　骨髄異形成症候群（MDS）はクローナルな後天性造血障害で，臨床的には貧血，血小板減少，白血球減少などをきたし，骨髄造血細胞に様々な程度で形態異常が生じることを特徴とする疾患である。比較的高齢者に多く，また悪性腫瘍に対する化学療法や放射線療法後に発症（二次性 MDS）することもあり，近年の社会の高齢化や積極的化学療法の拡がりと相まって，MDS 症例は増加の一途をたどっている。MDS の本態は，造血幹細胞に多様なゲノムおよびエピゲノム異常が蓄積することで生じた異常幹細胞クローンが，徐々に優位性を獲得し骨髄内を占拠していくこととされ，この異常クローンのもつ分化異常や病的なアポトーシスが，血球の正常な成熟を障害し，結果として血球減少や骨髄細胞の異形成を引き起こすと考えられている。さらに，この異常クローンがさらなるゲノム・エピゲノムレベルでの異常を蓄積することで質的に変貌し，急性骨髄性白血病（AML）へ高頻度に進展する。つまり，MDS は前白血病状態とも考えられている。根治は同種造血幹細胞移植でしか得られないが，その適応は若年者に限られ，移植治療の恩恵が受けられるのはごく少数の患者のみである。大多数の高齢患者では輸血などの対症療法が主体となり，数年内に感染症や白血病化によって大半が死の転帰をとり，予後不良である。近年，アザシチジン（ビダーザ®）が開発され臨床応用されているが，その効果は中央生存期間で約 9 ヵ月の延長が得られるに過ぎない[1]。*de novo* AML では遺伝子改変などにより有用な白血病マウスモデルが開発され，またヒト白血病細胞を免疫不全マウスに移植するヒト化白血病マウス系の確立により，白血病幹細胞が同定されているのに対し，MDS では病態解明に有用なモデルマウスがなく，有効な治療法を開発

---

key words

MDS，後天性血液疾患，iPS 細胞，病態研究，創薬，次世代シークエンサー，ゲノム異常，クローン進化，造血器腫瘍性疾患

するためのツールがないのが現状である。MDSの病態が再現・解析でき，将来の治療法の開発を可能にするツールの開発，および新規治療薬の開発が切望されている。

iPS細胞はES細胞と同様に未分化性を維持したまま増幅可能かつ生体を構成する種々の細胞に分化することが可能であり[2]，患者検体を得ることが困難な神経疾患領域などでiPS細胞を利用した遺伝性疾患研究への応用が精力的に行われている。MDSのような後天性の遺伝子異常を伴う疾患においても，疾患特異的なiPS細胞が樹立できれば，iPS細胞を再分化させることによって患者から直接採取することのできない多量の疾患細胞を必要な分化段階で得ることができ，疾患の発症・進展における変異遺伝子の機能解析や，新しい治療薬の開発などが可能になると考えられる（図❶）。

本稿では，iPS細胞技術の後天性血液疾患での病態研究，創薬への応用の可能性について，主として最近われわれが樹立したMDS-iPS細胞に関して概説する。

Ⅰ．MDS-iPS細胞の樹立

MDSでは，骨髄の低形成や線維化により十分な骨髄細胞が得られないことが多く，また染色体異常として欠失などの不均衡型がほとんどであるため，iPS細胞の樹立が困難であることが予想される（表❶）。さらに，遺伝性骨髄不全症候群であるFanconi anemia, Diamond-Blackfan症候群などにおいてp53の活性化によるリプログラミング効率の低下が報告されているが[3][4]，後天性のMDSでも5q-syndromeにおいてp53の活性化が知られている[5]。最近われわれは，OCT3/4, SOX2, KLF4, LIN28, L-MYC, p53shRNAという6つの因子をエピソーマルプラスミドを用いて導入する方法[6]を用いることで，核型異常をもつ複数の成人MDS症例から複数のiPS細胞（MDS-iPS細胞）を樹立することに成功した。MDS-iPS細胞から再分化した造血前駆細胞は，同一患者由来の正常iPS細胞から再分化した造血前駆細胞と比較して，赤血球系および好中球系分化能の低下がみられた。

しかし，このような非常に遺伝子導入効率およ

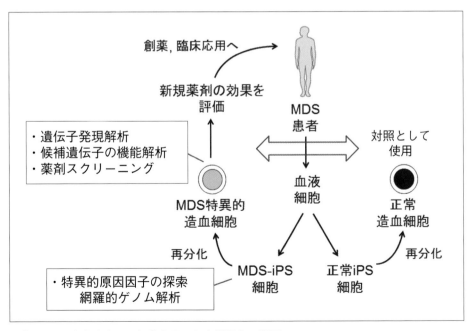

図❶　MDS患者由来iPS細胞を用いた病態研究の概要

表❶ MDSにおいて認められる染色体異常

染色体異常	MDS	治療関連MDS	染色体異常	MDS	治療関連MDS
不均衡型			均衡型		
+8	10%		t(11;16) (q23;p13.3)		3%
-7 or del(7q)	10%	50%	t(3;21) (q26.2;q21.1)		2%
-5 or del(5q)	10%	40%	t(1;3) (q36.3;q21.2)	1%	
del(20q)	5〜8%		t(2;11) (p21;q23)	1%	
-Y	5%		inv(3) (q21;q26.2)	1%	
-i(17q) or t(17p)	3〜5%		t(6;9) (q23;q34)	1%	
-13 or del(13q)	3%				
del(11q)	3%				
del(12p) or t(12p)	3%				
del(9q)	1〜2%				
idic(X)(q13)	1〜2%				

びリプログラミング効率のよい方法を用いた場合でも，核型によっては樹立困難あるいは少数クローンしか樹立できないことも多い。MDSの分子病態の多様性，iPS細胞自体のクローン多様性を考慮すると可能なかぎり多くの症例から複数のiPSクローンを樹立することが理想的であるが，リプログラミングが困難，iPS様細胞が誘導できても安定した未分化性の維持が困難な症例も多いと思われる。したがって，より有効なリプログラミング技術の開発と同時に，一方でiPS細胞の樹立が可能な染色体異常や遺伝子変異などの選別も必要である。iPS細胞の樹立が困難な遺伝子異常をもつMDSクローンに関しては，いったん遺伝子修復を行ってiPS細胞を樹立し，その後，導入遺伝子を除去するなどの方法も考えられる。

II. MDS-iPS細胞を用いた病態研究

1. iPS細胞を用いた病態研究の意義

近年，SNPアレイや次世代シークエンサーを用いたMDSの網羅的ゲノム解析により de novo AMLとは異なる遺伝子異常が次々に発見され[7)8)]，治療標的としての可能性など臨床への応用も加速すると期待されているが，遺伝子異常の意味や病態との関連についてはまだ不明な点が多い。MDS患者ではこれらの遺伝子変異が複数あることが多く，次世代シークエンサーを用いたtargeted resequencingの結果から同一症例においてもMDSクローンの階層性が存在し，親クロー

ン，複数の娘クローンが存在することが判明している（図❷）[9)]。単一細胞エキソーム解析や，コロニーアッセイを用いた単一クローン由来コロニーのゲノム解析などを用いることで，より詳細なクローン進化の解析が可能となるが，クローン優位性の獲得や病態の進展において各遺伝子異常が果たす意義についての解析は十分でない。

MDS症例から複数のMDS-iPS細胞を樹立することができれば，より詳細にその症例でみられる個々の遺伝子異常の機能的な解析およびそれらを標的とした治療法の開発を行うことも可能となるかもしれない。

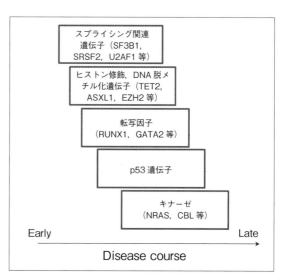

図❷ MDSにみられる遺伝子変異とその獲得順序

2. コントロールの問題点

ヒトiPS細胞の分化特性はドナーの違いに起因するところが大きいことが明らかになっている[10]。このことは，ヒトiPS細胞の分化特性を比較する際には，ドナーの違いを考慮することが重要であることを強く示唆している。血液疾患特異的iPS細胞を用いた病態研究においても，できるかぎり疾患遺伝的背景が同じisogenicなiPS細胞を用いるべきであると考えられる。

(1) 正常細胞由来iPS細胞

骨髄の正常造血がある程度残存している時には，血液疾患特異的iPS細胞と同時に誘導される正常骨髄系細胞由来iPS細胞がisogenic controlとなる。MDSなどの後天性骨髄系腫瘍性疾患では，ほとんどのT細胞は正常であるためT細胞由来のiPS細胞をisogenic controlとして用いることが可能である。われわれはMDS症例の末梢血T細胞からでも前述のエピソーマルプラスミドを用いる誘導方法により，効率的に正常iPS細胞が樹立できることを確認している。

(2) 遺伝子改変iPS細胞

特に遺伝性疾患において，患者由来のiPS細胞を用いた試験系における課題として，コントロールとなるiPS細胞を準備することが難しい点が挙げられる。近年，ZFN（zinc-finger nuclease），TALEN（transcription activator-like effector nuclease），CRISPER/Cas9（clustered regularly interspaced short palindromic repeats/CRISPR-associated）などの人工ヌクレアーゼを用いて，ヒトES/iPS細胞においても効率的に目的の遺伝子を改変することが可能となってきている。これらのゲノム編集技術を用いて特定の遺伝子に変異を有する疾患iPS細胞のゲノムを修復することで，それ以外の領域においては同一の遺伝的バックグラウンドを有するコントロールiPS細胞を得ることができ，対象となる遺伝子機能に対しより厳密な比較が可能となる。逆に，単一遺伝子変異の評価系として，十分に機能評価された正常ES/iPS細胞にその遺伝子変異を導入し，疾患モデルとして用いることも可能である。

(3) ダウン症患者由来iPS細胞

MDSにおける染色体異常は数的異常の頻度が高いことが特徴であり，MDSの病態との関連が明らかにされてきているが，まだ不明な点が多い。ダウン症患者から樹立したトリソミー21 iPS細胞では，培養中に頻度は低いがdisomicのサブクローンが出現することが報告されており，遺伝子操作を行うことでdisomicのサブクローンを選別し増やすことができるとされている[11]。MDS-iPS細胞においてこのような現象がみられれば，MDSでみられる染色体の数的異常の意義を解明するうえで非常に有用なコントロールになると考えられる。

3. in vivo 再現系の構築

MDSを含む造血器腫瘍性疾患特異的iPS細胞を用いたin vivoでの病態研究，新規薬剤治療効果判定には，免疫不全マウスを用いた病態再現系の構築が必要である。マウスES/iPS細胞ではホメオボックス遺伝子であるHoxB4を強制発現することで，移植可能な3系統の造血を再構築できる造血幹細胞様の細胞が誘導されることが報告されている。一方，ヒトES/iPS細胞を用いて造血幹細胞を効率よく誘導・増幅している報告はなく，HoxB4遺伝子を強制発現させた場合においてもマウスと同等の効果は得られていない。

最近，ストローマ細胞であるOP9細胞をヒトiPS細胞と同時にマウスに移植して形成されたテラトーマの中で骨髄再構築可能なヒト造血幹細胞様細胞が誘導されることが報告されている[12)13)]。この方法を用いることで，将来，造血器腫瘍性疾患特異的iPS細胞から造血幹細胞様細胞が誘導できれば，in vivoでの病態研究のための非常に有用なツールとなると考えられる。

Ⅲ．MDS-iPS細胞を用いた創薬開発

低リスク群MDSではAMLへの移行のリスクは低く，骨髄不全への対策が治療の主目的となる。5番染色体長腕欠失を有するMDSに対してはサリドマイド誘導体であるレナリドミドが有効であり，貧血の改善に加えて細胞遺伝学的効果も期待できるが，他の病型での有効性は低く，さらに有

用な薬剤の開発が必要である。高リスク群MDSは可能であれば速やかに同種造血幹細胞移植を施行することが望まれる。移植の適応とならない症例に対してはDNAメチル化阻害薬であるアザシチジン投与による生存期間延長が示されているが，治癒は望めない。MDS-iPS細胞を利用すれば，患者から直接採取することのできない多量の疾患細胞を得ることができ，創薬開発における新規化合物のスクリーニングに関して非常に有用であることが期待される。しかし，実際に血液疾患特異的iPS細胞から分化した細胞がゲノム異常や病態を反映した振る舞いを示すかどうかに関して未知な部分も多い。Kurokawaらは慢性骨髄性白血病クローン由来のiPS細胞から分化した造血前駆細胞がBCR/ABL特異的チロシンキナーゼ阻害薬であるイマチニブに感受性があることを報告している[14]。また，ShilpaらはPTPN11に変異をもつ若年性骨髄単球性白血病（JMML）由来のiPS細胞から分化した骨髄系前駆細胞が，primary JMMLクローンと同様にGM-CSFに対する高感受性を示すが，MEK阻害薬の投与により改善されることを報告している[15]。

MDSでは，p53などの変異は治療抵抗性と関わっていることがわかっているが，治療前の段階では少数のMDSクローンにしか認められないことが多い[16]。このような予後不良とされている遺伝子変異をもつMDSクローンからiPS細胞が樹立できれば，単独あるいは既存の薬剤との併用で効果があるような薬剤を同定することが可能になるかもしれない。

おわりに

MDS-iPS細胞は，MDSの発症機構や病態に関する解析やMDS特異的候補因子の探索などに大きく貢献できると予想され，同時に創薬スクリーニングにおいて強力なツールになることが期待できる。しかし本稿で述べてきたように，iPS細胞を用いたMDSなどの後天性血液疾患研究にはiPS細胞誘導効率の改善，*in vivo*評価系の確立などの克服すべき技術的問題点が残されている。これらの課題が解決され，この研究領域がより一層進展することを期待したい。

参考文献

1) Fenaux P, Mufti GJ, et al：Lancet Oncol 10, 223-232, 2009.
2) Takahashi K, Tanabe K, et al：Cell 131, 861-872, 2007.
3) Raya A, Rodríguez-Pizà I, et al：Nature 460, 53-59, 2009.
4) Garçon L, Ge J, et al：Blood 122, 912-921, 2013.
5) Barlow JL, Drynan LF, et al：Nat Med 16, 59-66, 2010.
6) Okita K, Matsumura Y, et al：Nat Methods 8, 409-412, 2011.
7) Sanada M, Suzuki T, et al：Nature 460, 904-908, 2009.
8) Yoshida K, Sanada M, et al：Nature 478, 64-69, 2011.
9) Papaemmanuil E, Gerstung M, et al：Blood 122, 3616-3627, 2013.
10) Kajiwara M, Aoi T, et al：Proc Natl Acad Sci USA 109, 12538-12543, 2012.
11) Li LB, Chang KH, et al：Cell Stem Cell 11, 615-619, 2012.
12) Amabile G, Welner RS, et al：Blood 121, 1255-1264, 2013.
13) Suzuki N, Yamazaki S, et al：Mol Ther 21, 1424-1431, 2013.
14) Kumano K, Arai S, et al：Blood 119, 6234-6242, 2012.
15) Gandre-Babbe S, Paluru P, et al：Blood 121, 4925-4929, 2013.
16) Jädersten M, Saft L, et al：J Clin Oncol 29, 1971-1979, 2011.

蝶名林和久
2001年　京都大学医学部医学科卒業
2002年　大阪赤十字病院血液内科
2011年　京都大学大学院医学研究科博士課程単位修得退学
　　　　京都大学iPS細胞研究所初期化機構研究部門特定研究員

2013年　医学博士（京都大学）

ES/iPS細胞由来の血液細胞を用いた臨床応用（再生医療，創薬，疾患研究）の研究を行っています。

第4章 血液・免疫疾患

7. 原発性免疫不全症

今井耕輔

　原発性免疫不全症は，先天性の単一遺伝子異常により免疫異常を呈する症候群である．免疫系は末梢血から免疫担当細胞を取り出し解析することが可能であることから，めざましい研究の進歩がみられてきたが，分化初期段階での異常で細胞が得られない場合や他臓器の異常を合併する場合，その病態生理を検討する方法としての，誘導多能性幹細胞（iPS細胞）の樹立と解析したい細胞系列への分化誘導は，さらに強力な病態解析および治療法開発のためのツールとなることが，いくつかの研究により明らかにされてきた．

はじめに

　原発性免疫不全症（primary immunodeficiency：PID）は，先天性の単一遺伝子異常により免疫異常を呈する症候群である．古典的には易感染性を呈する疾患を指していたが，血球貪食症候群，自己免疫疾患などの免疫制御異常，さらには自己炎症を呈する疾患群も含んでいる（図❶）[1]．現在までに230を超える遺伝子がその原因として報告されており，毎年10前後の原因遺伝子が新たに発見されている．

　PIDには様々な遺伝形式がある．歴史的にはX染色体劣性の疾患が連鎖解析から発見され，次に常染色体劣性の稀な疾患がイスラム圏の近親婚家系を中心に発見された．その後，常染色体優性（あるいは de novo）の疾患が発見されてきたが，ドミナントネガティブによる場合，ハプロ不全による場合，さらに機能獲得型の場合がある．この群は，遺伝子型と表現型が必ずしも一致しない場合もしばしばみられる．

　PIDは，免疫系細胞の異常によるものが大部分を占めている．したがって，その病態を検討する場合，末梢血から細胞（好中球，リンパ球，単球，樹状細胞など）を分取し，細胞表面分子を解析する，mRNA量の解析を行う，タンパク分析を行う，酵素活性を調べる，などの方法が容易に可能であり，そのため研究も進んできた．

　また，EBウイルスを感染させることによる不死化B細胞株や，PHAやIL2による活性化T細胞株も利用可能であったが，オリゴクローナルであったり，刺激が入れられない，未分化細胞については検討できない，などの制約があった．骨髄から造血幹細胞を分取し，血球の初期分化を検討することも可能ではあるが，PID患者は小児例も多く，骨髄穿刺が必須でない場合も多く，研究のために造血幹細胞を得ることは容易ではない．またPIDの中には神経の異常を伴う場合もあるが，その病態解析は困難であった．

　こうした限界は，誘導多能性幹細胞（induced pleuripotent stem cells：iPS細胞）の登場により克

---

key words

原発性免疫不全症，レンチウイルスベクター，遺伝子治療，慢性肉芽腫症，単純ヘルペス脳炎，LIG4欠損症，神経細胞分化，小頭症，好中球，汎血球減少

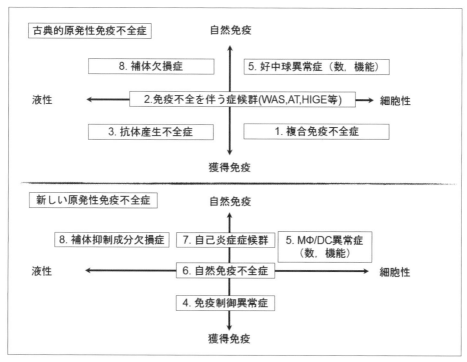

図❶ 原発性免疫不全症の種類

服が可能となり,いくつかの研究が発表されてきている.本稿ではこれらについて,ご紹介したい.

I. PID 疾患特異的 iPS 細胞の作製

まず,PID 患者からの iPS 細胞の作製について,6 患者について報告された[2].患者の内訳は,RAG1 変異患者 3 例(重症複合免疫不全症:SCID, leaky SCID, Omenn 症候群),STAT1 機能喪失型変異による単純ヘルペスウイルス脳炎患者,TLR3 複合ヘテロ変異による単純ヘルペスウイルス脳炎患者,軟骨毛髪異形成症であった.

患者の皮膚由来の線維芽細胞に,山中 4 因子(OCT4, SOX2, KLF4, cMYC)が直列につながったレンチウイルスベクター(STEMCCA-LoxP, Millipore 社)を用いて,iPS 細胞を誘導する方法を用いた.幹細胞能の確認としては,各種マーカーの発現を免疫蛍光染色(Tra-1-81, Tra-1-60, OCT4, NANOG, SSEA3, SSEA4),qPCR(OCT4, SOX2, NANOG, REX1, GDF3, hTERT)で確認した.導入効率は,4 因子それぞれをレトロウイルスで組み込み樹立された従来の方法での iPS 細胞と同等であった.さらに分化させていったところ,3 胚葉の特徴をもつ層が観察され,多能性の確認ができた.もちろん,線維芽細胞,iPS 細胞どちらでも患者変異が確認された.それらの細胞株の染色体については,1 例を除いて異常を認めなかった.RAG1 異常による SCID 患者由来の iPS 細胞のうち 1 株のみ,2/20 細胞で 7 番染色体のトリソミーを認めたが,残り 2 株は異常を認めなかった.

この研究以前に報告された PID 患者由来 iPS 細胞は ADA 欠損症のものだけであり[3],山中 4 因子をレトロウイルスで導入するものであったが,レンチウイルスにタンデムにつないだ山中 4 因子を用いた本報告での方法はより容易に疾患特異的 iPS 細胞を得る方法として有用であった.ただ,PID には DNA 修復障害をきたす疾患が少なからずあり(LIG4, ATM, DNAPKcs などの欠損症),こうした疾患に対しては,エピソーマルベクターを用いた方法や,一過性に遺伝子治療を用いて疾患を *in vitro* で治療した後に iPS 細胞誘導

を行う方法が提案されていた。また，iPS細胞はES細胞と同様，相同組み換えを起こしやすいため，zinc finger nuclease（ZNF）やmeganuclease, sleeping beauty transposon, TALEN, CRISPR/Cas9などを用いた新時代の遺伝子修復法（gene correction）の有効性を試すプラットフォームとしても有用であるとされていた。

II．単純ヘルペス脳炎でのiPS細胞から神経系細胞への分化（図❷）[15]

さて，前項で樹立されたiPS細胞を用いて病態の解明に用いられたのが次の報告である[4]。単純ヘルペス脳炎はほとんどの場合，散発例であり，稀な疾患であるが（年間25〜50万人に1人），その原因も不明であった。2006年に *UNC93B1* 遺伝子変異をもつ患者が発見されたのを皮切りに，二重鎖DNAウイルスの作る中間産物である二重鎖RNAを認識し，ウイルスの増殖を抑えるインターフェロンα/βなどを分泌させるTLR3分子のシグナル伝達経路分子の異常により，単純ヘルペスウイルス脳炎が起こっていると考えられることが報告されてきた。現在のところ，*TLR3, UNC93B1, TRIF, TRAF3, TBK1* がその原因遺伝子として報告されている。しかし，なぜ全身性感染症や口内炎・口唇炎などを伴わず，脳炎のみを起こすのかは明らかにされていなかった。

そこで，UNC93B1欠損患者から樹立したiPS細胞を，神経幹細胞，ニューロン，アストロサイト，オリゴデンドロサイトに分化させ，TLR3アゴニスト（poly I:C）に対する反応について検討してみたところ，UNC93B1欠損細胞ではNFκB1, MX1の誘導が障害されていた。

次にHSV-1をニューロンあるいはオリゴデンドロサイトに感染させたところ，コントロールでは感染に抵抗性であったが，UNC93B1またはTLR3欠損患者ではHSV-1の複製がより早く，高く生じた。患者でも，IFNα2BまたはIFNβの投与により救済可能であった。もちろん，

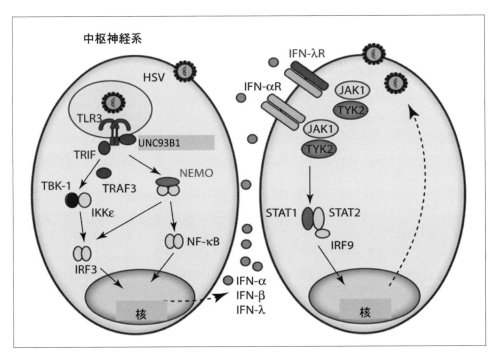

図❷ 単純ヘルペスに対する自然免疫のシグナル伝達経路と単純ヘルペス脳炎の原因遺伝子
（文献15より改変）
網かけした分子は単純ヘルペス脳炎の原因遺伝子として報告されているもの。

UNC93B1 あるいは TLR3 を発現させれば救済可能であった。なお，ニューロン，アストロサイト，オリゴデンドロサイトの感染後の IL6 の産生はコントロールと同等であった。一方，神経幹細胞とアストロサイトは IFNλ1 の産生は低かった。IFNβ と λ1 の誘導も患者ニューロン，オリゴデンドロサイトでは不良であった。MX1 の誘導も患者オリゴデンドロサイトでは不良であった。以上より，UNC93B1，TLR3 欠損患者のニューロン，オリゴデンドロサイトでは，細胞自身による IFNα/β/λ 産生が不良であるために HSV-1 感染に感受性があることが明らかとなった。なお，患者由来白血球，ケラチノサイトは HSV-1 に対して正常に反応できることが先行研究からわかっており[5]，自然免疫でも獲得免疫でもない「内因性免疫」の重要性を示したものであるとしている。

III．LIG4 欠損症

T 細胞，B 細胞の分化には，T 細胞受容体，B 細胞受容体（免疫グロブリン）の遺伝子再構成〔V(D)J 再構成〕が必要であり，この反応には RAG1/2 によるシグナル配列の認識と切断および断端同士の非相同末端組換反応（non-homologous end joining：NHEJ）が必須である。NHEJ に関わる分子としては図❸に示すように，断端保護と近接化を行う Ku70，Ku80，DNAPKcs，Cernunnos（XLF），XRCC4，結合を行う DNA ligase 4 が必須である。なお Artemis は，RAG1/2 で作られたヘアピンをカットし，突出した末端を整える役割を担っている。この NHEJ に関わる分子の異常により様々な程度の複合免疫不全症（比較的軽症から重症複合免疫不全症まで）をきたすことが明らかになっている。特に LIG4 欠損患者では，小頭症，成長障害もきたす。2 つの報告で，LIG4 欠損患者から樹立した iPS 細胞について解析している[6)7)]。どちらの報告も前述のレンチウイルスベクターを用いて iPS 細胞誘導を行っている。片方の報告では，DNAPKcs 欠損患

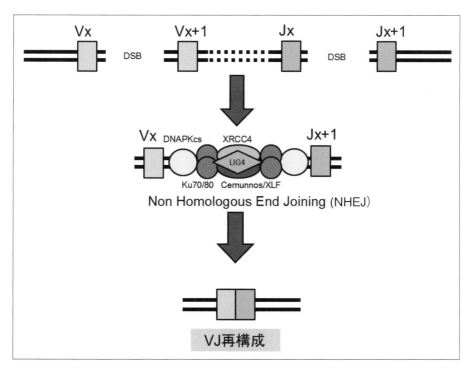

図❸ NHEJ に関わる分子
DSB：DNA double strand break

者，Artemis 欠損患者の iPS 細胞との比較もされている。まず，LIG4，DNAPKcs では iPS 細胞樹立が困難であった。これは，初期化に使っている方法がレンチウイルスによる DNA 二重鎖切断・修復を必要としているからであると考えられた。さらに LIG4 欠損症では，二重鎖断端の増加，アポトーシスの増加，ゲノム不安定性，細胞周期調節異常も合併していた。しかも，LIG4 異常だけは，in vitro での骨髄球系への分化障害もみられた。LIG4 欠損患者の中には汎血球減少を合併するような例も報告されており，iPS 細胞と in vitro 分化の実験系は，こうした患者の病態を反映していると考えられる[8]。

IV．慢性肉芽腫症

慢性肉芽腫症（chronic granulomatous disease：CGD）は，貪食細胞（好中球，単球，マクロファージなど）の活性酸素産生能の低下による殺菌能低下に伴う原発性免疫不全症である。原因遺伝子は活性酸素産生に必要な NADPH 複合体を構成するタンパクをコードする遺伝子であるが，原因の 70％は X 染色体にある gp91phox をコードする CYBB 遺伝子である。皮膚膿瘍，肝膿瘍などの細菌感染症，アスペルギルスなどの真菌感染症，自己免疫性様腸炎，肉芽腫形成などを合併し，成人期までの生存率は 40〜50％前後であり，生存例の QOL も決してよくはない[9)10]。そこで，重症例に対して骨髄移植が行われてきたが，移植合併症，拒絶，混合キメラなども多い。そこで，造血幹細胞にレトロウイルスベクターを用いた遺伝子治療が行われ，重症例の感染コントロールが可能となった。しかし，長期間経つとプロモーターのメチル化により，導入した遺伝子が不活化されてくるという問題があった[11]。結果的に，遺伝子治

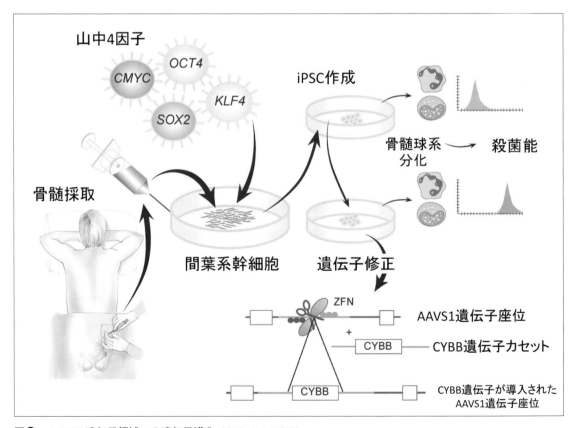

図❹ *AAVS1* 遺伝子領域への遺伝子導入（文献 16 より改変）

療後 6〜8 年経った時点での遺伝子導入細胞の割合は，0.03%，1.1% と非常に低いものとなっていた[12]。また，Evi1 遺伝子部位への遺伝子挿入による monosomy 7 を伴う骨髄異形成症候群（MDS）の発生は，レトロウイルスベクターを用いた遺伝子治療の安全性についての問題を提起した[11]。さらに，マウス XCGD からの iPS 細胞作製後に，SFFV プロモーターを用いた自己不活化レンチウイルスベクターによって導入した CYBB 遺伝子は，やはりメチル化され不活化されることが示されていた[13]。そこで Malech らは，19 番染色体 AAVS1 遺伝子領域をターゲットとして安全な領域に相同組み換え（homologous recombination：HR）により遺伝子を導入する方法について検討した[14]。CYBB 遺伝子は，5% 程度で大欠失を起こすことが知られており，CYBB のプロモーター領域への遺伝子導入では，そうした患者に対応できないため，AAVS1 遺伝子領域が選ばれた。AAVS1 遺伝子領域はアデノ随伴ウイルスがよく導入される場所として知られており，insulator に挟まれ，クロマチンが開いた構造をしており，外来遺伝子が不活化されないことで知られている。相同組み換えによる遺伝子導入は，Zn-finger nuclease（ZFN）が用いられた。その際に，HR の導入効率は非常に悪いため，in vitro ではほとんど増殖しない造血幹細胞ではなく，iPS 細胞をそのターゲットとすることが試みられたのである（図❹）[16]。この方法では，見事に遺伝子修正により殺菌能が回復した好中球が得られ，不活化もされないことが示された。近年では，TALEN や CRISPR/Cas9 などの次世代の遺伝子修正法が開発されており，慢性肉芽腫症に対する遺伝子治療法の進展が期待される。

参考文献

1) Al-Herz W, Bousfiha A, et al：Front Immunol 5, 162, 2014.
2) Pessach IM, Ordovas-Montanes J, et al：J Allergy Clin Immunol 127, 1400-1404, 2011.
3) Park I-H, Arora N, et al：Cell 134, 877-886, 2008.
4) Lafaille FG, Pessach IM, et al：Nature 491, 769-773, 2012.
5) Zhang S-Y, Jouanguy E, et al：Science 317, 1522-1527, 2007.
6) Tilgner K, Neganova I, et al：Cell Death Differ 20, 1089-1100, 2013.
7) Felgentreff K, Du L, et al：Proc Natl Acad Sci USA 111, 8889-8894, 2014.
8) Woodbine L, Gennery AR, et al：DNA Repair (Amst) 16, 84-96, 2014.
9) Winkelstein JA, Marino MC, et al：Medicine (Baltimore) 79, 155-169, 2000.
10) van den Berg JM, van Koppen E, et al：PLoS One 4, e5234, 2009.
11) Stein S, Ott MG, et al：Nat Med 16, 198-204, 2010.
12) Kang EM, Choi U, et al：Blood 115, 783-791, 2010.
13) Mukherjee S, Santilli G, et al：PLoS One 6, e17565, 2011.
14) Zou J, Sweeney CL, et al：Blood 117, 5561-5572, 2011.
15) Casanova JL, et al：Immunity 36, 515-528, 2012.
16) Notarangelo L：Blood 117, 554-556, 2011.

今井耕輔
1992 年　東京医科歯科大学医学部医学科卒業
1999 年　同大学院医学系研究科修了，医学博士
2001 年　フランス国立衛生医学研究所発生病態免疫学（ネッケル小児病院内）研究員
2004 年　防衛医科大学校小児科助手
2006 年　同病院医療情報部副部長
2011 年　東京医科歯科大学小児・周産期地域医療学寄付講座准教授

第4章 血液・免疫疾患

8. CINCA症候群

河合朋樹・平家俊男

　CINCA症候群はNLRP3の機能獲得変異により発症する難治性疾患である。希少疾患であることから病態の解明や治療法の開発が困難であり、疾患関連iPS細胞を用いた研究が期待されている。また、NLRP3は自己成分からの炎症の誘導に関わるNLRP3インフラマソームの主要な構成因子であり、生体の感染防御機能のみならず、痛風、動脈硬化や2型糖尿病などの生活習慣病にも深く関わっている。CINCA症候群における疾患関連iPS細胞を用いた研究はすでに着手されており、CINCA症候群のみならず、これら生活習慣病の病態解明、治療法の開発につながる可能性がある。

はじめに

　CINCA症候群（chronic infantile neurologic cutaneous and articular syndrome）はNLRP3の機能獲得変異により発症する難治性疾患であり、患者は遷延性の発熱・疼痛、蕁麻疹様皮疹、中枢神経病変や関節病変などの様々な症状を呈する[1]。病態特異的な治療法の開発が望まれているが、希少疾患であることから病態の解明や治療法の開発が困難であり、疾患関連iPS細胞を用いた研究が期待されている。またNLRP3は自然免疫機構において自己成分からの炎症の誘導に関わるNLRP3インフラマソームの主要な構成因子である[2]。このNLRP3インフラマソームは近年になり生体の感染防御機能のみならず、痛風、動脈硬化や2型糖尿病などの生活習慣病にも深く関わっていることが明らかになっている[3]。これらのことから、CINCA症候群における疾患関連iPS細胞を用いた研究はCINCA症候群のみならず、これら生活習慣病の病態解明、治療法の開発につながる可能性がある。また、CINCA症候群患者の30～40％は*NLRP3*遺伝子変異陽性細胞と正常細胞の体細胞モザイクにある[4)-6)]。このことはCINCA症候群患者由来の疾患特異的iPS細胞を用いた解析の重要なメリットである。すなわちCINCA症候群体細胞モザイク患者からのiPS細胞を用いることで、他の遺伝バックグラウンドが同一の理想的な条件下でNLRP3変異の有無による比較解析が可能である。本稿ではCINCA症候群の臨床像・病態について概説し、さらに疾患特異的iPS細胞を用いたCINCA症候群の病態解析、治療法開発の現状について紹介する。

I. CINCA症候群

1. 臨床像

　CINCA症候群は常染色体優性遺伝形式にて発症する自己炎症性疾患であり、その責任遺伝子として*NLRP3*遺伝子が同定されている。その機

---

key words

CINCA症候群，NLRP3，疾患関連iPS細胞，NLRP3インフラマソーム，生活習慣病，体細胞モザイク，自己炎症性疾患，家族性寒冷蕁麻疹症候群，Muckle-Wells症候群，クライオピリン関連周期熱症候群，抗IL-1療法

能獲得変異によりCINCA症候群の患者は新生児期・乳児期より持続性の蕁麻疹様皮疹・発熱を認め，中枢神経病変，関節病変を合併する．一方NLRP3機能獲得変異に関連した疾患には，寒冷などの刺激により発作性に皮疹・発熱が誘発される家族性寒冷蕁麻疹症候群（FCAS：familial cold autoinflammatory syndrome）や慢性の全身性炎症を伴うが，中枢神経病変，関節病変を伴わないMuckle-Wells症候群（MWS：Muckle-Wells syndrome）など比較的軽症な疾患も知られている．これらは現在では同系統の疾患と見なされており，総称してクライオピリン関連周期熱症候群（CAPS：cryopyrin-associated periodic syndrome）と呼ぶ[1]．特にCINCA症候群の患者では遷延性の発熱，疼痛により患者のQOLが著しく障害されるほか，長期的には発達遅滞，感音性難聴，アミロイドーシスや軟骨細胞の過形成を特徴とした関節拘縮など多くの問題が山積している．従来は副腎皮質ステロイド薬などの非特異的な抗炎症治療しか存在しなかったため，症状が十分にコントロールできず，また患者は治療薬自身による副作用により悩まされていた．近年になり，その病態が主にIL-1βの過剰分泌にあることが明らかとなり，抗IL-1療法が導入されるようになった．その結果，発熱・疼痛などの全身症状がコントロールされ，患者のQOLは著しく改善した[7]．しかし抗IL-1治療薬は極めて高価であり，また感音性難聴や関節病変など，完全にコントロールできない合併症の問題が残っている．このため，さらなる有効な病態特異的な治療法が望まれている[8]．

2．病態

NLRP3は主に骨髄単球系の細胞や軟骨細胞に発現しており，様々な細胞障害に由来したdanger signalに対する細胞内センサーとして機能する．正常なマクロファージにおいてはLPSなどの一次刺激により，NLRP3や非活性型のpro-IL-1βの産生が誘導される．さらにATPなどの二次刺激により，NLRP3インフラマソームと呼ばれるタンパク複合体が形成される．NLRP3インフラマソームに含まれるカスパーゼ1によりpro-IL-1βが切断され，生理的に活性なIL-1βとなり，細胞外に分泌される．CINCA症候群の患者の細胞では変貌したNLRP3によりNLRP3インフラマソームが二次刺激なしで自己活性化しており，IL-1βの過剰分泌が起きている．この過剰なIL-1βがCINCA症候群の炎症を引き起こしていると考えられている[2]．実際に抗IL-1療法の導入により，CINCA症候群の多くの症状が軽減された．一方で抗IL-1療法は軟骨過形成や関節拘縮には効果は認められないことから，軟骨過形成に関してはIL-1βの過剰分泌以外の病態が関与している可能性が考えられている[7,8]．

3．CINCA症候群におけるNLRP3変異体細胞モザイク

従来からのサンガー法において*NLRP3*遺伝子の疾患関連ヘテロ変異が検出されるのはCINCA症候群の患者の約半数程度であり，患者の30～40％では，その体細胞の4～35％程度に*NLRP3*遺伝子変異をもつ体細胞モザイク状態にある[4-6]．NLRP3体細胞モザイク患者において，そのモザイクの比率は組織ごとに差異は認められず，発生の比較的早期に生じていることが考えられる．このことからNLRP3変異が発生早期の細胞において生じやすいか，あるいはNLRP3の機能獲得変異があることが発生早期において細胞の増殖に優位である可能性が示唆されるが[5]，現在そのメカニズムはほとんどわかっていない．

II．CINCA症候群疾患関連iPS細胞を用いた研究

1．CINCA症候群体細胞モザイク患者の病態解析

患者iPS細胞を用いた解析の特徴は，解析に用いるそれぞれのクローンが患者の単一の体細胞に由来するということにある．通常のヒト細胞を用いた解析においては個々人により遺伝的バックグランドが異なるために，健常人と患者由来検体において完全な同一条件下における比較検討はできない．一方，CINCA症候群でみられるような体細胞モザイクの場合には，疾患関連遺伝子の差異以外は完全に同一な条件下で正常型遺伝子発現株と

変異遺伝子発現株を比較検討することができる[9]。

CINCA症候群の体細胞モザイク患者においてはNLRP3変異細胞の比率が10%程度でも全身の細胞に変異をもつ患者と表現型は遜色なく,従来,この低頻度のNLRP3変異細胞のみがCINCA症候群の病態であるIL-1βの過剰分泌に関与しているのか,未知の変異が全細胞に存在し病態に関与しているのか不明であった。これを明らかにすべくCINCA症候群体細胞モザイク患者のiPS細胞を用いた解析により,NLRP3変異陽性クローンと変異陰性クローンをそれぞれマクロファージに分化させた比較検討が行われた(図❶)。結果,NLRP3変異陽性および変異陰性マクロファージとでは遺伝子発現,表面マーカー解析,および食細胞機能などの評価では同等の表現型であったが,変異陽性マクロファージではLPS単独刺激のみで有意にIL-1βの過剰分泌を認めたが,変異陰性マクロファージではLPSとATPの刺激がどちらも必要であった(図❷)。またIL-6やTNFといった他の炎症性サイトカイン産生量は変異の変異陽性と陰性との間で差は認めなかった。これらの結果から,CINCA症候群体細胞モザイク患者で起こっているIL-1βの過剰分泌が,主としてNLRP3変異細胞由来であることが証明された。

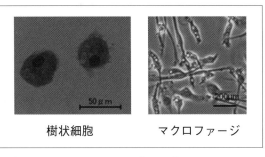

図❶ ヒトiPS細胞より誘導した樹状細胞・マクロファージ

京都大学iPS細胞研究所 臨床応用研究部門 斎藤 潤先生のご厚意により提供。

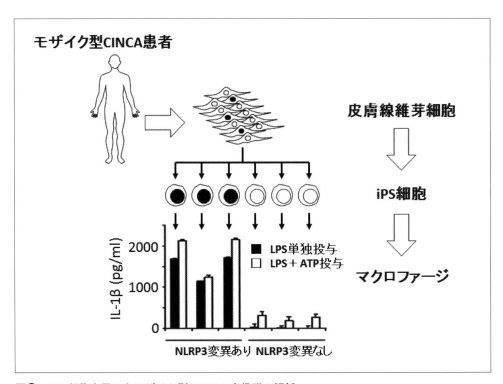

図❷ iPS細胞を用いたモザイク型CINCA症候群の解析

京都大学iPS細胞研究所 臨床応用研究部門 斎藤 潤先生のご厚意により提供。

2. CINCA症候群患者由来iPS細胞を用いた創薬

前述したように抗IL-1治療薬は高価であり，また感音性難聴や関節病変など，完全にコントロールできない合併症の問題が残っていることから，さらなる有効な治療法が望まれている。疾患特異的iPS細胞を用いた創薬を行ううえでは十分に純化されかつ解析に要求されるだけの十分な量の細胞を分化誘導させることが必要である。マクロファージをはじめとした血球細胞では多数の細胞を簡便に純化する多くの分化系が確立されているため，CINCA症候群はiPS細胞を用いた創薬に理想的な疾患である。実際に様々な阻害薬の効果の検討では，カスパーゼ1阻害薬やカテプシンB阻害薬など，IL-1βの産生を抑制することが知られている薬剤が患者iPS由来マクロファージのIL-1β産生を特異的に抑制することが示されている[9]。今後，NLRP3変異型iPS細胞由来マクロファージを用いた様々な薬剤スクリーニングがCINCA症候群の創薬の基盤となりうる。

おわりに

CINCA症候群の患者由来iPS細胞を用いた研究の今後の検討課題として，NLRP3の機能亢進に伴う軟骨過形成や生活習慣病の発症メカニズムが挙げられる。これらの病態としては抗IL-1療法で満足な成果が得られていないことからIL-1β過剰分泌以外の要因にある可能性が考えられており，NLRP3のさらなる機能解析，およびその病態に即した有効な治療法の開発が期待されている。CINCA症候群体細胞モザイク患者からは変異NLRP3を解析するうえで極めて理想的な正常コントロールを得ることが可能であるが，各々の病変に対し患者由来iPS細胞を用いた解析を行うには樹立したiPS細胞をその組織に分化させることが必要である。今後さらに疾患特異的iPS細胞の生体内の各組織への有用な分化系が確立していけば，これらの病態の解明，さらには創薬の開発にもつながっていくことが期待できる。

参考文献

1) Hoffman HM, Mueller J, et al : Nat Genet 29, 301-305, 2001.
2) Aksentijevich I, Nowak M, et al : Arthritis Rheum 46, 3340-3348, 2002.
3) Wen H, Ting JP-Y, et al : Nat Immunol 13, 352-357, 2012.
4) Saito M, Fujisawa A, et al : Arthritis Rheum 52, 3579-3585, 2005.
5) Saito M, Nishikomori R, et al : Blood 111, 2132-2141, 2008.
6) Tanaka N, Izawa K, et al : Arthritis Rheum 63, 3625-3632, 2011.
7) Hawkins PN, Lachmann HJ, et al : N Engl J Med 348, 2583-2584, 2003.
8) Lachmann HJ, Kone-Paut, et al : N Engl J Med 360, 2416-2425, 2009.
9) Tanaka T, Takahashi K, et al : Blood 120, 1299-1308, 2012.

参考ホームページ

・自己炎症性疾患サイト
http://aid.kazusa.or.jp/2013/

河合朋樹

2001年　京都大学医学部卒業
　　　　同医学部附属病院研修医
2002年　市立岸和田市民病院小児科
2004年　静岡市立静岡病院小児科
2010年　京都大学大学院医学研究科博士課程修了
　　　　同医学部附属病院小児科医員
2011年　同大学院医学研究科発達小児科講座

第5章

内分泌・代謝疾患

第5章 内分泌・代謝疾患

1. 1型糖尿病

細川吉弥・豊田太郎・長船健二

　1型糖尿病に対する再生医療を実現するために，患者自身の体細胞より樹立可能な幹細胞である iPS 細胞から分化誘導した膵系譜細胞を用いた移植療法の開発研究が盛んに行われている。また，1型糖尿病では膵β細胞と免疫担当細胞が病態形成に深く関与していることから，患者由来 iPS 細胞からそれらの罹患細胞種への分化系を用いた試験管内疾患モデルを開発することで病態解明や治療法探索につなげる研究の進展も期待されている。

はじめに‐iPS 細胞を用いた1型糖尿病の治療戦略

　1型糖尿病は主として自己免疫が原因となりβ細胞が破壊され，インスリン欠乏が生じるために発症する糖尿病である。1型糖尿病の根治療法の1つである膵島移植には，依然として深刻なドナー膵島不足の問題が存在している。その解決策として，無限の増殖能と全身の細胞種への多分化能を有する ES 細胞（embryonic stem cell，胚性幹細胞）[1] や iPS 細胞（induced pluripotent stem cell，人工多能性幹細胞）[2,3] などのヒト多能性幹細胞から作製されたβ細胞や膵組織を移植に使用する再生医療の開発が期待されている。

　また細胞療法の開発に加え，iPS 細胞は個々の患者の体細胞より樹立できるため，遺伝性疾患の発症や薬剤副作用の感受性に関与する遺伝情報を有する患者由来 iPS 細胞の樹立とその罹患細胞種への分化系を用いた試験管内疾患モデルの作製と病態解析が可能となった。さらに iPS 細胞は無限の増殖能を有するため，至適分化誘導法を開発すれば特定細胞種を無限に供給可能であり，それらの細胞種を用いた薬剤探索研究や薬剤毒性評価系開発が進められている。

　本稿においては，1型糖尿病に対する再生医療開発に向けた iPS 細胞からβ細胞への分化誘導と疾患モデル作製研究の現状と今後の展望について概説したい（図❶）。

I．1型糖尿病

　糖尿病はインスリン作用不足により生じる慢性の高血糖を主徴とする代謝疾患群である。近年，日本においては内臓脂肪蓄積によるインスリン抵抗性が主体の，いわゆるメタボリックシンドロームを合併した2型糖尿病患者の増加が注目されているのは周知のとおりである。これに対して，1型糖尿病は主として自己免疫を基礎にβ細胞が破壊されることで，インスリン欠乏が生じるために発症する糖尿病である。病態としては，遺伝要因として日本人1型糖尿病において疾患感受性・抵抗性の HLA（human leukocyte antigen，ヒト白血球抗原）が知られており，そこにウイルス感染などの環境因子が加わって発症すると考えられている。さらに，1型糖尿病にはβ細胞が破壊される

---

key words

1型糖尿病，iPS 細胞，疾患モデル，細胞療法，膵発生，β細胞，膵島

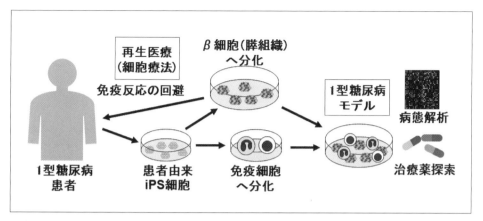

図❶ iPS 細胞技術を用いた 1 型糖尿病に対する治療戦略
膵島移植におけるドナー膵島不足の解決策の1つとして，ヒト iPS 細胞から β 細胞や膵組織を作製し移植に使用する再生医療（細胞療法）の開発研究が進められている．また，1 型糖尿病患者由来の iPS 細胞から分化誘導される β 細胞と免疫担当細胞を用いた疾患モデル作製と病態解析・治療薬探索研究の進展も期待される．

経過によって分類されるいくつかのサブタイプが存在する．緩徐進行 1 型糖尿病は，当初は 2 型糖尿病と同じように発症するが，膵島関連自己抗体が陽性化を示し，徐々にインスリン分泌が低下・枯渇していく病態である．これとは対照的に劇症 1 型糖尿病は，その名のとおり 1 型糖尿病の中でも急激にかつほぼ完全に β 細胞が破壊され発症するサブタイプであり，発症してから数日以内に的確な診断・治療がなされなければ致命的となる重篤な疾患である．また成因論的分類として，β 細胞の破壊の病変が自己免疫機序により起こるものを 1A 型糖尿病とするのに対し，自己免疫の存在が証明できないものを 1B 型糖尿病と分類する．

II. iPS 細胞から膵内分泌細胞への分化誘導

ES 細胞の樹立以降，β 細胞を含む様々な細胞種への分化誘導法の開発研究が積み重ねられてきた．現在までのところ，ES 細胞と iPS 細胞の性質はほぼ同じであり，ES 細胞を用いて開発された分化誘導法は，iPS 細胞にも適用可能であることがほとんどである．そして，ES 細胞研究の知見を基に iPS 細胞からもすでに膵臓を含む複数の臓器への分化誘導が報告されている．ES/iPS 細胞から膵内分泌細胞への分化誘導の多くの報告において，膵発生機序を模倣して胚体内胚葉，後方前腸，膵前駆細胞，内分泌前駆細胞，β 細胞の順に多段階分化誘導が行われている（図❷ A）[4)-8)]．実際に多段階分化誘導法を用いてヒト iPS 細胞からもインスリン産生細胞の作製が示されており，誘導効率は報告により多少差があるが，25% 程度が最も高効率である[6)7)]．筆者らも独自の分化誘導法を確立し，複数のヒト iPS 細胞株から 10% 程度の誘導効率でインスリン産生細胞を安定して作製可能となっている（図❷ B-D）．

また筆者らは，生物学的活性が既知の約 5000 種類の低分子化合物ライブラリーの高速スクリーニングを行い，ヒト ES 細胞を効率よく膵系譜に分化誘導する化合物 (-)-indolactam V を同定し，化合物の網羅的探索を用いるストラテジーによって新規の分化誘導法開発が可能であることを示した[8)]．また最近，熊本大学の粂らは，細胞質内に存在し膵臓分化に抑制的に働くモノアミンを小胞に取り込むトランスポーターである vesicular monoamine transporter 2 (VMAT2) を阻害する化合物を膵内分泌系譜への分化誘導剤として同定した．さらに，その機序として小胞に取り込まれなかったモノアミンが monoamine oxidase B によって分解され細胞質内のモノアミン濃度が低下することで β 細胞への分化が促進されることも示され

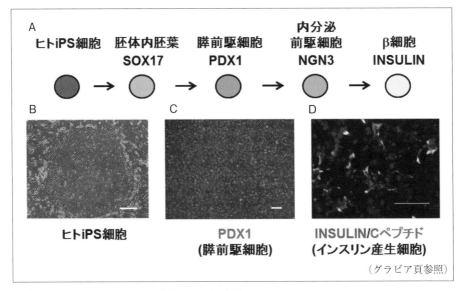

図❷ iPS細胞から膵内分泌系譜への分化誘導
A．膵発生過程を再現したヒトiPS細胞からβ細胞を分化誘導するストラテジー
B-D．ヒトiPS細胞（B），PDX1（緑）陽性の膵前駆細胞（C），INSULIN（赤）およびCペプチド（緑）両陽性のインスリン産生細胞（D）。C,Dの青色は細胞核。スケールバー100 μm

た[9]。今後も，従来の分化誘導剤を用いた手法に加え，化合物スクリーニングを用いた分化誘導法開発も有力なストラテジーとなる可能性がある。

ヒト多能性幹細胞の分化誘導に関する重要な点として，ヒトES/iPS細胞には細胞株間で分化能に顕著な差があることが示されている[10)11)]。よって，膵内分泌細胞を効率よく作製するには，至適分化誘導プロトコールを確立することに加え，同細胞系譜に分化指向性を有する幹細胞株を使用することも重要であると考える。

Ⅲ．多能性幹細胞から分化誘導された膵内分泌細胞の機能

ES/iPS細胞から分化誘導されたインスリン産生細胞は，*in vitro* においてインスリンやそのプロセシング過程の中間産物であるC-peptideを細胞外に分泌する機能を有することが示されている。加えて，生体内のβ細胞と同様にKClなどのインスリン分泌刺激にも反応する[4]。しかし，糖尿病の治療目的においてβ細胞の最も重要な機能の1つであるグルコース濃度の上昇に反応してインスリン分泌量を増やす「グルコース応答能」

を有するインスリン産生細胞を *in vitro* で分化誘導した報告は少なく，その機能の獲得にどのような因子が必要であるのかは不明のままである[5)6)]。これに関して，β細胞膜に存在しインスリン分泌に関与するATP感受性カリウムチャネルを構成するSUR1とKir6.2の2つのサブユニットの比が本来1：1であることが知られている。ところが最近の報告によると，ヒトES細胞から分化誘導して得られた細胞ではその比が約1：5であることが示されており，ATP感受性カリウムチャネルの機能不全もグルコース応答能の欠如の一因と考えられている[12]。

Ⅳ．1型糖尿病に対する再生医療開発に向けた研究の知見

ES/iPS細胞から作製された膵内分泌細胞や膵組織を1型糖尿病患者に移植する再生医療の開発が期待されている。Rezania, Kiefferらは，ヒトES細胞を *in vitro* において膵前駆細胞まで分化誘導させた後，塊状にして糖尿病モデルマウスに移植を行うことで，*in vitro* では困難であったグルコース応答能の獲得と血糖降下作用を発揮させる

ことに成功した．さらに，その移植細胞塊ではグルカゴンやソマトスタチンなどの内分泌細胞マーカーが陽性の膵島構成細胞も認められた[13]．今後，臨床応用への移行の前に，ヒトにより近いサルやブタなどの中大型動物の糖尿病モデルを用いた治療効果および移植後長期間の安全性を確認する前臨床研究の実施が望まれる．

iPS細胞は患者自身の細胞に由来するため拒絶反応の危険性が少ないと考えられている．実際，iPS細胞由来の皮膚および骨髄細胞をそれぞれ同系マウスの皮膚および骨髄に移植を行うと，グラフトが長期間生着することが報告されている[14]．その一方で，マウスの未分化iPS細胞を同系移植した場合，形成される奇形腫に対してホストのT細胞浸潤が認められたことから，iPS細胞由来であっても細胞種によっては免疫反応の対象となる可能性がある[15]．したがって，iPS細胞から in vitro で作製される膵系譜細胞においても免疫反応の対象となるか否かの検討も必要であると考える．この問題に対しては，移植するiPS細胞由来の膵系譜細胞をカプセル化することで，宿主の免疫担当細胞からの攻撃を防ぎ，糖尿病モデルマウスの血糖コントロールを改善した報告がある[16]．特に1型糖尿病ではβ細胞傷害に免疫担当細胞の関与が考えられているため，この方法は有効である可能性が高いと考える．

V．1型糖尿病患者体細胞からの iPS 細胞の樹立

1型糖尿病患者の体細胞からiPS細胞の樹立が最初に報告されたのは2008年のことである[17]．さらに，発生段階を模倣する分化誘導法を用いて，1型糖尿病患者由来のiPS細胞からインスリン産生細胞をはじめとする膵島構成細胞（グルカゴン陽性細胞やソマトスタチン陽性細胞）の作製が報告された[18]．しかし，前述のヒトES/iPS細胞における細胞株間での分化能の差は，1型糖尿病患者由来iPS細胞においても認められた．特に発生過程における胚体内胚葉を過ぎた段階からインスリン産生細胞にいたるまでは，患者間および細胞株間における分化誘導能の差が顕著であり，今後の細胞療法の開発における問題点の1つといえる[19]．筆者らは，1Aおよび1B型糖尿病に加え，緩徐進行1型糖尿病の疾患特異的iPS細胞の樹立も行っている．緩徐進行1型糖尿病は前述のとおり，当初は2型糖尿病と同じように発症するが，膵島関連自己抗体が陽性となり，徐々にインスリン分泌が低下・枯渇していく疾患である．内因性インスリン分泌能が枯渇するまでに数年かかり，その間に治療介入が行えるため，iPS細胞の病態モデルを用いた治療薬開発の適応となりうる疾患であると考える．また，1B型糖尿病は自己免疫の存在が証明できない1型糖尿病であり，自己免疫機序によらないβ細胞傷害のメカニズム解明にiPS細胞を用いた病態モデルが使用できる可能性がある．

VI．iPS 細胞から抗原特異的免疫担当細胞への分化誘導

1型糖尿病の病態を考えるうえでは，β細胞だけでなくβ細胞傷害を引き起こす自己反応性T細胞とそれに抗原提示するマクロファージや樹状細胞といった免疫担当細胞の存在も重要である．マクロファージや樹状細胞などの免疫細胞の分化誘導の報告[20)21)]に加え，最近ヒトiPS細胞から抗原特異的T細胞の分化誘導の成功も示されている[22)23)]．東京大学の中内と現京都大学の金子らは，HIV-1（human immunodeficiency virus type 1，1型ヒト免疫不全ウイルス）抗原特異的T細胞からiPS細胞を樹立し，そのiPS細胞からもとのHIV-1抗原に対する特異性を保持したT細胞が分化誘導可能であることを示した[22]．そして，iPS細胞を介して抗原特異的T細胞を若返らせることに成功したと報告した．また同様の報告として，京都大学の河本らもヒト悪性黒色腫細胞に特有の抗原を認識するT細胞からiPS細胞を樹立し，それより分化誘導されるT細胞が悪性黒色腫に対する抗腫瘍効果を発揮することを示した[23]．

抗GAD（glutamic acid decarboxylase，グルタミン酸脱炭酸酵素）抗体は，1型糖尿病患者の血中に存在する自己抗体として知られており，膵島

には主として GAD65 が発現している。上述の報告において，中内，金子らは，この GAD 抗原を特異的に認識する T 細胞からの iPS 細胞樹立も示している。以上の知見を発展させ，今後，患者血中に存在する膵島抗原特異的 T 細胞から樹立された iPS 細胞より分化誘導される免疫担当細胞と β 細胞を共培養する実験系などを用いて，1 型糖尿病の病態を再現する in vitro 疾患モデルが作製できる可能性がある。そして，その共培養系における細胞の挙動の検討や病態関連分子の探索は，1 型糖尿病の新規治療標的分子の同定に貢献することが期待できる（図❶）。

Ⅶ．今後の課題

ヒト iPS 細胞から膵内分泌細胞への分化誘導効率は十分に高いとは言えない。また，in vitro においてグルコース応答能をはじめとする生体内のものと同等の生理機能を有する β 細胞の作製法も未開発のままである。β 細胞のみならず，1 型糖尿病の病態形成に関与するマクロファージや樹状細胞，T 細胞，B 細胞といった免疫担当細胞の多くに関しても，ES/iPS 細胞から生体内のものと同等の機能を有する成熟型の細胞を分化誘導するのは依然困難である。また，膵島細胞とそれに特異的な免疫担当細胞の共培養による疾患モデルを作製するためには，まず 1 型糖尿病患者血中より膵島抗原特異的 T 細胞を採取し，iPS 細胞を樹立する必要がある。

1 型糖尿病に対する細胞療法の開発に関しては，ES/iPS 細胞から in vitro での分化誘導において，膵発生過程のどの段階に相当する細胞を，どのような状態で移植するのが最適であるのかについて依然不明な点が多い。移植に適した細胞の調整法の確立と，前臨床研究に向けたマウスより大型の動物を用いた糖尿病モデルの開発が必要である。また，細胞移植後に自己免疫によりドナー細胞が傷害を受ける危険性があるため，前述のようなカプセル化をはじめとする免疫反応からの回避法の開発も進められなければならない。

おわりに

無限の増殖能を有する iPS 細胞から移植用の膵細胞や膵組織が供給できれば，膵島移植におけるドナー不足の問題が解決しうる。特に 1 型糖尿病患者の中には β 細胞が完全に枯渇するために，予期せぬ低血糖と高血糖を繰り返し血糖コントロールに苦慮する症例も存在する。それらの症例に対して，もとあった β 細胞量の一部だけでも iPS 細胞を用いた移植治療で補うことができれば，不安定な血糖変動から解放され QOL の改善と合併症リスクの軽減につながることが期待される。また，iPS 細胞から分化誘導される β 細胞や免疫担当細胞を用いて 1 型糖尿病に対する病態モデルを構築することは，新規病態関連分子の同定や治療法の開発にもつながる。しかし本稿で述べたように，iPS 細胞を用いた糖尿病に対する新規治療法開発が実現するまでに多くの解決すべき課題と問題点が残されている。この研究領域がより一層進展することを期待したい。

謝辞
本研究は，日本学術振興会（JSPS）の最先端研究開発支援プログラム，科学技術振興機構（JST）の再生医療実現拠点ネットワークプログラム「iPS 細胞研究中核拠点」および認定特定非営利活動法人日本 IDDM ネットワークにより助成を受けたものである。

参考文献

1) Thomson JA, Itskovitz-Eldor J, et al : Science 282, 1145-1147, 1998.
2) Takahashi K, Tanabe K, et al : Cell 131, 861-872, 2007.
3) Yu J, Vodyanik MA, et al : Science 318, 1917-1920, 2007.
4) D'Amour KA, Bang AG, et al : Nat Biotechnol 24, 1392-1401, 2006.
5) Tateishi K, He J, et al : J Biol Chem 283, 31601-31607, 2008.
6) Zhang D, Jiang W, et al : Cell Res 19, 429-438, 2009.
7) Nostro MC, Sarangi F, et al : Development 138, 861-871, 2011.
8) Chen S, Borowiak M, et al : Nat Chem Biol 5, 258-265, 2009.
9) Sakano D, Shiraki N, et al : Nat Chem Biol 10, 141-148, 2014.

10) Osafune K, Caron L, et al : Nat Biotechnol 26, 313-315, 2008.
11) Takayama N, Nishimura S, et al : J Exp Med 207, 2817-2830, 2010.
12) Bruin JE, Erener S, et al : Stem Cell Res 12, 194-208, 2013.
13) Rezania A, Bruin JE, et al : Diabetes 61, 2016-2029, 2012.
14) Araki R, Uda M, et al : Nature 494, 100-104, 2013.
15) Zhao T, Zhang ZN, et al : Nature 474, 212-215, 2011.
16) Bruin JE, Rezania A, et al : Diabetologia 56, 1987-1998, 2013.
17) Park IH, Arora N, et al : Cell 134, 877-886, 2008.
18) Maehr R, Chen S, et al : Proc Natl Acad Sci USA 106, 15768-15773, 2009.
19) Thatava T, Kudva YC, et al : Mol Ther 21, 228-239, 2013.
20) Choi KD, Vodyanik MA, et al : J Clin Invest 119, 2818-2829, 2009.
21) Senju S, Haruta M, et al : Gene Ther 18, 874-883, 2011.
22) Nishimura T, Kaneko S, et al : Cell Stem Cell 12, 114-126, 2013.
23) Vizcardo R, Masuda K, et al : Cell Stem Cell 12, 31-36, 2013.

長船健二
1996年　京都大学医学部卒業
　　　　同医学部附属病院老年科入局
2000年　東京大学大学院理学系研究科
2005年　ハーバード大学幹細胞研究所/幹細胞再生生物学教室（Douglas A. Melton教授）
2008年　京都大学iPS細胞研究所所属

iPS細胞を用いた腎・膵・肝疾患に対する再生医療の開発研究を行っている。

第5章 内分泌・代謝疾患

2．脂肪萎縮症

野口倫生・細田公則・中尾一和

　全身性脂肪萎縮症は全身の脂肪組織の欠如により著明な高血糖，インスリン抵抗性，高中性脂肪血症，脂肪肝を呈する疾患であり，生命予後不良な難治性疾患である．しかし，レプチン補償療法を除いては有効な治療法は確立されていない．病態を根本的に改善する新しい治療法の開発が期待される．脂肪萎縮症患者からiPS細胞を樹立し，脂肪細胞などへ分化誘導を行うことで脂肪萎縮症の病態解明や新規治療法の開発をめざす．

はじめに

　難治性疾患の疾患特異的iPS細胞の樹立は貴重なヒト病態モデルの作製であり，基礎研究・臨床研究の両面において非常に有用なツールとなる．疾患特異的iPS細胞から病態の中心を担う細胞へ分化誘導を行い，病態解明や病態を評価できるスクリーニング系を構築し創薬をめざすといった取り組みもすでに報告されつつある．本稿では，iPS細胞を用いた脂肪萎縮症研究について紹介する．

I．脂肪萎縮症の臨床分類

　脂肪萎縮症は脂肪組織の萎縮を臨床的特徴とする疾患の総称であり，萎縮する脂肪組織の部位および程度により全身の脂肪組織が萎縮する全身性脂肪萎縮症と特定の領域に限局して脂肪組織が消失する部分性脂肪萎縮症に大別される．また成因により先天性と後天性に分類される[1]（**表❶**）．

1．先天性全身性脂肪萎縮症

　先天性全身性脂肪萎縮症（congenital generalized lipodystrophy：CGL, Berardinelli-Seip症候群）は1950年代に初めて報告された．全身の脂肪組織が著しく欠如していることから生後すぐに診断されるケースもある．食欲は旺盛でエネルギー摂取過剰にもかかわらず脂肪組織は少なく体脂肪率は極端に低い．脂肪肝などの異所性脂肪蓄積および高度のインスリン抵抗性を認め，耐糖能異常が10歳代頃から認められる．その他，高中性脂肪血症，アクロメガロイド様体型，黒色表皮腫，女性症例においては多毛症，陰核肥大，月経異常，多嚢胞性卵巣などが認められる．発症家系のゲノムワイド連鎖解析によるポジショナルクローニングによってCGLの原因遺伝子

表❶　脂肪萎縮症の臨床分類

病型	疾患の成因など
先天性全身性脂肪萎縮症	AGPAT2, BSCL2, CAV1, PTRF
後天性全身性脂肪萎縮症	自己免疫，炎症
家族性部分性脂肪萎縮症	LMNA, PPARG, AKT2, CIDEC, PLIN1
後天性部分性脂肪萎縮症	自己免疫，薬剤
その他	下顎肢端異形成を伴う脂肪萎縮症（LMNA, ZMPSTE24など） 自己炎症性疾患に合併

key words

脂肪萎縮症，先天性脂肪萎縮症，脂肪細胞，脂肪細胞分化，*BSCL2*，疾患特異的iPS細胞

として 9q34 に位置する 1-acylglycerol-3-phosphate O-acyltransferase 2（*AGPAT2*）[2] と 11q13 に位置する Berardinelli-Seip congenital lipodystrophy 2（*BSCL2*）[3] が同定され，その後 Caveolin 1（*CAV1*）[4] や polymerase I and transcript release factor（*PTRF*）[5] が同定された．いずれも常染色体劣性遺伝形式で受け継がれ，これまでに報告されている症例の大半は *AGPAT2* 遺伝子変異あるいは *BSCL2* 遺伝子変異であり，全体の 8〜9 割を占めている．*AGPAT2* 遺伝子変異は主にアフリカ系アメリカ人において，また *BSCL2* 遺伝子変異は主にヨーロッパ，中東，アジアにおいて報告されている．*BSCL2* 遺伝子変異を有する症例では *AGPAT2* 遺伝子変異を有する症例と比較して脂肪萎縮の程度は重度であり，血中レプチン濃度はより低値を示し，糖尿病発症年齢も低く，高頻度に軽度〜中等度の精神遅滞が認められる．*CAV1* 遺伝子異常は低身長とビタミン D 治療抵抗性の低カルシウム血症を合併しており，*PTRF* 遺伝子異常は脂肪萎縮と同時に筋萎縮を呈し，そのほか環軸関節異常，不整脈などを合併する．

2. 後天性全身性脂肪萎縮症

後天性全身性脂肪萎縮症（acquired generalized lipodystrophy：AGL, Lawrence syndrome）は小児期に発症する．これまで約 100 例の報告があるが，男女比は 1：3 の割合で女性に多い．脂肪萎縮の範囲や程度のバリエーションは存在するが，たいていは全身性の脂肪萎縮で，一部に腹腔内脂肪組織の残存や骨髄内の脂肪が残存することがある．また，高率に重度の脂肪肝炎，線維化，糖尿病や高中性脂肪血症を呈する．AGL の病因および発症機序は明らかではないが，一部の症例においてウイルス感染などによる脂肪織炎が先行することが報告されたり，また自己免疫疾患（若年性皮膚筋炎など）が関与するとされている[6]．

3. 家族性部分性脂肪萎縮症

家族性部分性脂肪萎縮症（familial partial lipodystrophy：FPL）は生下時，正常の体脂肪分布を認めるが，小児期あるいはそれ以降に四肢の皮下脂肪が消失する．頭頸部や腹腔内の脂肪組織は残存するなどを呈することも多い．糖尿病や代謝異常は成人後に発症し，女性のほうが重度である．FPL の原因遺伝子として lamin A/C をコードする *LMNA*[7] や脂肪細胞分化のマスターレギュレーターである peroxisome proliferator-activated receptor γ（*PPARG*）[8] や重要なインスリンシグナル伝達分子の 1 つである *AKT2*[9]，さらには脂肪滴関連遺伝子である *CIDEC*[10] や perilipin（*PLIN1*）[11] などが報告されている．最も頻度が高いのは *LMNA* 遺伝子変異であり，Dunnigan 型と呼ばれている．四肢・体幹の脂肪組織が消失する一方，顔面や頸部および鎖骨上の脂肪組織は過剰な蓄積をきたし，Cushing 様顔貌を呈することが多い．他の遺伝子変異型と比較すると四肢の脂肪萎縮の程度は重度である．これらの遺伝子変異を有さない FPL 患者も多く，新たな遺伝子変異が見出される可能性もあると考えられる．

4. 後天性部分性脂肪萎縮症

後天性部分性脂肪萎縮症（acquired partial lipodystrophy：APL）は自己免疫機序あるいは薬剤などに生じると考えられている．その 1 つである Barraquer-Simons 症候群はこれまで 250 例ほど報告されている．小児期および思春期に発症し，顔面や頸部・上肢・体幹の脂肪組織は徐々に消失するが，下腹部・臀部・下肢の脂肪組織はむしろ増加する．発症頻度は女性に多く，男性の 4〜8 倍である．約 20％の症例で膜性増殖性糸球体腎炎を合併する．さらに検査所見として血清 C3 補体価の低値が認められ，自己免疫機序による脂肪萎縮が想定されている．代謝異常を呈することは稀である[12]．また近年，HIV の治療法としてのプロテアーゼ阻害剤と逆転写酵素阻害剤の組み合わせによる高活性抗レトロウイルス療法（highly active antiretroviral therapy：HAART）による APL の報告が増加している．顔面や四肢の脂肪組織は減少するが，体幹の脂肪組織はむしろ増加する[13]．発症機序についてはプロテアーゼ阻害剤が ZMPSTE24 を阻害し，prelamin A が蓄積する機序や脂肪細胞分化や脂肪蓄積を制御する遺伝子の発現に関わる可能性が報告されているが，十分に明らかにされていない．

5. その他

低身長，下顎低形成，頭蓋縫合閉鎖遅延，鎖骨異形成，短縮した棍棒型末節骨，肢端骨融解，手足の皮膚萎縮，典型的顔貌が特徴である下顎肢端異形成を合併する脂肪萎縮症（mandibuloacral dysplasia-associated lipodystrophy）が報告されている。部分性脂肪萎縮の type A と全身性脂肪萎縮の type B が存在し，原因遺伝子として type A は *LMNA* 遺伝子，type B は *ZMPSTE24* 遺伝子が報告されている[14)15)]。糖代謝異常は軽度とされている。さらに自己炎症性疾患の JMP syndrome や CANDLE syndrome, 中條 - 西村症候群で部分性の脂肪萎縮が認められることが報告されている。

II. 脂肪萎縮症の原因遺伝子と機能的意義

これまで *BSCL2* 遺伝子変異はいくつかの報告があるが（図❶），著者らの研究室では脂肪萎縮症患者において *BSCL2* 遺伝子エクソン 8 にあるコドン 275 のアルギニンがストップコドン

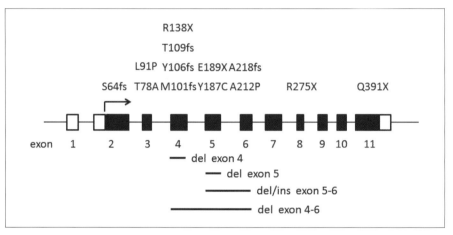

図❶ 先天性全身性脂肪萎縮症における *BSCL2* 遺伝子変異

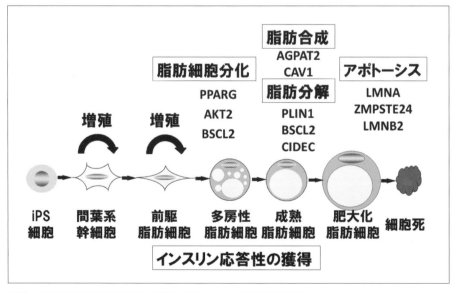

図❷ 脂肪萎縮症原因遺伝子の脂肪細胞における機能的意義

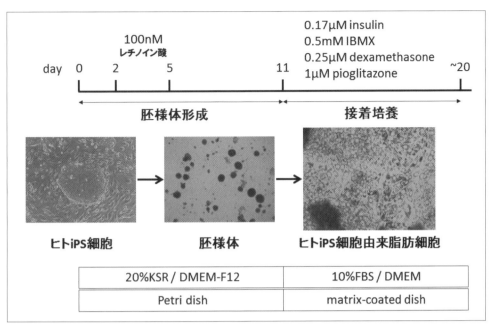

図❸ ヒト iPS 細胞からの脂肪細胞分化誘導

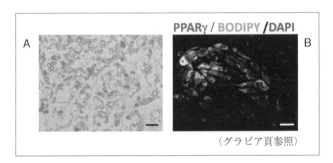

図❹ ヒト iPS 細胞由来脂肪細胞
A. 分化誘導細胞の位相差像
B. ヒト iPS 細胞由来脂肪細胞の免疫染色。赤：PPARg, 緑：BODIPY, 青：DAPI, Bar：30mm

に置換されるナンセンス変異（R275X）を同定した[16]。*BSCL2* 遺伝子がコードするセイピンは398 アミノ酸からなる膜タンパク質であり小胞体膜上に存在し，主に脂肪蓄積の制御に関連する，あるいは脂肪細胞分化に関連すると考えられているが，詳細は十分に明らかにされていない[17)18)]。これまでに報告されている脂肪萎縮症関連遺伝子の機能の概略を図❷に示す。

III. ヒト iPS 細胞からの脂肪細胞分化

ヒト ES 細胞からの脂肪細胞分化については，マウス ES 細胞と同様に EB 形成および sphere 形成を介した方法や間葉系幹細胞様細胞を単離し脂肪細胞分化を行う方法などが用いられている[19)20)]。著者らはヒト ES/iPS 細胞からの脂肪細胞分化について報告した（図❸，❹）。EB 形成後，接着させ脂肪細胞分化誘導刺激（インスリン，IBMX，デキサメタゾン，ピオグリタゾン）を添加すると脂肪細胞関連遺伝子の発現と脂肪蓄積を認め，ヒト iPS 細胞がヒト ES 細胞とほぼ同等の脂肪細胞への分化能をもつことを明らかにした[21]。さらにヒト iPS 細胞由来脂肪細胞は，インスリン応答性やフォルスコリン誘導性の脂肪分解反応などの脂肪細胞機能を備えていることを示し，移植により脂肪細胞が生着および維持されることを示した[22]。さらに，ヒト ES/iPS 細胞からの間葉系細胞の分化誘導を介した脂肪細胞分化誘導の報告がなされている。CD73 や CD105

などの表面抗原陽性の間葉系細胞を誘導または単離し脂肪細胞分化誘導を行う．これらの細胞は脂肪細胞，軟骨細胞，骨細胞などの間葉系細胞へ分化誘導が可能であるが，脂肪細胞分化効率に関しては改善の余地がある．これらの細胞に外因性にPPARγ2を導入することにより白色脂肪細胞様細胞を誘導し，一方C/EBPβ，PRDM16遺伝子を導入することにより褐色脂肪細胞様細胞を誘導できることが示された[23]．

IV．脂肪萎縮症 iPS 細胞の作製

著者らは京都大学医の倫理委員会の承認のもと患者からの同意を得て，当院における8例の脂肪萎縮症患者から皮膚組織を採取し，線維芽細胞からiPS細胞を樹立した．*BSCL2*遺伝子異常を有する脂肪萎縮症iPS細胞ではヒト病態と同様に脂肪蓄積障害が認められることを確認している．現在，さらに詳細な解析を進めている．

おわりに

脂肪萎縮症 iPS 細胞の樹立とその解析は脂肪萎縮症の病態解明のための最も有力なツールである．疾患の病態解明を行うには，ヒト症例研究と並んで疾患モデルマウスとなる遺伝子改変動物による研究が盛んであるが，ヒト症例と疾患モデルマウスで病態の表現型が異なることも多い．種差による遺伝子の機能の違いなどを考慮すると，疾患特異的 iPS 細胞研究は非常に重要である．しかし *in vivo* での病態解析や発症機序の分子基盤の解明においては，疾患モデル動物や既存の培養細胞系が優れている場合もある．疾患特異的iPS細胞研究の利点と欠点を十分に理解したうえで様々な系を組み合わせて脂肪萎縮症の病態解明・新規治療法の開発をめざす．

参考文献

1) Garg A : J Clin Endocrinol Metab 96, 3313-3325, 2011.
2) Agarwal AK, Arioglu E, et al : Nat Genet 31, 21-23, 2002.
3) Magre J, Delepine M, et al : Nat Genet 28, 365-370, 2001.
4) Kim CA, Delepine M, et al : J Clin Endocrinol Metab 93, 1129-1134, 2008.
5) Hayashi YK, Matsuda C, et al : J Cin Invest 119, 2623-2633, 2009.
6) Misra A, Garg A : Medicine 82, 129-146, 2003.
7) Cao H, Hegele RA : Hum Mol Genet 9, 109-112, 2000.
8) Agarwal AK, Garg A : J Clin Endocrinol Metab 87, 408-411, 2002.
9) George S, Rochford JJ, et al : Science 304, 1325-1328, 2004.
10) Rubio-Cabezas O, Puri V, et al : EMBO Mol Med 1, 280-287, 2009.
11) Gandotra S, Le Dour C, et al : N Engl J Med 364, 740-748, 2011.
12) Misra A, Peethambaram A, et al : Medicine 83, 18-34, 2004.
13) Chen D, Misra A, et al : J Clin Endocrinol Metab 87, 4845-4856, 2002.
14) Novelli G, Muchir A, et al : Am J Hum Genet 71, 426-431, 2002.
15) Agarwal AK, Fryns JP, et al : Hum Mol Genet 12, 1995-2001, 2003.
16) Ebihara K, Kusakabe T, et al : J Clin Endocrinol Metab 89, 2360-2364, 2004.
17) Payne VA, Grimsey N, et al : Diabetes 57, 2055-2060, 2008.
18) Cui X, Wang Y, et al : Hum Mol Genet 20, 3022-3030, 2011.
19) Xiong C, Xie CQ, et al : Stem Cells Dev 14, 671-675, 2005.
20) Barberi T, Willis L, et al : PLoS Med 2, e161, 2005.
21) Taura D, Noguchi M, et al : FEBS Lett 583, 1029-1033, 2009.
22) Noguchi M, Hosoda K, et al : Stem Cells Dev 22, 2895-2905, 2013.
23) Ahfeldt T, Schinzel RT, et al : Nat Cell Biol 14, 209-219, 2012.

野口倫生
1999年　京都大学医学部医学科卒業
2008年　同大学院医学研究科臨床病態医科学講座博士課程修了
　　　　同大学院医学研究科特定研究員（グローバルCOE）
2013年　同大学院医学研究科メディカルイノベーションセンター特定助教

第5章　内分泌・代謝疾患

3．ゴーシェ病

衛藤義勝

　ゴーシェ病はライソゾーム病の代表的な疾患群であり，ライソゾーム内の酸性β-グルコシダーゼの水解酵素の遺伝的欠損により発症する．わが国では約120名程度の患者がおり，発症年齢は乳児期から成人期にわたる．そのうち約50％の患者で中枢神経障害を呈する．中枢神経障害の機序は明らかでないが，種々のメカニズムが予想される．
　そこでゴーシェ病患者の細胞よりiPS細胞を作製し，患者神経細胞を作製，中枢神経細胞障害の病態・機序を解明する．また患者細胞から分化した神経細胞を用いて，より効果的な酵素治療あるいはシャペロン治療，遺伝子治療などの神経系への治療の開発に向けた研究も可能となる．

はじめに

　ゴーシェ病[用解1]はライソゾーム病の代表的疾患であり，糖脂質であるグルコセレブロシド[用解2]の分解代謝系でβ-グルコシダーゼの遺伝的酵素欠損により，特に網内系（肝臓，脾臓，リンパ腺など）の組織にグルコセレブロシド，サイコシン[用解3]の蓄積をきたす（図❶）．ゴーシェ病の臨床症状としては大きく3型に分類される．Ⅰ型（非神経型），Ⅱ型（神経型），Ⅲ型（慢性神経型）が知られ，Ⅰ型はアシュケナージユダヤ系では900人に1人と高頻度で発症する．Ⅱ型は日本人を含めアジアに多い．Ⅲ型はスエーデンなどの北欧などでも知られている．主な臨床症状としては，肝臓や脾臓の肥大や血小板減少貧血，骨症状として非常に骨折しやすいなどがある．また，タイプⅡ，Ⅲ型では神経症状を示し，痙攣，斜視，開口困難などの症状をきたす．これらの臨床型の神経症状の有無で，どのように神経細胞の病態が異なり，また酵素治療，基質抑制療法，シャペロン治療などの効果を，iPS細胞を用いて明らかにできる．

Ⅰ．iPS細胞を用いてのライソゾーム病への応用

　ライソゾーム病は先天代謝異常症の代表的な疾患であり，ライソゾーム内の酸性分解酵素の遺伝的な欠損によりライソゾーム内にスフィンゴ脂質あるいはムコ多糖，糖ペプチドが蓄積し，肝臓・脾臓の腫大，骨変化，神経症状など多彩な臨床症状を呈する．これらの臨床症状は遺伝子変異により異なる．例えばゴーシェ病では神経型・非神経型があり，遺伝子変異ではL445P変異が世界的にも最も多い変異であるが，神経型をとる患者が多い．一方N370S変異はユダヤ人に多く，非神経型である．神経型と非神経型の患者の神経細胞ではどのような異常の違いがあるのかを明らかに

---

key words

ゴーシェ病，神経型，非神経型，グルコセレブロシド，サイコシン，β-グルコシダーゼ欠損，iPS細胞

するためには，患者の神経細胞をiPS細胞から作製し蓄積物質などを比較，あるいは細胞内代謝を検討することが極めて有用である．

1. ゴーシェ病のiPS細胞を用いての中枢神経障害機序の解明

ゴーシェ病の患者はわが国で120人以上おり，多くの患者では痙攣，知能障害，肝臓・脾臓の腫大，精神運動発達障害，歩行障害などの症状を呈する．しかしながら，これらの疾患での中枢神経障害の機序は明らかではない．ゴーシェ病は灰白質，すなわち神経細胞を主に障害する．特に神経細胞へのオートファゴソームの蓄積，神経細胞内でのサイコシンなどの蓄積によるシグナリングの異常，マクロファージの活性化による炎症性変化など多種の要因が考えられる．上記疾患の病因・病態を解明するために，患者皮膚線維芽細胞よりiPS細胞を作製し，患者の各種遺伝子変異に基づく神経細胞の病態を，iPS細胞から目的の神経細胞などに分化し研究することができる．図❶に現在考えているゴーシェ病を含むライソゾーム病の神経・細胞障害の機序を示す．

ゴーシェ病患者の各遺伝子変異を有する神経細胞からiPS細胞を樹立することにより，遺伝子変異ごとに神経障害の機序を明らかにすることができ，またゴーシェ病の病態のメカニズムを知ることが可能となり，またシャペロンあるいはより神経細胞への取り込みのよい酵素の作製など創薬にも貢献できる．

II. iPS細胞作製の方法

灰白質の変性をきたすゴーシェ病では，神経障害の機序を明らかにするために非神経型と神経型の異なる遺伝子変異をもつ患者皮膚細胞から，レトロウイルスベクター，エピソーマルベクターあるいはセンダイウイルスベクターを用いてゴーシェ病iPS細胞を作製し（図❷），神経細胞へ分化誘導し，神経細胞を作製（図❸），さらにフローサイトメトリーにより細胞を純化精製し，ゴーシェ病神経細胞やマクロファージに分化する（図❸，❹）．

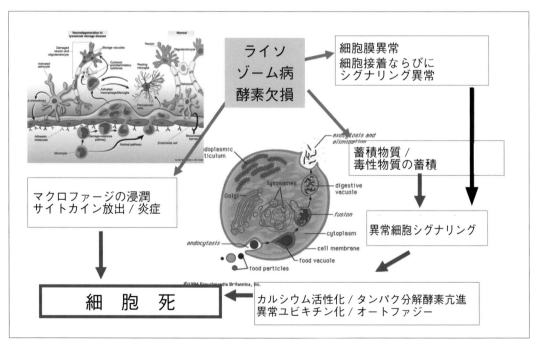

図❶ ゴーシェ病の神経障害の機序の仮説

III. 疾患特異的 iPS 細胞から作製したゴーシェ病神経細胞の病態解析ならびに治療研究の応用

1. 患者細胞 iPS 細胞を分化誘導した神経細胞を疾患特異的神経細胞への治療

最近，ライソゾーム病の根治的治療法として，酵素補充療法，造血幹細胞治療，シャペロン治療などが開発され，神経細胞への治療応用が可能である。図❺は 6S-AdBl ならびに NOI-NJ のシャペロンの効果を検討し，ゴーシェ病の iPS 細胞から分化したドーパミン系ニューロンに分化した細胞で 4～6 倍の β-グルコシダーゼの酵素活性の上昇を示した。このことから，これらのシャペロン化合物が BBB を通過して神経系の治療効果に作用することを示している。

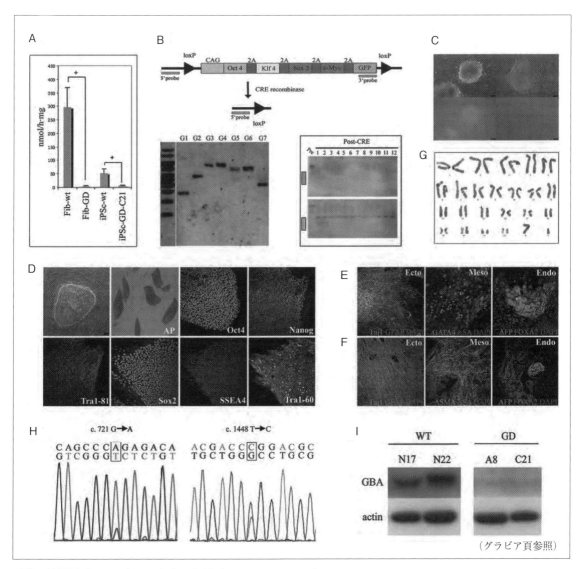

図❷ 神経型ゴーシェ病 iPS 細胞の作製（L444P/Gly202Arg）（文献 1 より）
テラトーマ作製，iPS 細胞のマーカーが染色される。またゴーシェ病の酵素活性は低下している。

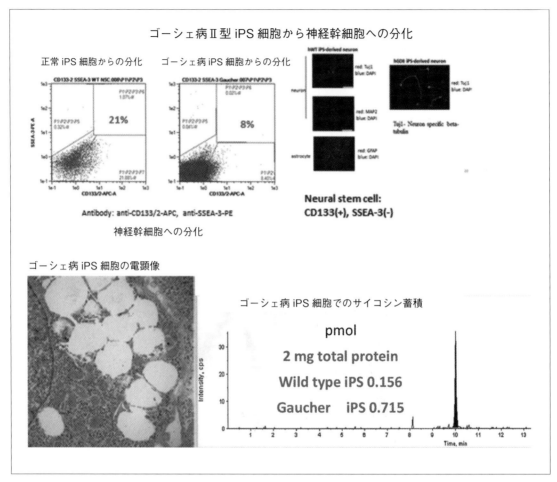

図❸ ゴーシェ病iPS細胞（神経型LL444P/homo）から神経細胞に分化（文献2より改変）
セルソーイングでゴーシェ病では神経細胞への分化が低下している。電顕上も空胞化が強く，サイコシンが約5倍蓄積していた。

Ⅳ．先天性代謝異常症患者iPS細胞の問題点

先天性代謝異常症のiPS細胞解析ならびに治療への応用をするにあたり，いくつかの問題点が指摘されている。

① iPS細胞を山中因子を入れて作製する際，方法が標準化されていないことから，どのレベルの幹細胞が作製されたかわからない。

② iPS細胞の樹立に時間がかかり，近年では直接iPS細胞を作製することなく目的の細胞に分化できることから，今後のiPS細胞作製の目的が変わる。またiPS細胞作製の効率をよくする必要がある。

③ iPS細胞を作るためのドナー細胞の種類・方法によりiPS細胞の種類が異なる可能性がある。

④ がん化の問題があり，先天性代謝異常症の治療を目的とする場合，特にがん化を起こさない手法の開発が重要である。

⑤ その他，iPS細胞のゲノムの不安定さ，iPS細胞の真のマーカーは何か？

など，いまだ多くの問題が，iPS細胞での解析，ならびに治療へ応用する際に残され，今後解決すべき点である。

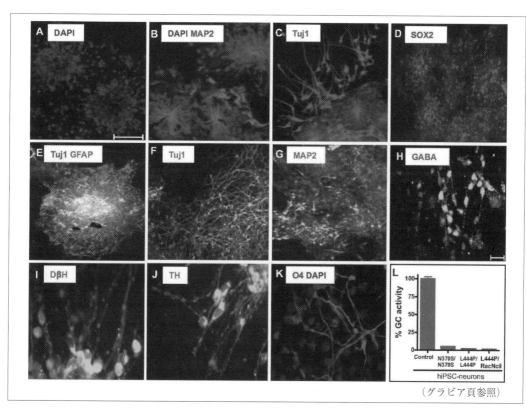

図❹ ゴーシェ病 iPS 細胞（L444P/RecNciI）（文献3より）
　hiPS 細胞から神経細胞への分化（各種神経細胞のマーカーは陽性）。神経細胞での β-グルコシダーゼ活性は低下している。Tuj1：神経細胞マーカー，GABA ニューロンがゴーシェ病 iPS 細胞から作製したことを示している。

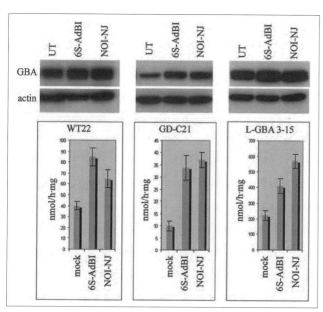

図❺ ゴーシェ病 iPS 細胞から分化した神経細胞に対するシャペロン効果（文献1より）

まとめ

　iPS 細胞の先天性代謝異常症の診断・病態・治療への応用に今後多くの成果を期待したい。しかし，まだまだ多くの問題が横たわり解決すべき点は多い。今後さらに多くの新しい知見が報告されることを期待する。

用語解説

1. **ゴーシェ病**：ゴーシェ病はβ-グルコシダーゼの欠損により肝臓・脾臓に糖脂質が蓄積し，著明な肝脾腫あるいは神経症状を呈する。
2. **グルコセレブロシド**：スフィンゴ脂質であり，特に肝臓・脾臓に多い。ゴーシェ病で蓄積する脂質。ガングリオシドの合成のための前駆体である。
3. **サイコシン**：グルコセレブロシドから脂肪酸が外れた脂質。サイコシンは細胞毒性が強い。サイコシンの脳への蓄積が神経症状と関連する。

参考文献

1) Tiscornia G, Vivas EL, et al : Hum Mol Genet 22, 633-645, 2013.
2) Kawagoe S, Higuchi T, et al : Mol Genet Metab 109, 386-389, 2013.
3) Panicker LM, Miller D, et al : Proc Natl Acad Sci USA 109, 18054-18059, 2012.
4) Kawagoe S, Higuchi T, et al : Mol Genet Metab 104, 123-128, 2011.
5) Park IH, Arora N, et al : Cell 134, 877-886, 2008.

参考ホームページ

・厚生労働省難治性疾患「リソゾーム病研究班」
  http://www.japan-lsd-mhlw.jp/

衞藤義勝

1967年	東京慈恵会医科大学卒業
1969年	米国ペンシルバニア大学神経内科研究員
1972年	スイスベルン大学小児科アシスタントプロフェサー
1995年	東京慈恵会医科大学小児科教授
1999年	同付属病院副院長，総合母子健康センター長
2000年	同DNA医学研究所所長
2008年	同遺伝病研究講座教授 財団法人脳神経疾患研究所先端医療研究センター長 遺伝病治療研究所所長

4. Pompe病

佐藤洋平・大橋十也

Pompe病はライソゾームに存在するグリコーゲンの加水分解酵素の酸性-α-グルコシダーゼ（GAA）欠損症である。乳児期早期より筋力低下や心肥大を呈する乳児型と，小児期以降に症状が出現する遅発型に分類される。2011年にHuangらによって，乳児型Pompe病の疾患特異的iPS細胞を用いてPompe病の心筋細胞の病態解析が行われた。今後は骨格筋や肝臓などへの分化誘導が試みられる可能性があり，遅発型Pompe病の疾患特異的iPS細胞，さらに病態解析だけでなく薬剤スクリーニングや細胞移植などへの応用も進む可能性がある。

はじめに

Pompe病は細胞内小器官であるライソゾームに存在するグリコーゲンの加水分解酵素の酸性-α-グルコシダーゼ（GAA）欠損症である。遺伝形式は常染色体劣性であり，骨格筋や心筋の細胞内のライソゾームにグリコーゲンが蓄積することで，進行性の筋力低下や心肥大などの様々な臨床症状を呈することが知られている（図❶）。Pompe病の疾患特異的iPS細胞を利用した現在の研究状況に関して，2011年にHuangらによって報告された乳児型Pompe病 iPS細胞の結果を含めて概説する。

I. Pompe病とは

Pompe病はライソゾーム酵素の欠損によって生じるライソゾーム病であると同時に，細胞内にグリコーゲンの蓄積が起きる糖原病としても知られている。Pompe病は1932年にオランダの病理学者であるPompeによって初めて報告された。さらに，1963年にHersによってGAAの欠損がPompe病の原因であることが報告され，ライソゾームに分解できないグリコーゲンが蓄積することによって進行性の筋力低下や肥大型心筋症などの症状をきたすことが示された[1]。臨床症状や発症時期に基づいて，乳児期早期より筋力低下や心肥大を呈する乳児型Pompe病と，小児期以降に症状が出現する遅発型（小児型または成人型）Pompe病に分類される[2]（表❶）。いずれの病型に関しても呼吸筋が障害されて，人工呼吸器が必要になることが多く，患者のQOLに強く影響を与えている。

これまでは治療法がないことから主として対症療法が中心であったが，2007年より本邦でも組換え型ヒト酸性-α-グルコシダーゼ（マイオザイム®）による酵素補充療法が開始され，治療可能なライソゾーム病として改めて注目されるようになった。

1. Pompe病の病態

Pompe病ではグリコーゲンがライソゾームに

---

key words

Pompe病，疾患特異的iPS細胞，ライソゾーム病，糖原病，酸性-α-グルコシダーゼ（GAA），筋力低下，肥大型心筋症，酵素補充療法，レンチウイルス，レトロウイルス，オートファジー

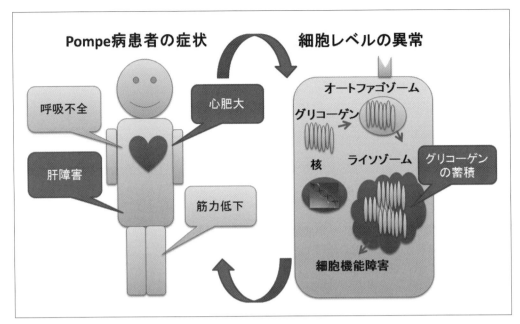

図❶　Pompe 病の症状

表❶　Pompe 病の病型（乳児型・成人型）

	乳児型	遅発型
発症時期	新生児期から1歳	2歳以降から成人期
フロッピーインファント	あり	なし
筋力低下	高度	緩徐に進行
心肥大	著明	なし（軽度に認めることあり）
酵素活性	欠損	高度低下

蓄積することによって，乳児型 Pompe 病の心筋では特徴的な肥大型心筋症が起き，乳児型と遅発型 Pompe 病の骨格筋で筋委縮が起きることが知られている。また，一部の患者では肝障害を契機に発見されることもある。これまで，その病態に関しては不明な点が多かったが，近年になりオートファジーと呼ばれる細胞内の分解機構が Pompe 病の病態に密接に関与している可能性が報告されている。Raben らは Pompe 病のモデルマウスである GAA ノックアウトマウスの骨格筋を詳細に解析し，骨格筋線維内でオートファジーの亢進がみられ，酵素補充療法の効果を限定的にしている可能性があると報告している[3]。また，シグナル伝達異常がその病態に関与している可能性が示唆されており，変異型酵素が小胞体に蓄積することで生じる小胞体ストレスや，小胞体ストレスとは独立した経路である Akt シグナルの亢進によってもオートファジーが亢進することが報告されている[4)5)]。オートファジー阻害剤である 3-メチルアデニン（3-MA）などの臨床応用に関しては研究段階にあり，Pompe 病においてはオートファジー以外の病態に関してはいまだに不明な点が多い。

2. Pompe 病の治療

Pompe 病の治療法に関して研究段階のものを含めて概説する（表❷）。まず，2007 年より本邦でも開始された酵素補充療法であるが，酵素製剤の長期投与により臨床症状が改善することが知られている一方で，酵素製剤に対する抗体産生や骨格筋でのオートファジーの亢進などが酵素補充療

表❷ Pompe病の治療法（研究段階のものも含む）

	利点	欠点
酵素補充療法	安全性が高い	抗体産生やオートファジー
分子シャペロン	経口で内服できる	酵素補充療法と併用が必要
遺伝子治療（AAV）	安全性が高い	効果が限定的・局所的
遺伝子治療（レンチウイルス）	全身性に治療効果がある	安全性に配慮が必要

法の効果を限定的にしている可能性も指摘されている．また，骨格筋ではマンノース-6-リン酸（M6P）受容体の発現がその他の細胞に比べて少ないことから，投与した酵素の取り込み効率が低い可能性が指摘されている．そのため糖鎖修飾によってM6Pを多く含む酵素の開発やM6Pの発現を増やす薬剤の研究なども試みられている．また，酵素補充療法以外の治療として，アデノ随伴ウイルスによる遺伝子治療やシャペロン療法などの臨床試験が現在も進行している[6)7)]．

すでに，副腎白質ジストロフィーやWiscot-Aldrich症候群などの遺伝性疾患に対してレンチウイルスを用いた体外遺伝子治療法による臨床試験が行われている[8)9)]．レンチウイルスを用いた体外遺伝子治療法はPompe病モデルマウスで良好な結果が得られており，新規治療法として検討されている[10)]．しかしながら，レンチウイルスは染色体へのウイルスゲノムの挿入が起きる可能性があることから，腫瘍原性などを考慮しながら慎重に臨床試験が進められている．

酵素補充療法によってPompe病の生命予後が改善することが示されたが，いまだに根本的治癒は難しいことから新規治療法の開発が求められている．

II．Pompe病疾患特異的iPS細胞を用いた研究

Pompe病の疾患特異的iPS細胞を用いた研究として，2011年にHuangらは乳児型Pompe病患者からiPS細胞を樹立して心筋細胞に分化させたと報告している．対象となったのは乳児型Pompe病患者で，著者らは患者から採取した皮膚線維芽細胞にレトロウイルスによる初期化を行ってiPS細胞を樹立している．従来の皮膚線維芽細胞にレトロウイルスで4因子（OCT3/4, Sox2, Klf4, c-MYC）を導入する方法ではiPS細胞が樹立されなかったため，あらかじめレンチウイルスを用いて一時的にGAAを発現させた線維芽細胞に再度レトロウイルスで4因子を導入したところiPS細胞の樹立が可能であったと報告している（図❷）．さらに，樹立したiPS細胞を，胚様体を経由して心筋細胞に分化させ，分化誘導した心筋細胞を生化学的・病理学的に解析している．心筋細胞に分化させた段階でもグリコーゲンの蓄積やGAAの活性低下などのPompe病に特徴的な生化学的所見がみられることから，iPS細胞を用いた乳児型Pompe病の病態再現（disease modeling）が可能であることが示された[11)]．これまで不明であった乳児型Pompe病での心筋細胞の病態再現がなされたことは非常に画期的であった．

また，乳児型Pompe病由来の心筋細胞に対しての治療法に関しても検討を行っており，酵素補充療法（組換え型ヒトGAA），オートファジー阻害剤（3-MA）に加えて，著者らはPompe病iPS細胞でミトコンドリア機能が低下していることに着目し，L-カルニチンをPompe病iPS細胞由来の心筋細胞にそれぞれ投与している．酵素補充療法によってグリコーゲンの蓄積が減少していたが，L-カルニチンの投与によってミトコンドリア機能が改善することを見出している．

すでにALSや筋ジストロフィーなどの一部の神経筋疾患ではiPS細胞を用いて薬剤スクリーニングやモデルマウスを対象とした細胞移植などの検討が進んでいる[12)13)]．これらの知見を応用して，Pompe病においても同様の手法で病態解析や薬剤スクリーニングが進む可能性が高いと考えられている．また，Pompe病モデルマウスでは著明な心肥大はみられず，進行性の筋力低下がみられ

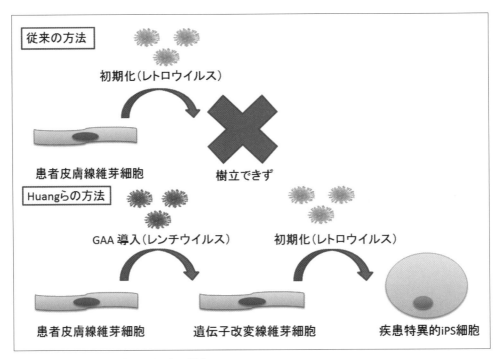

図❷ 乳児型 Pompe 病 iPS 細胞の樹立

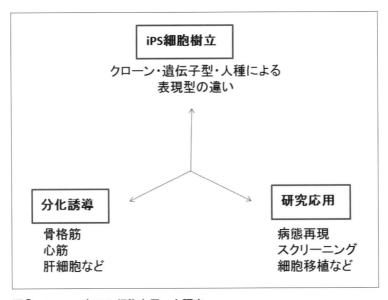

図❸ Pompe 病 iPS 細胞を用いた研究

ることから，乳児型よりも成人型の病態に近いと言われている．今後，モデルマウスへの骨格筋移植などの細胞治療を視野に入れた基礎研究が進む可能性があると考えられる．

III. 今後の展開

今後の研究の展開としては，心筋細胞以外の標的臓器である骨格筋や肝細胞などへの分化誘導が試みられる可能性が高い．また病態解析だけではなく，薬剤スクリーニングや細胞治療といった分野にも研究が進んでいく可能性があると考えられる（**図❸**）．また，現時点では乳児型 Pompe 病のみでしか病態再現が行われておらず，今後は遅発型 Pompe 病を対象とした研究も同時に進めていく必要があると考えられる．Pompe 病をはじめとした希少疾患では病態に関していまだに不明な点が多いため，従来行われてきたモデルマウスや培養細胞などを用いた研究と並行して，iPS 細胞を使用した基礎研究の重要性が高まっていると考えられる．

おわりに

Pompe 病を含むライソゾーム病ではいまだに病態に関して不明な点が多く，酵素補充療法が可能となった現在においても，病態解析を含めたさらなる研究の蓄積が必要である．2011 年に発表された Huang らの乳児型 Pompe 病の iPS 細胞を用いた研究は，疾患特異的 iPS 細胞を用いたトランスレーショナルリサーチの先駆けともいうべき代表的な先行研究である．iPS 細胞はヒト由来の心筋・骨格筋・肝臓・神経などの病態再現をできることから，全身の諸臓器に生化学的・病理学的な変化がみられるライソゾーム病の研究においても強力なツールとなりうる可能性を秘めている．従来からの研究に並行して，特に骨格筋や心筋などの標的臓器を対象とした iPS 細胞の研究によって新たな知見が得られる可能性があり，今後の研究の発展が期待される．

参考文献

1) Hers HG : Biochem J 86, 11-16, 1963.
2) Kishinani PS, Howell RR : J Pediatr 144, S35-43, 2004.
3) Fukuda T, Roberts A, et al : Autophagy 2, 318-320, 2006.
4) Shimada Y, Kobayashi H, et al : Mol Genet Metab 104, 123-128, 2011.
5) Nishiyama Y, Shimada Y, et al : Mol Genet Metab 107, 490-495, 2012.
6) Smith BK, Collins SW, et al : Hum Gene Ther 24, 630-640, 2013.
7) Khanna R, Flanagan JJ, et al : PLoS ONE 7, e40776, 2012.
8) Biffi A, Montini E, et al : Science 341, 1233158, 2013.
9) Aiuti A, Biasco L, et al : Science 341, 1233151, 2013.
10) van Til NP, Stok M, et al : Blood 115, 5329-5337, 2010.
11) Huang HP, Chen PH, et al : Hum Mol Genet 20, 4851-4864, 2011.
12) Egawa N, Kitaoka S, et al : Sci Transl Med 4, 145ra104, 2012.
13) Filareto A, Parker S, et al : Nat Commun 4, 1549, 2013.

参考ホームページ

・ポンペ病患者会
　http://pompe-house.com
・日本ポンペ病研究会
　http://www.japan-soc-pompe-d.jp/index.html

佐藤洋平
2008 年　東京慈恵会医科大学医学部医学科卒業
2010 年　聖路加国際病院初期研修修了
2012 年　東京慈恵会医科大学大学院研究科博士課程入学

iPS 細胞を用いた難病の治療法を研究しています．

第5章 内分泌・代謝疾患

5．ムコ多糖症

大橋十也

ムコ多糖症でiPS細胞を用いた研究はまだ少ない。ただ造血幹細胞に分化し，それを純化することができれば，現行の治療法である酵素補充療法，骨髄移植療法などの欠点を克服できる可能性がある。すなわち生涯1回の治療で，ドナーを必要としない理想的な治療法である。今後の研究の展開に期待は大きい。

はじめに

ムコ多糖症（MPS）はライソゾーム蓄積症の1つであり，ライソゾームに存在するグリコサミノグリカン（GAGs）の分解酵素の遺伝的欠損によりGAGsの断片がライソゾーム内に蓄積し様々な臨床症状を呈する疾患である。GAGsは硫酸基が付加した2糖の繰り返し構造からなる。うち1つはアミノ糖（ガラクトサミン，グルコサミン）であり，もう1つはウロン酸（グルクロン酸，イズロン酸）またはガラクトースである。主なGAGsはデルマタン硫酸，ヘパラン硫酸，ケラタン硫酸，コンドロイチン硫酸，ヒアルロン酸などである。ヒアルロン酸以外はタンパク質と結合しており，プロテオグリカンと呼ばれ全身の結合組織に広く存在する。

MPSは，欠損酵素によりⅠ型からⅨ型まで7つの型に分類されている（Ⅴ型とⅧ型は欠番）。臨床症状は多岐にわたり，低身長，骨・関節の異常，特異顔貌，知能障害，水頭症，角膜混濁，視力障害，難聴，聴力喪失・反復性の中耳炎，上気道や肺の易感染性，呼吸困難，いびき・睡眠時無呼吸，心臓の異常（弁膜症）などを呈する。

現行の治療法としては酵素補充療法（ERT）がⅠ，Ⅱ，Ⅵ型で行われており，その他の疾患もERTが開発中である。ERTが開発されるまでは骨髄移植療法（BMT）が行われていたが，最近ではあまり行われなくなった。ただERTにもBMTにも欠点があり，iPS細胞はその欠点を克服できる可能性を秘めている。

Ⅰ．MPSの各病型について（表❶）

MPSは欠損酵素により6つの病型に分かれている。Ⅰ型はα-L-イズロニダーゼの欠損によりデルマタン硫酸（DS），ヘパラン硫酸（HS）が蓄積する。症状の重症度により，ハーラー症候群，ハーラー・シャイエ症候群，シャイエ症候群に分類され，先に述べたMPSの症状をすべて持ち合わせる。ハーラー症候群が最も重度であり，著明な神経症状を呈する。欧米では最も多い病型である。MPSで初めてBMTが行われたのも本症である[1]。Ⅱ型はハンター症候群と呼ばれており，イズロン酸-2-スルファターゼの欠損によりDS，HSが蓄積し，臨床型もⅠ型に酷似している

---

key words

ムコ多糖症（MPS），酵素補充療法（ERT），骨髄移植療法（BMT），遺伝子治療，造血幹細胞，グリコサミノグリカン（GAGs），プロテオグリカン，ライソゾーム蓄積症，マンノース6リン酸，マンノース6リン酸受容体

表❶ MPSの各病型

略称		欠損酵素	蓄積するGAGs	病名	特徴	遺伝形式
MPS Ⅰ型		α-L-イズロニダーゼ	DS, HS	ハーラー症候群（重症型）	MPSのプロトタイプである。重症度により3つの疾患に分かれる	AR
				ハーラー・シャイエ症候群（中間型）		
				シャイエ症候群（軽症型）		
MPS Ⅱ型		イズロン酸-2-スルファターゼ	DS, HS	ハンター症候群	MPS Ⅰ型と似ているが、角膜混濁はない。日本では一番多い	XR
MPS Ⅲ型	A	ヘパラン N-スルファターゼ	HS	サンフィリッポ症候群	中枢神経障害が主。骨症状、肝脾腫は軽度である	AR
	B	α-N-アセチルグルコサミニダーゼ				
	C	アセチル CoA α-グルコサミニド N-アセチルトランスフェラーゼ				
	D	N-アセチルグルコサミン-6-スルファターゼ				
MPS Ⅳ型	A	N-アセチルガラクトサミン-6-スルファターゼ	KS	モルキオ症候群	骨症状が主。中枢神経障害はない	AR
	B	β-ガラクトシダーゼ				
MPS Ⅵ型		N-アセチルガラクトサミン-4-スルファターゼ	DS	マロトーラミー症候群	MPS Ⅰ型と症状は似ているが、中枢神経障害はない	AR
MPS Ⅶ型		β-グルクロニダーゼ	DS, HS, CS, HA	スライ症候群	症状はMPS Ⅰなどと似ているが、非常に稀な疾患	AR

DS：デルマタン硫酸，HS：ヘパラン硫酸，KS：ケラタン硫酸，CS：コンドロイチン硫酸，HA：ヒアルロン酸，
AR：常染色体劣性，XR：X連鎖性劣性

が，角膜混濁は基本的に認めない。日本を含むアジアでは最も多い病型である。これはアジア諸国ではⅠ型の頻度が少ないために相対的にⅡ型が多くなっていることによる。他の型が常染色体劣性遺伝なのに対して，本症はX連鎖性劣性遺伝形式で遺伝する。Ⅲ型はサンフィリッポ症候群と呼ばれており，HSが蓄積する疾患である。中枢神経症状が主で他の症状は軽度である。欠損酵素によりAからDまでの4つの型に分類される。Ⅳ型はモルキオ症候群と呼ばれており，ケラタン硫酸（KS）が蓄積する疾患である。骨症状が強く，中枢神経症状はほとんど認めない。欠損酵素によりA，Bの2つの型に分類される。Ⅵ型はマルトラミー症候群と呼ばれておりDSが蓄積し，中枢神経症状はない。Ⅶ型はスライ症候群と呼ばれており，KSを除くGAGsが蓄積する。非常に稀な疾患である。

Ⅱ．MPSの治療法

　ライソゾーム酵素は糖タンパク質であり，糖鎖中のマンノースの6位がリン酸化されている。一方，細胞膜上にはマンノース6リン酸に対する受容体が存在し，その受容体を介して細胞外のライソゾーム酵素を細胞内に取り込みライソゾームに局在させる。すなわち血管外から投与されたライソゾーム酵素は細胞内のライソゾームに局在することができ，これが，ERTがMPSに有効であることのメカニズムである。またライソゾーム酵素は，大半はライソゾームに局在するが，一部が細胞外に分泌される。BMTで正常な造血細胞が生着すれば，それより分泌される正常のライソゾーム酵素は，やはり患者細胞にマンノース6リン酸受容体を介して取り込まれる。これが，BMTがMPSに有効なメカニズムである。

　ERT，BMTはそれぞれ利点と欠点がある。ERTの利点は簡便なおかつ安全であることが挙

げられる。一方欠点としては，生涯にわたり酵素を繰り返し投与しなければならないこと，酵素が脳血管関門を通過できないため中枢神経障害には無効であること，酵素製剤が非常に高価であることが挙げられる。BMT の利点としては，一度の治療で済むこと，血液細胞の一部は脳に移行するため中枢神経障害にも有効である可能性があることなどが挙げられる。一方欠点は，手技そのものが侵襲的であることに加えて，ドナーが得られない場合は BMT そのものができないことが挙げられる。自己の造血幹細胞に正常遺伝子を導入し，これを移植すればドナーの必要性はない。このような，いわゆる遺伝子治療はいくつかのライソゾーム蓄積症で試みられており[2)3)]，MPS でも臨床研究が計画されている。しかし，造血幹細胞に効率よく遺伝子を導入することは技術が進歩したとはいえ，まだ困難な技術であることに変わりはない。また造血幹細胞を標的とした場合，遺伝子治療の場合，遺伝子挿入による発がんの問題もある[4)-7)]。一方，患者の培養皮膚線維芽細胞などに遺伝子を入れるのは比較的容易であり，また gene editing による遺伝子を治療する遺伝子治療も造血幹細胞に比べると容易であることが予測される。そこから iPS 細胞を作製し，造血幹細胞を分化誘導できれば，BMT，遺伝子治療の問題点を駆逐できる可能性がある。

Ⅲ．MPS の iPS 細胞を用いた研究

MPS の iPS 細胞を用いた研究は 2 つ報告がある[8)9)]。1 つはマウスの iPS 細胞を用いたものであり，これはわれわれの研究室よりの報告である。これは治療法というより病態の解析を行ったものである。もう 1 つはヒトの iPS 細胞を用いたものであり，これは造血細胞に分化させたりしており，前述した治療法の確立を目指したものである。

1．マウス MPS の iPS 細胞

われわれの研究室では MPS Ⅶモデルマウス培養細胞に山中因子（*OCT4, SOX2, KLF4, c-MYC*）をレトロウイルスベクターを用いて導入して iPS 細胞を作製した[8)]。

MPS Ⅶマウスより作製した iPS 細胞は胚様体（embryoid body：EB）形成能が低下していた。しかし，酵素活性を部分的に矯正すると EB 形成能は上昇するため，酵素欠損により GAGs が蓄積することが本 iPS 細胞の EB 形成の悪い一因と考えられた。事実，MPS Ⅶマウスは常染色体劣性遺伝形式で遺伝するため，理論どおりならば 25％の割合でホモ接合のマウスが生まれるはずであるが，実際の確立は 10％以下である。この EB 形成能の低下がその一因であるかもしれないと推論した。

2．ヒト MPS の iPS 細胞

Tolar らはヒトの MPS 患者より iPS を樹立した[9)]。著者らは MPS Ⅰ型の患者のケラチノサイト，骨髄由来間葉系幹細胞へ，山中因子（*OCT4, SOX2, KLF4, c-MYC*）をレトロウイルスベクターを用いて導入して iPS 細胞を作製し，iPS 細胞にレンチウイルスベクターで MPS Ⅰ型の欠損酵素である α イズロニダーゼの遺伝子を導入して酵素欠損を矯正している。その後，iPS 細胞より EB を作製し stem cell factor, Flt3-ligand, IL-3, IL-6, bone morphogenic protein 4 を含む培地で培養して造血前駆細胞への分化を行っている。分化開始後，様々なタイムポイントで汎血球マーカーである CD45 と造血前駆細胞のマーカーである CD34 をフローサイトメトリーで観察しており，その発現を確認している（図❶）。またワイルドタイプ，MPS Ⅰ，酵素活性を矯正した iPS より分化させた造血前駆細胞で CD45，CD34 の発現

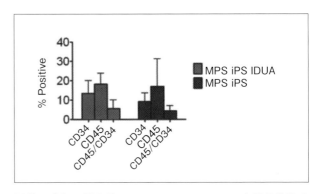

図❶ 遺伝子導入後の MPS iPS，MPS iPS より分化後の CD34，45 の発現（文献 9 より）

に差はなく，酵素欠損を矯正することにより細胞内の GAG の蓄積も減少傾向であったともしている．ただ細胞は未分化中胚葉マーカー，造血前駆細胞マーカー，分化した血球マーカーなど様々なマーカーを発現しており，多種の細胞が混在していた．また，これらの細胞を半固形培地で造血コロニーを形成させたところ様々な血球系のコロニーを形成した．ワイルドタイプ iPS 細胞，MPS I iPS 細胞，酵素活性を矯正した MPS I iPS 細胞，以上 3 つの iPS 細胞より分化させた血球系細胞にコロニー形成能の差を認めなかった．以上のように様々な細胞が混在するにせよ，その一部で造血前駆細胞に分化していることが確認された．iPS 細胞は造血幹細胞以外の細胞にも分化するので，BMT で治療効果が期待できない組織へ分化させ，その治療ができるかもしれないとも結論している．

もし，これらの細胞より造血幹細胞への分化，そしてその純化が効率よくなされるようになれば MPS の治療では大きな進歩になりえる可能性がある．すなわち，患者のケラチノサイトなどより iPS 細胞を作製して正常遺伝子を導入し，その後，造血幹細胞に分化させて，それを純化できれば MPS I の造血幹細胞移植のドナーソースとして使用できる．そうなれば，ドナーはもちろん必要なく，また遺伝子導入も効率よくでき，現行の BMT，遺伝子治療の欠点を克服できる．マウスでは鎌状赤血球症を対象にこのようなアプローチが上手くいった方法があるが[10]，ヒトの場合，この純化の過程が一番問題のステップであり，様々な試みがなされているが，まだ効率の良い方法は見つかっていない．

おわりに

iPS 細胞を MPS の病態解析，治療法に応用するような試みはそれほど多くない．造血幹細胞に分化させて治療に用いることができれば現行の治療法を大きく改善させることができ，医療を大きくできる可能性がある．

参考文献

1) Hobbs JR, Hugh-Jones K, et al : Lancet 2, 709-712, 1981.
2) Dunbar CE, Kohn DB, et al : Hum Gene Ther 9, 2629-2640, 1998.
3) Biffi A, Montini E, et al : Science 341, 1233158, 2013.
4) Hacein-Bey-Abina S, von Kalle C, et al : Science 302, 415-419, 2003.
5) Howe SJ, Mansour MR, et al : J Clin Invest 118, 3143-3150, 2008.
6) Ott MG, Schmidt M, et al : Nat Med 12, 401-409, 2006.
7) Stein S, Ott MG, et al : Nat Med 16, 198-204, 2010.
8) Meng XL, Shen JS, et al : Proc Natl Acad Sci USA 107, 7886-7891, 2010.
9) Tolar J, Park IH, et al : Blood 117, 839-847, 2011.
10) Hanna J, Wernig M, et al : Science 318, 1920-1923, 2007.

大橋十也
1981 年　東京慈恵会医科大学卒業
　　　　聖路加国際病院小児科研修
1983 年　東京慈恵会医科大学小児科助手
1996 年　同総合医科学研究センター DNA 医学研究所講師，同小児科（兼務）
2001 年　同助教授，同小児科（兼務）
2007 年　同教授，同小児科（兼務）
2013 年　同総合医科学研究センターセンター長

第6章

その他領域の疾患

第6章　その他領域の疾患

1．呼吸器疾患
　　難治性呼吸器疾患

伊藤功朗

呼吸器疾患により肺が破壊されたり，肺の機能が欠落したりすると致命的となる。病態研究の推進，再生医療の発展が必要であり，これらの場面で iPS 細胞の有用性に期待がかかる。現在までに，肺の重要構成細胞である肺胞上皮細胞は，不完全ながら iPS 細胞から誘導されるに至っている。しかしながら，複雑な肺を構成して臓器再生に用いたり，肺胞上皮細胞の機能評価から疾患研究を行ったりするには，まだ距離がある。その他の肺の構成細胞としては，気道上皮細胞やマクロファージの誘導が試みられ，成果が発表されつつある。

はじめに

肺は生体が呼吸をするために不可欠な臓器（vital organ）である。国内に600万人もの罹患者が存在する閉塞性肺疾患（chronic obstructive pulmonary disease：COPD）や肺線維症，その他の嚢胞性肺疾患では，肺胞が慢性的かつ進行性に破壊されることで呼吸不全に陥り，致死的となる。肺胞の破壊性病変に対しては現存する薬物では治療不可能であり，病態研究の推進，新規治療薬の開発，また再生医療の発展が強く望まれている。

I．iPS 細胞から肺胞上皮細胞の誘導

肺胞腔と毛細血管内腔の間では，I 型肺胞上皮細胞と血管内皮細胞を介してガス交換がなされる。COPD では肺胞が断裂し，肺胞上皮細胞が消滅しているため，ガス交換の場が著しく減少している。I 型肺胞上皮細胞は II 型肺胞上皮細胞から分化する。肺胞上皮細胞はガス交換を担う細胞であり，また気道で最も遠位端に存在する上皮細胞でもある。したがって，肺の再生の最大の鍵は II 型肺胞上皮細胞と考えられている。図❶に示すように肺は内胚葉臓器であり，未分化細胞から内胚葉を経て段階的に II 型肺胞上皮細胞を誘導する試みが世界中で行われている。現在までに種々の誘導プロトコールが発表されている[1)-4)]。本稿執筆段階で最も新しく発表された誘導プロトコールの概要を図❷に示す[1)]。Huang らのグループは，自分たちが2年前に発表した誘導プロトコールを改良し，腹側前方前腸細胞（NKX2.1 陽性細胞）の率を約40％から約80％に改善し，さらに II 型肺胞上皮細胞に特異的なタンパクである surfactant protein（SP）-C が陽性の細胞まで少数ながら誘導した[1)]。また最終段階まで誘導した細胞で，ラベル化したリコンビナント SP-B の取り込み能を証明した。このように多段階を経る肺胞上皮細胞の誘導は複雑かつ困難であり，タンパクレベルで SP-C などのマーカーを発現する II 型肺

---

key words

肺，II 型肺胞上皮細胞，気管支，気道上皮細胞，肺胞マクロファージ，surfactant protein C，嚢胞性線維症，肺胞蛋白症

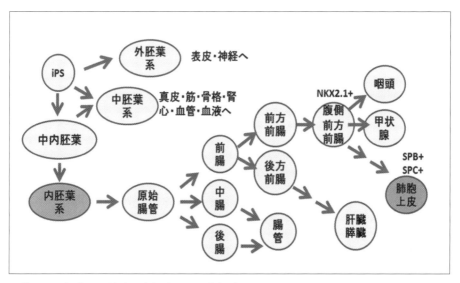

図❶ iPS 細胞から肺胞上皮細胞への分化経路

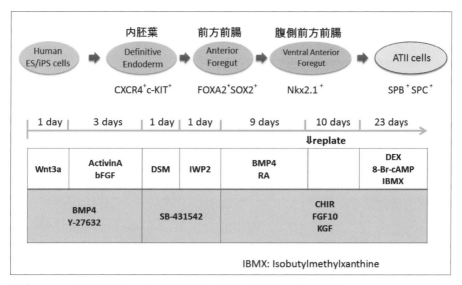

図❷ ヒト ES/iPS 細胞から II 型肺胞上皮細胞の誘導（文献 1 より）

胞上皮細胞は誘導されてきてはいるが，機能的に確実な細胞を誘導したという報告はいまだなされていない。この現状の中，われわれは誘導研究で発見した新規表面マーカーを用いて肺の前駆細胞を濃縮し，II 型肺胞上皮細胞を誘導することに成功した[5]。さらに，3 次元培養を行うことで，誘導した肺胞上皮細胞が管腔構造を作ることを示した。また，SP-C のノックインレポーター iPS 細胞を作製し，誘導効率を上げる実験を行っている。今後は世界各国で，肺胞上皮細胞の誘導効率の向上と，誘導細胞の機能評価（サーファクタント産生能，上皮バリア機能，ガス交換能など）などがなされ，疾患特異的研究や薬剤スクリーニング，さらには移植医療への応用がめざされるものと考えている。

II. 難治性呼吸器疾患とiPS細胞

前述のように，呼吸器疾患には根本的治療法がないものが多く，進行性のものは重症化し，死に至る。そのような疾患に対しては，肺移植という治療が適用されることがあるが（**表❶**），その適応患者は限られている。これらの疾患について，iPS細胞を用いた病態解析，新規治療薬の開発，細胞移植などの再生医療の開発が望まれている。

iPS細胞の作製技術がヒトで確立されて以来，呼吸器疾患においても様々な疾患で疾患特異的iPS細胞が作製されている。例としては，遺伝性疾患のα1アンチトリプシン欠損症（肺気腫を呈する），囊胞性線維症（気管支拡張症を呈する），鎌状赤血球症（肺高血圧を呈する），非遺伝性疾患の強皮症（間質性肺炎を呈する）といった疾患である[6]。

α1アンチトリプシン欠損症は，主として肝臓から産生されるα1アンチトリプシン（アンチプロテアーゼの一種）が先天的に欠損している疾患で，白色人種に偏って起こり，日本人には非常に稀である。肺においてプロテアーゼ-アンチプロテアーゼのバランスがプロテアーゼ優位となる結果，肺胞の破壊性病変（肺気腫）が進行する疾患である。肝細胞の変性も起こり，肝硬変へと発展する。したがって，疾患iPS細胞から肝臓細胞を誘導したり，遺伝子治療した疾患iPS細胞から肝細胞を誘導したりして，機能評価をしたという報告はあるが，本疾患の肺気腫についての研究にはiPS細胞はまだ用いられていない。

III. 肺胞蛋白症

1. 病態と臨床像

肺胞蛋白症（pulmonary alveolar proteinosis：PAP）はサーファクタントの生成または分解過程の障害により，肺胞腔内を主とする末梢気腔内に，サーファクタント由来物質である好酸性の顆粒状タンパク様物質が異常貯留する疾患の総称である。PAPには自己免疫性PAP（autoimmune PAP：APAP），続発性PAP（secondary PAP：SPAP），先天性PAP（congenital PAP：CPAP），未分類PAP（unclassified PAP：UPAP）に分類される。わが国の大規模コホート調査では248名のPAP患者が調査され，APAPが90％程度，SPAPが9％，CPAPが1％以下，UPAPが極めて稀とされている。APAPの発症率と罹患率は100万人あたり各0.49人，6.2人であり，診断時の年齢中央値は51歳であった。acquired PAPの症状・病状としては，労作時呼吸困難，咳，微熱，倦怠感，体重減少がみられたり，様々な病原微生物による感染症が肺の内外で起こったりするが，1/3の患者は無症状である。一方，CPAPは重篤な場合が多い。

PAPの病態にはGM-CSFが極めて重要な役割をしている。GM-CSFはマクロファージや好中球といった骨髄系細胞の表面にあるGM-CSFレセプターに結合する。GM-CSFが高濃度下ではSTAT5経路を活性化し，細胞の活性化や増殖に働いたり，マクロファージの最終分化を促したりする。APAPの原因は，自己抗体として後天的に形成された抗GM-CSF中和抗体が高レベルに存在することで，肺胞マクロファージにおけるGM-CSFシグナルを阻害することである。ひ

表❶ 肺移植の対象疾患

原発性肺高血圧症	閉塞性細気管支炎
特発性間質性肺炎	じん肺
肺気腫	肺好酸球性肉芽腫症
気管支拡張症	びまん性汎細気管支炎
肺サルコイドーシス	慢性血栓塞栓性肺高血圧症
肺リンパ脈管筋腫症	多発性肺動静脈瘻
アイゼンメジャー症候群	α1アンチトリプシン欠損型肺気腫
その他の間質性肺炎	囊胞性線維症　　など

いては肺胞内のサーファクタントが肺胞マクロファージによって処理されず，肺胞内に異常蓄積する。また GM-CSF 自己抗体により，好中球の機能も低下する。CPAP の多くは常染色体劣性遺伝であり，SP-B, SP-C, ABCA3, GM-CSF レセプターの異常が報告されている。

治療法は限られており，APAP には洗浄療法（全肺洗浄）が行われる。試験的治療として GM-CSF の吸入や皮下注射も試みられている。SPAP では基礎疾患の治療，あるいは洗浄療法（全肺洗浄あるいは区域洗浄）が行われる。CPAP には対症療法などが行われるが，予後は不良である。

2. iPS 細胞を用いた PAP の研究

これまで述べた背景から，iPS 細胞を用いて肺胞マクロファージを誘導し，細胞の機能を評価できれば PAP の病態研究や薬剤のスクリーニングなどに有用なツールとなりえる。2014 年になって初めて，PAP の患者からの iPS 細胞を用いた研究が 2 つ同じ雑誌に同時に報告された。Lachmann ら[7]は患者（*CSF2RA* 遺伝子変異：R199X）の CD34$^+$ 骨髄細胞から，Suzuki ら[8]は患者（*CSF2RA* 遺伝子変異：R271X）の末梢血単核球から，いずれも 4 因子をコードしたレンチウイルスベクターを用いて iPS 細胞を作製した。それぞれ別の方法で iPS 細胞から，Lachmann らは単球・マクロファージを，Suzuki らはマクロファージを誘導した。これらの研究では，PAP 患者由来の誘導マクロファージでは健常者由来のそれと比較して，GM-CSF 受容体シグナルが欠損し，GM-CSF 依存性の遺伝子発現が低下し，STAT5 のリン酸化が低下し，GM-CSF 依存性の細胞増殖能が低下し，サーファクタントの処理能力やラテックス粒子を貪食する機能が低下していた。両グループはともに，*CSF2RA* 遺伝子をコードしたレンチウイルスベクターを患者 iPS 細胞に導入し，誘導マクロファージの機能回復を証明した。このように iPS 細胞レベルで欠損遺伝子の導入を行えば，そこから誘導したマクロファージは機能を回復しているため，移植医療などにこの技術が用いられるという可能性がでてきた。

IV. 囊胞性線維症

1. 病態と臨床像

囊胞性線維症（cystic fibrosis：CF）は単一遺伝子の異常によって生じる疾患で，病変は多臓器に出現する。小児期に初発することが多く，CF 患者の生存年齢の中央値はおよそ 37 歳である。CF は 7 番染色体上にある *CFTR* 遺伝子の変異による常染色体劣性遺伝性疾患である。疾患有病率は，北米・北欧の白色人種では 3,000 人に 1 人，アフリカ系米国人では 17,000 人に 1 人，ハワイのアジア系人種では 90,000 人に 1 人である。わが国で 2009 年に行われた全国調査によると，年間の受療患者数は 15 人程度であり，日本人には非常に稀とされている。

CFTR（cystic fibrosis transmenbrane conductance regulator）は，ATP 依存性陰イオンチャネルで，これを通してクロライドイオンなどが細胞膜を通過して細胞外に輸送される。これによりナトリウムイオンも細胞表面に輸送され，結果として浸透圧差により水分が細胞表面を覆う。CFTR は肺，肝臓，膵臓，消化管，生殖管，皮膚など多くの臓器の上皮細胞に分布している。CF では 1000 種以上の *CFTR* 遺伝子変異が見つかっており，その異常により様々なレベルで CFTR タンパクの機能異常を生じ，臓器症状を起こす。

上気道病変として，小児期からほぼ全例に慢性副鼻腔炎がみられる。下気道症状として，咳嗽，粘調な喀痰が出現し，ウイルス感染などが契機となる増悪を反復する。体重減少，微熱，喀痰量増加が慢性的になり，不可逆性の肺機能低下が進行する。晩期には感染症を反復し，呼吸不全，肺性心となる。そのほか，消化器系では新生児の胎便イレウス，幼児期や青年期の遠位腸管閉塞症候群，90％以上の患者で膵外分泌機能不全が生じ，タンパク脂肪吸収不全がみられる。また，膵β細胞機能不全による高血糖といった兆候が 35 歳以上の患者の一部にみられる。胆管の閉塞により，5％の患者では肝硬変となる。また，男性では精管の閉塞による無精子症が 95％以上にみられ，女性では粘調な頸管粘液により受精率の低下がみられ

る。

　現在までに行われている治療は，分泌物の排泄を促進し，肺の感染を制御し，栄養状態を管理し，腸管の閉塞を予防することである。呼吸不全には酸素吸入などの対症療法が行われるが，究極的には唯一の治療は肺移植である。

　1989年にCFTRがクローニングされて以来，欧米においては嚢胞性線維症は遺伝子治療の最重要標的疾患の1つとされてきた。肺の細胞への遺伝子導入については，肺そのものが有する防御能や，特にCF患者で増加した粘調な喀痰，ウイルスベクターに対する獲得免疫などにより阻まれる。これまでに行われた非ウイルスベクターを用いた遺伝子治療の治験では，肺機能の改善には至っていない。一方，新規薬剤の開発も行われている。ivacaftor（VX-770）は，*G551D* 遺伝子変異（クラスⅢ遺伝子変異の一部）によるCFTRタンパクのイオンチャネル活性を高める作用をもつ（CFTR potentiatorといわれる）。この遺伝子異常をもつ患者はCF全体の5％程度である。この患者においてランダム化二重盲検試験で肺機能を改善するという結果であった。VX-809は，CFTRの折りたたみの異常（クラスⅡ遺伝子変異による）を正す働きをし（CFTR correctorといわれる），細胞表面へのCFTR発現を増加させる。*F508del* 遺伝子異常はCF患者の約70％を占める。この化合物により，この遺伝子異常をもつ患者のCFTR機能が改善する。現在までの限られた治験では，患者の肺機能の改善は認められていない。

2. iPS細胞を用いたCFの研究

　これまで述べた背景から，iPS細胞を用いて気道上皮細胞を誘導し，CFTRの機能を評価できればCFの病態研究や薬剤のスクリーニングなどに有用となりえる。Wongらは，iPS細胞からCFTRを発現する中枢気道上皮細胞を誘導し，CF患者由来iPS細胞を用いて誘導細胞の機能的バリデーションを行った[9]。中枢気道上皮細胞の誘導方法として，平面培養下で20日間かけて内胚葉，前方前腸細胞を経て初期中枢肺前駆細胞まで誘導し，さらに成熟化のためにair-liquid interface（ALI）法による培養を5週間行った。ALI法は細胞の頂端側を空気に曝し，側底側を培地に浸すという培養方法である。これにより，50％以上の細胞がCFTRを発現し，FOXJ1やLHS28といった線毛上皮細胞のマーカーも同時に発現していた。CFTRタンパクの発現については，ヒトES細胞由来の気道上皮細胞では，成熟したグリコシル化CFTRが検出されたのに対し，F508delのCF患者からのiPS細胞由来の気道上皮細胞ではこれが検出されなかった。機能評価については，cyclic AMP刺激によるヨウ化イオンの放出能を計測すると，ヒトES細胞由来ではcAMPに反応してイオンの流出がみられたのに対し，F508delのCF患者由来ではこれがみられなかった。また，前述のVX-809の活性アナログであるC18を用いてF508delのCF患者由来気道上皮細胞を処理すると，細胞膜にCFTRの発現がみられた。このように，iPS細胞から中枢気道上皮細胞を誘導し，*CFTR* 遺伝子異常の機能評価まで可能となった。

おわりに

　幹細胞から肺の上皮細胞を誘導することはいまだ困難であるため，iPS細胞を用いた呼吸器疾患研究はあまり進んでいない。iPS細胞の誕生により，最近2〜3年で誘導に関する技術は着実に進歩してきており，これからの発展が期待される。

参考文献

1) Huang SX, Islam MN, et al : Nat Biotechnol 32, 84-91, 2014.
2) Ghaedi M, Calle EA, et al : J Clin Invest 123, 4950-4962, 2013.
3) Longmire TA, Ikonomou L, et al : Cell Stem Cell 10, 398-411, 2012.
4) Mou H, Zhao R, et al : Cell Stem Cell 10, 385-397, 2012.
5) Gotoh S, Ito I, et al : Stem Cell Reports 3, 394-403, 2014.
6) Somers A, Jean JC, et al : Stem Cells 28, 1728-1740, 2010.

7) Lachmann N, Happle C, et al : Am J Respir Crit Care Med 189, 167-182, 2014.
8) Suzuki T, Mayhew C, et al : Am J Respir Crit Care Med 189, 183-193, 2014.
9) Wong AP, Bear CE, et al : Nat Biotechnol 30, 876-882, 2012.

伊藤功朗

1994 年	京都大学医学部卒業
	京都大学胸部疾患研究所附属病院内科研修医
1995 年	財団法人倉敷中央病院内科，呼吸器内科
2000 年	米国マサチューセッツ総合病院感染症科留学
2003 年	京都大学大学院医学研究科呼吸器内科博士課程修了
2004 年	カナダ マギール大学ミーキンス・クリスティー研究所 Post-doctral Fellow（〜2006 年）
2008 年	京都大学医学部附属病院呼吸器内科助教（現在に至る）
2013 年	京都大学物質 - 細胞統合システム拠点（iCeMS）連携助教（兼任）

第6章　その他領域の疾患

2．腎・泌尿器疾患
多発性嚢胞腎

松井　敏・長船健二

　常染色体優性多発性嚢胞腎（ADPKD）と常染色体劣性多発性嚢胞腎（ARPKD）は，腎嚢胞形成による末期腎不全への進行に加え，脳動脈瘤，肝不全など重篤な合併症を発症する難治性疾患である。従来，動物モデルを用いた研究が行われてきたが，完全な病態解明には至らず根治的な治療法も未確立である。近年，患者由来iPS細胞を用いた新たな疾患モデルの開発と病態解析・治療薬探索が多くの難治性疾患において行われている。さらに最近，ADPKDとARPKDに対するモデル作製に必要なiPS細胞から各種罹患細胞種への分化誘導法も次々と報告されはじめた。今後，両疾患に対するiPS細胞を用いた疾患モデル作製研究の進展が期待される。

はじめに

　嚢胞性腎疾患（cystic kidney disease）とは，遺伝子異常によって腎実質に進行性に多数の嚢胞を生じ，腎構造を破壊することなどの機序によって末期慢性腎不全に至る疾患の総称である。常染色体優性多発性嚢胞腎（autosomal dominant polycystic kidney disease：ADPKD），常染色体劣性多発性嚢胞腎（autosomal recessive polycystic kidney disease：ARPKD），多嚢胞性異形成腎，若年性ネフロン癆などがその代表的な疾患として知られる。本稿では，嚢胞性腎疾患の中でも単一遺伝子疾患（monogenic disorder）として最多のADPKDとその類縁疾患であるARPKDにおける疾患特異的iPS細胞を用いた病態解析研究の現状と今後の展望について概説する。

I. ADPKD と ARPKD

　ADPKDは本邦において3〜7千人に1人の頻度で発症する。本疾患の原因遺伝子として*PKD1*と*PKD2*の2種類が同定されており，それぞれPolycystin 1（PC1）およびPolycystin 2（PC2）タンパクをコードしている。PC1，PC2ともに腎尿細管や集合管細胞の一次繊毛（primary cilia）に発現しているが，嚢胞形成をはじめ病態機序の詳細は不明のままである。ADPKD患者の約85%において*PKD1*の遺伝子変異が認められる。また，ADPKDは全身合併症として肝嚢胞，膵嚢胞，脳動脈瘤，嚢胞感染，大腸憩室，総胆管拡張症などを発症させる[1,2]。多発する腎嚢胞形成による末期慢性腎不全，脳動脈瘤破裂によるくも膜下出血，肝嚢胞感染による敗血症などは直接生命にかかわる重篤な病態である。

　一方，ARPKDは比較的稀な疾患であり，本邦

---

key words

ADPKD，ARPKD，iPS細胞，分化誘導，疾患モデル，病態解析，治療薬探索

での発症頻度は不明であるが，欧米の報告では1～4万人に1人の頻度とされる。ARPKDの原因遺伝子として*PKHD1*が同定されており，その遺伝子産物はfibrocystinまたはpolyductinと呼ばれ，細胞膜を1回貫通するレセプター様タンパクと推定されている。腎嚢胞に加え，ARPKDでは合併症として先天性肝線維症，肝嚢胞，肺低形成などを発症する[1]。特に出生時の重症肺低形成を合併する症例と腎嚢胞による腎不全や肝線維化に伴う肝不全の進行例は予後不良である。

ADPKDとARPKDの両疾患ともに根治的治療法はなく，対症療法を余儀なくされている現状であり，さらなる病態解明に基づく治療法開発が望まれている。

II. 患者由来iPS細胞を用いた疾患モデル作製研究

これまでADPKDおよびARPKDの代表的な疾患モデルとして，PCKラット[3]，DBA/2FG-pcyマウス[4]などの動物モデルが開発されてきたが，ヒトの病態を完全には模倣できないこと，*in vivo*での評価は様々な組織間の相互作用があるため単一細胞種での解析が困難であるなどの問題点があり，新たな疾患モデルの開発が望まれてきた。

近年，患者由来の疾患特異的iPS細胞を罹患細胞腫へ分化誘導し，*in vitro*で病態を再現することにより病態解析・治療薬探索を行う疾患モデル作製研究が盛んに行われている。従来の動物モデルと比べた長所として，疾患の発症や進行に関与する遺伝情報を備えたヒト細胞を使用できること，生体からの検体採取が困難な臓器にアプローチできること，単一細胞種での実験系を確立しやすく病態解析や薬剤スクリーニングに適していることなどが挙げられる。そして代表的な例として，2013年の京都大学江川，井上らの報告がある[5]。同グループは，神経変性疾患の一種である筋萎縮性側索硬化症（ALS）の患者由来iPS細胞を運動ニューロンに分化誘導し，RNA代謝を制御することが知られている様々な化合物をその疾患運動ニューロンに作用させて検討を行った。その結果，疾患運動ニューロンのストレスに対する脆弱性を改善し，神経突起の長さを改善させる化合物アナカルジン酸が同定された。同様のストラテジーを用いることによって，他疾患においても疾患特異的iPS細胞を用いた実験系が新たな治療薬探索のツールとなることが期待される。

筆者らも，ADPKDとARPKD患者の体細胞より疾患特異的iPS細胞を樹立し，それらのiPS細胞から疾患モデルを開発して病態解析および治療薬探索研究を行うことをめざしている。

III. ES/iPS細胞から腎臓への分化誘導の知見

患者由来iPS細胞を用いて疾患モデルを作製するためには罹患臓器・組織に生じる病態を再現できる分化誘導法が必要であるが，発生過程を再現するiPS細胞から罹患細胞種への分化誘導ストラテジーが一般的に用いられる。

腎臓は胎生初期の胚葉組織の1つである中間中胚葉に由来する。脊椎動物においては，発生段階を通じ前腎，中腎，後腎の3つの腎臓が順に形成されるが，哺乳類の成体腎は後腎である。後腎は，尿管芽という上皮細胞の突起とその周囲に集合して生じる間葉組織（後腎間葉）との相互作用によって発生する。後腎間葉は腎臓の機能単位であるネフロン（糸球体，近位から遠位までの尿細管）や間質に，一方，尿管芽は集合管から膀胱の一部までの下部尿路系へと分化する。

ADPKDの腎嚢胞は主に尿細管・集合管細胞から発生し，ARPKDでは集合管がびまん性に拡張することによって嚢胞が形成される[1,2]。したがって，疾患モデルを作製する観点からは，尿細管・集合管細胞への高効率な分化誘導法の確立が急務であるといえる。発生段階を模倣して分化誘導を行う場合，具体的には図❶に示すようなマーカー遺伝子を指標とした多段階の分化誘導法が考えられる。

これまでのヒトES細胞を用いた報告では，レチノイン酸，activin A，BMP（bone morphogenetic protein，骨形成因子）4またはBMP7の組み合わせ処理にて中間中胚葉や腎臓マーカー発現細胞を誘導できることが示されているのみであった[6]。

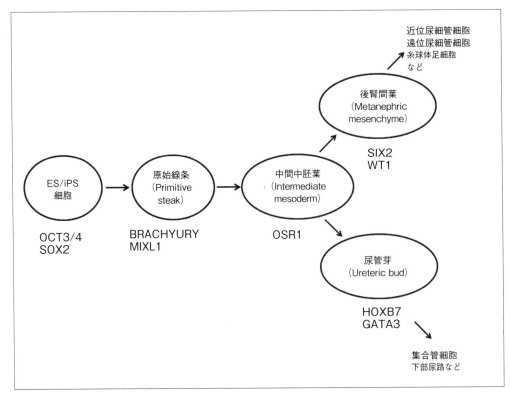

図❶ 発生過程を再現した ES/iPS 細胞から腎臓系譜への分化誘導

またiPS細胞を用いた検討も少なく，マウスiPS細胞にactivin A, BMP7 または GDNF (glial cell line-derived neurotrophic factor, グリア細胞株由来神経栄養因子) の組み合わせ処理を施し，腎臓系譜の細胞を誘導する報告のみであった[7]。

しかし最近，ヒト ES/iPS 細胞から腎系譜細胞への分化誘導法が次々と報告された。まず筆者らは，activin A, CHIR99021, BMP7 の組み合わせ処理によってヒト iPS 細胞から 90％以上の高効率で OSR1 (Odd-skipped related 1) 陽性の中間中胚葉細胞を作製し，それらの中胚葉細胞から in vitro と in vivo の両者において近位尿細管細胞，糸球体足細胞，尿管芽細胞などの腎系譜細胞を分化誘導することに初めて成功した[8]。また誘導された中間中胚葉は，マウス胎児の後腎組織との共培養系で3次元の尿細管様構造を形成することも確認した。さらに，成長因子を用いるより低コストかつ安定的に中間中胚葉への分化を誘導するために低分子化合物の探索を行い，レチノイン酸誘導体 (レチノイド) である AM580 および TTNPB を中間中胚葉への分化誘導剤として同定した[9]。

筆者らの報告に続いて，さらに数グループから腎系譜細胞の分化誘導に関する報告がなされた。まず米ソーク研究所の Belmonte らは，無フィーダー状態で培養された iPS 細胞から BMP4, FGF (fibroblast growth factor, 線維芽細胞増殖因子) 2, レチノイン酸, activin A, BMP2 の組み合わせ処理によって中間中胚葉を誘導し，培養を続けると後腎間葉マーカーではなく尿管芽マーカーのみ遺伝子発現が上昇することを見出した。さらに，誘導された細胞をマウスの後腎組織と共培養することで尿管芽に組み込まれることを示し，尿管芽前駆細胞への分化誘導法を確立したとして報告している[10]。また，豪クインーズランド大学の高里，Little らは，BMP4, activin A, FGF9, BMP7, レチノイン酸の組み合わせ，もしくは CHIR99021, FGF9 の組み合わせ処理を用いてヒト ES 細胞

を分化誘導し，WT1, SIX2 などの後腎間葉マーカーと HOXB7, GATA3 などの尿管芽のマーカーの遺伝子発現が得られることを示した．特に CHIR99021, FGF9 の組み合わせ処理で作製された細胞は，器官培養系においてマウス後腎組織の尿細管構造やネフロン前駆細胞の集塊へ組み込まれること，作製された細胞のみでも近位尿細管様構造などを構築することを示している[11]．さらに，熊本大学の太口，西中村らは，マウス ES 細胞とヒト iPS 細胞から activin A, BMP4, CHIR99021, レチノイン酸，FGF9 の組み合わせ処理を用いてネフロン前駆細胞を誘導し，それらをマウス胎児脊髄や Wnt4 発現細胞と共培養することで in vitro において糸球体および尿細管様構造を含む腎組織を初めて作製することに成功した[12]．また，米ハーバード大学の Bonventre らは，CHIR99021 の処理によってヒト iPS 細胞から BRACHYURY, MIXL1 陽性の中内胚葉を 100％ に近い高効率で誘導し，次に FGF2，レチノイン酸を加えて約 70〜80％ の高効率で PAX2, LHX1 陽性の中間中胚葉，さらに FGF9, activin A 処理にて SIX2, SALL1, WT1 陽性のネフロン前駆細胞を誘導できたと報告している[13]．これらの報告は，患者由来 iPS 細胞を用いた腎疾患モデル作製研究の進展に大いに寄与することが期待される．

Ⅳ. 患者由来 iPS 細胞を用いた嚢胞性腎疾患の病態解析研究

疾患特異的 iPS 細胞の分化誘導系を用いた嚢胞性腎疾患の研究報告はまだ少ないが，以下の 2 つがある．まず，前述の Bonventre らは ADPKD 患者 3 名，ARPKD 患者 2 名の線維芽細胞から疾患特異的 iPS 細胞を樹立した．そして，健常人由来 iPS 細胞，ES 細胞，ADPKD 患者由来 iPS 細胞のいずれにおいても未分化状態で primary cilia の形成と PC1, PC2, fibrocystin/polyductin の発現を認めた．しかし，ADPKD 患者由来 iPS 細胞では，未分化状態において PC2 陽性の cilia の割合が健常人由来 iPS 細胞，ES 細胞に比べ有意に低下していた．また，肝臓系譜に分化誘導を行い，AFP, CK19, HNF4 陽性の肝芽様細胞の段階においても同様に，PC2 陽性の cilia の割合が低下していることを示した．さらに，ADPKD 患者由来 iPS 細胞から分化誘導された肝芽様細胞に野生型（正常型）の PKD1 遺伝子を導入することによって，PC2 の発現がレスキューされることを確認している．これらの結果は，PC1 が PC2 の発現を制御しているという機序を解明しており，iPS 細胞を用いた疾患モデルが ADPKD の病態解析に使用可能であることを示す研究成果といえる[14]．

一方，Belmonte らは前述の尿管芽前駆細胞への分化誘導法を ADPKD 患者由来 iPS 細胞に適用することで尿管芽マーカー遺伝子を発現する細胞が得られ，マウス後腎組織との共培養にて疾患 iPS 細胞由来細胞とマウス細胞からなるキメラの尿管芽様構造が作製できることを示している[10]．しかしながら，病態が再現されているか否かには言及されておらず，今後のさらなる研究進展が期待される．

Ⅴ. 患者由来 iPS 細胞を用いた嚢胞性腎疾患研究の今後の展望

前述の ALS をはじめとして，患者由来 iPS 細胞を用いた疾患モデルの解析による病態解明研究や化合物スクリーニング系を用いた治療薬探索研究が多くの疾患で進められている．ADPKD, ARPKD における研究戦略として，主要な罹患臓器である腎臓（腎嚢胞），血管（動脈瘤），肝臓（肝線維症，肝嚢胞）への分化誘導系を用いた疾患モデルを開発し，病態形成を抑制する化合物を探索することによって新規治療薬開発への発展が期待される（図❷）．筆者らは，それら 3 つの臓器において，病態解析・治療薬探索研究に適した分化誘導系の確立を行っている．血管に関しては，その構成細胞種である血管内皮細胞・平滑筋細胞への分化誘導を行い，動脈瘤発生に関わる病態関連分子を同定し，発症機序解明をめざしている．また，腎・肝においては 3 次元構造の構築も含めた嚢胞モデルを作製し，その病態形成に関わる分子機構の解明・治療薬開発につなげたいと考えている．

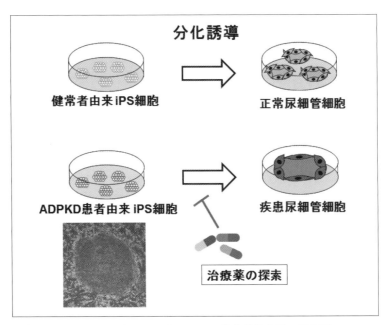

図❷　ADPKD患者由来iPS細胞を用いた治療薬探索系の概念図

おわりに

最近，ヒトiPS細胞から腎系譜細胞への分化誘導法が次々と報告されるようになった。疾患特異的iPS細胞を用いた病態解析・治療薬探索をより効率的に行うためには，病態を再現できる分化誘導系の確立や疾患細胞の単離法などの開発も必要である。疾患特異的iPS細胞を用いた囊胞性腎疾患の研究がさらに進展することを期待したい。

謝辞
本研究は厚生労働科学研究費補助金難治性疾患克服研究事業「進行性腎障害に関する調査研究」の支援を受けた。

参考文献

1) 乳原善文，香村衞一，他：日腎会誌 53, 556-583, 2011.
2) Grantham JJ：N Engl J Med 359, 1477-1485, 2008.
3) Katsuyama M, Masuyama T, et al：Exp Anim 49, 51-55, 2000.
4) Takahashi H, Calvet JP, et al：J Am Soc Nephrol 1, 980-989, 1991.
5) Egawa N, Kitaoka S, et al：Sci Transl Med 4, 145ra104, 2012.
6) Cynthia A, Batchelder C, et al：Differentiation 78, 45-56, 2009.
7) Morizane R, Monkawa T, et al：Biochem Biophys Res Commun 390, 1334-1339, 2009.
8) Mae S, Shono A, et al：Nat Commun 4, 1367, 2013.
9) Araoka T, Mae S, et al：PLoS One 9, e84881, 2014.
10) Xia Y, Nivet E, et al：Nat Cell Biol 15, 1507-1515, 2013.
11) Takasato M, Er PX, et al：Nat Cell Biol 16, 118-126, 2014.
12) Taguchi A, Kaku Y, et al：Cell Stem Cell 14, 53-67, 2014.
13) Lam AQ, Freedman BS, et al：J Am Soc Nephrol.[Epub ahead of print].
14) Freedman BS, Lam AQ, et al：J Am Soc Nephrol 24, 1571-1586, 2013.

長船健二
1996年　京都大学医学部卒業
　　　　同医学部附属病院老年科入局
2000年　東京大学大学院理学系研究科
2005年　ハーバード大学幹細胞研究所/幹細胞再生生物学教室（Douglas A. Melton 教授）
2008年　京都大学iPS細胞研究所所属

iPS細胞を用いた腎・膵・肝疾患に対する再生医療の開発研究を行っている。

第6章　その他領域の疾患

3. 骨系統疾患
進行性骨化性線維異形成症

池谷　真・松本佳久・戸口田淳也

近年，骨系統疾患の原因遺伝子が次々に明らかになっている．しかし，原因遺伝子が判明していても，根治的治療の困難なものも多く，分子生物学的な視点からの病態解明ならびに治療の確立が期待されている．このような難治性の骨系統疾患に対してわれわれは，従来の分子生物学的手法に加え，疾患罹患者から樹立した人工多能性幹細胞（induced pluripotent stem cell：iPS細胞）を用いた研究を展開している．現在，研究の対象としている疾患の1つである進行性骨化性線維異形成症（fibrodysplasia ossificans progressiva：FOP）に関して，罹患者からのiPS細胞の樹立，in vitro 培養系での病態再現，そして創薬に向けたアプローチについて概説する．

I. 進行性骨化性線維異形成症とは

進行性骨化性線維異形成症（FOP）とは，小児期より，筋，筋膜，腱，靱帯といった線維性結合組織が徐々に骨化していく，進行性の異所性骨化症である．異所性骨により，患者は脊柱，胸郭，四肢関節などの可動性が失われ，その結果，摂食障害，呼吸障害などで致死的な状態となる．出生時には異所性骨化はほとんど認められないが，多くの場合，左右対称性の拇趾の異形成が存在しており，早期診断の契機となる重要な所見である．また10歳頃までに最初の異所性骨化巣が出現することが知られている．出現には誘因がない場合もあるが，多くは軽微な外傷やウイルス感染などを契機に，熱感と疼痛を伴う腫脹が生じるflare-upと呼ばれる症状が出現した後に，その部位が骨化する．また，骨化巣は体幹部から四肢，近位から遠位，頭側から尾側へと広がりを見せることが多く，結果的にあらゆる関節の可動性が失われることとなる．発症に性差や人種間の差は認められておらず，罹患率は約160万人に1人とされ，本邦での患者数は50人程度と考えられている[1]．現在，厚生労働省の難治性疾患克服研究事業の対象疾患に指定されている．治療は主として flare-up に対処するもので，発症から24時間以内にプレドニゾロン（プレドニン®）の一過性大量投与（～2mg/kg/日）を開始し，短期間（～4日間）で中止し，再燃するようであれば反復する方法が推奨されている．この治療法が有効であること，そして投与開始が遅れると無効であることは，骨化における炎症細胞の関与を強く示唆する事実であり，非ステロイド性抗炎症剤やCOX2阻害剤の長期投与も行われる．ビスフォスフォネート製剤の投与に関しては一定した結果が得られていない．

---

key words

難治性骨軟骨疾患，FOP，iPS細胞，BMP，ACVR1/ALK2，R206H変異，異所性骨化，ハイスループットスクリーニング

Ⅱ．FOP の分子病態解析

　原因遺伝子は長く不明であったが，2006 年にペンシルバニア大学の Kaplan のグループが，連鎖解析などの手法により，骨形成因子（bone morphogenetic protein：BMP）のⅠ型受容体の1つである ACVR1/ALK2 の経配偶子性点突然変異であることを報告した[2]。これまで同定された変異の多くが細胞内ドメインの特定の部位のアミノ酸置換（R206H）であるが，少数ではあるが R206H 以外の部位の変異も存在しており，その中には極めて軽症の表現型を呈するもの（L196P）もある[3]。しかし，生化学的には R206H と同等であることも示されており[4]，同一部位の変異であっても表現型が著しく異なる場合があることも示されている[5]。

　代表的な R206H 変異に関しては，主に C2C12 や HEK293 や HUVEC といった培養細胞に対して変異遺伝子を発現させるという人工的な系で行われ，変異により恒常的に活性化型となることが示されている。モデルマウスに関しては，ヒト疾患で検出されている変異とは異なるが，恒常的活性型 *ACVR1/ALK2* 遺伝子（Q207D）の発現を誘導できる遺伝子改変マウスがすでに作製されている[6]。このモデルマウスではウイルスを利用して変異型 ACVR1/ALK2 分子の発現を局所で誘導すると，誘導部位に異所性骨化巣が出現する[7]。また最近になって，ヒトで最もよく見出される変異である R206H 変異を遺伝子改変技術により導入した ES 細胞が作製され，その ES 細胞を野生型胚に打ち込んだキメラマウスが作製された[8]。このマウス個体には拇趾の異形成と異所性骨化が観察されたため，FOP モデルマウスとして非常に有望視されている。しかし同時に，R206H 変異をもった細胞が全身性に分布すると胎生致死となることもわかってきており（学会発表），*ACVR1/ALK2* 遺伝子の変異の生物学的意義が種によって大きく異なることが示唆されている。

Ⅲ．FOP 研究に対する iPS 細胞の応用

　FOP 研究に iPS 細胞を応用することは下記の利点を有する。

1）解析を必要とする間葉系細胞が無尽蔵に得られる

　上述したように，flare-up 時の局所組織など解析すべき試料は病状顕著化のおそれがあることにより採取できない。iPS 細胞から標的細胞への分化誘導系が確立できれば，理論的には最低限の一度の侵襲（皮膚組織切除あるいは末梢血採血）により無尽蔵に解析対象細胞を入手することができる。

2）複数の種類の細胞を解析することができる

　骨化組織の細胞起源に関しては，骨前駆細胞あるいはより未分化な間葉系幹細胞，さらには血管内皮細胞など，複数の知見があり決定されていない。罹患者由来 iPS 細胞を用いて，同一な遺伝子情報をもつ異なる細胞を分化誘導することで，その比較検討が可能となる。さらに炎症細胞の誘導も可能であることから，培養皿内で flare-up を再現することも可能と考えられる。

3）ヒト多能性幹細胞としての利点

　これは FOP に限定した利点ではないが，上述のように種間の生物学的反応の相違の問題もあり，創薬という観点から考えた場合，ヒトの細胞を用いて研究することに大きな意義がある。また発生過程の再現や，ゲノム編集技術を用いた変異の修復や，異なる変異の導入など，体細胞を用いては困難な解析が可能である。

Ⅳ．iPS 細胞を用いた FOP の *in vitro* 病態再現

　以下に，iPS 細胞を用いた FOP の病態解明研究について，われわれの最新の知見を記す[9]。

　体細胞としては最小限の侵襲により採取した皮膚線維芽細胞を用い，標準的なレトロウイルスベクターによる4因子導入により iPS 細胞を樹立した。幸い採取部の骨化あるいは採取後の他の病変の悪化は認めていない。樹立した iPS 細胞の品質評価には，導入遺伝子のサイレンシング，未分化マーカーの発現，核型解析，奇形腫形成能解析などの標準的評価法を用い，これまで樹立された健常者由来の標準的 iPS 細胞と相違ないことが確認

できた。

　次に種々の分化誘導法によりin vitroでの骨分化能および軟骨分化能を，ACVR1/ALK2が正常である標準的iPS細胞を用いた結果と比較検討した。その結果，FOP由来iPS細胞は標準的iPS細胞と比較して，骨分化能および軟骨分化能が著しく亢進していることが判明した（図❶）。さらにBMPの阻害剤であるDMH1を骨分化誘導時に培地中に加えたところ，亢進した骨分化が抑制されることも明らかとなった（図❷）。

　この結果から，われわれは少なくともFOPの病態を体の外で一部再現することができたと考えており（図❸），亢進している骨化あるいは軟骨化を緩和するような化合物の候補となる物質を探すための評価系を構築するための手がかりが得られたと考えている。今後は，この分化誘導過程における遺伝子変化などを詳細に検討することで，異所性骨化巣形成機構を理解し，さらにより正確・簡便な評価系を確立してハイスループットスクリーニングによる低分子化合物の同定から創薬へと進めていきたいと考えている。

おわりに

　FOP患者由来iPS細胞を用いた研究で，解明・開発すべき課題としては下記が考えられる。

1) **異所性骨化を開始する刺激は何か**

　外傷や感染症などがflare-upの原因となるという事実から，炎症性サイトカインなどの関与が伺われる。この点に関する研究は治療への応用に関しても重要な課題である。

2) **異所性骨化を形成する細胞の起源は何か**

　血管内皮細胞や間葉系幹細胞などが候補として考えられている[10]。これらの細胞をiPS細胞から誘導することで，その起源を明らかにすることが病態を理解するうえで重要である。

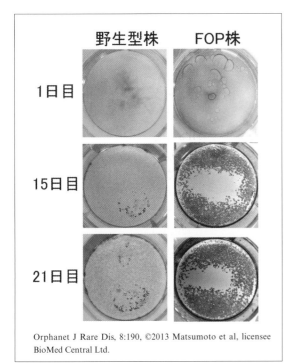

図❶　骨分化能の比較
骨誘導後のサンプルにコッサ染色を行った。FOP株は野生型株と比較して骨形成の指標である石灰化（黒色部分）が起こっていることがわかる。

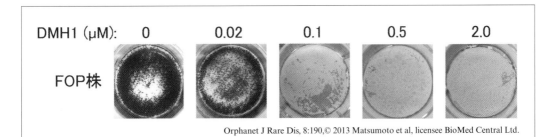

図❷　BMP阻害剤による骨分化の抑制
FOP株の骨誘導時にBMP阻害剤（DMH1）を添加してコッサ染色を行った。DMH1の濃度依存的に石灰化（黒色部分）が抑制される。

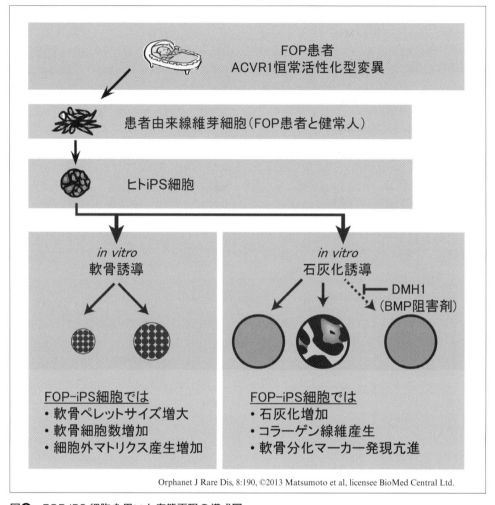

図❸ FOP-iPS細胞を用いた病態再現の模式図

3) どのようにして骨化の進行を阻害するのか

治療法の開発に向けた重要な課題であり，直接的にBMPシグナルの伝達を阻害するアプローチ[7]に加えて，分化方向を転換するアプローチ[11]などが考えられる．われわれはまず最終段階である石灰化結節形成能を指標としたアッセイ系を構築し，ハイスループットスクリーニングによる低分子化合物の同定からin vivoでの薬剤の評価を行う計画である．

FOPに限らず，患者由来iPS細胞を用いた研究で常に問題になることは，果たしてin vitroの研究でin vivoの病態がどこまで再現できるのかという点であろう．一方で，in vivoでは様々な因子が病態の発生を抑制している可能性もあり，in vitroではそのような抑制が解除されることで，より病態が際立つ可能性も考えられる．両者の可能性を認識しつつ，研究を進めていくことが重要であると考えている．

FOPは本邦での総罹患者数が約50名と極めて稀な疾患である．さらに標的細胞の解析が困難であることも加わり，病態解明そして創薬への道は極めて困難なものであった．iPS細胞技術を応用した本研究により，創薬への道が開けたならば，稀少難治性疾患の治療法開発モデルとして，その社会的意義は極めて高いものと考える．

参考文献

1) Kaplan FS, Shen Q, et al : J Bone Miner Metab 26, 521-530, 2008.
2) Shore EM, Xu M, et al : Nat Genet 38, 525-527, 2006.
3) Gregson CL, Hollingworth P, et al : Bone 48, 654-658, 2011.
4) Ohte S, Shin M, et al : Biochem Biophys Res Commun 407, 213-218, 2011.
5) Kaplan FS, Xu M, et al : Hum Mutat 407, 213-218, 2009.
6) Fukuda T, Scott G, et al : Genesis 44, 159-167, 2006.
7) Yu PB, Deng YD, et al : Nat Med 14, 1363-1369, 2008.
8) Chakkalakal SA, Zhang D, et al : J Bone Miner Res 27, 1746-1756, 2012.
9) Matsumoto Y, Hayashi Y, et al : Orphanet J Rare Dis 8, 190, 2013.
10) Medici D, Shore EM, et al : Nat Med 16, 1400-1406, 2011.
11) Gatti D, Viapiana O, et al : J Bone Miner Res 25, 1460-1462, 2010.

池谷　真
1996 年　京都大学理学部卒業
1998 年　同大学院理学研究科博士前期課程修了
　　　　日本学術振興会特別研究員（DC1）
2001 年　京都大学大学院理学研究科博士後期課程修了（理学博士）
　　　　理化学研究所研究員
2007 年　同基礎科学特別研究員
2009 年　熊本大学発生医学研究所准教授
2010 年　京都大学再生医科学研究所研究員
2011 年　京都大学 iPS 細胞研究所准教授

第6章 その他領域の疾患

4. 染色体異常
ダウン症候群

海老原康博

　ダウン症候群は21番染色体の過剰が原因で起こるヒトで最も多い染色体異常であり，先天性心疾患や精神遅滞など，各種臨床症状が認められる。primary細胞やダウン症候群マウスモデルなどを用いて各分野において様々な研究が行われており，臨床症状の病態解明が進んでいる。近年，疾患特異的iPS細胞を用いて，様々な細胞に分化させて患者の病態を再現させることで疾患病態解析や新たな治療法の開発が期待されている。本稿では，ダウン症候群に対するこれまでの研究をレビューするとともに，ダウン症候群特異的iPS細胞を用いた最近の知見を解説する。

はじめに

　ダウン症候群は21番染色体（図❶）[1]の過剰（トリソミー）が原因で起こるヒトで最も多い染色体異常であり，様々な臨床症状を呈する。約700人に1人の割合で生まれており，近年高齢出産の増加に伴い増加傾向にある[2]。ダウン症候群の約95％は染色体数が47本の21トリソミーである[3,4]。21トリソミーの84.5％が母親側染色体の不分離で生じ，その80％が第1減数分裂異常にて生じている。ダウン症候群の4％は転座型であり，21番染色体と13～15番染色体との転座が多い。残りの1～2％がモザイク型とされている。また，特徴的な顔貌や身体的特徴をもち，血液学的異常や早期アルツハイマー型痴呆をきたしやすいと言われている[4]。

　ダウン症候群の疾患解析はprimary細胞やダウ

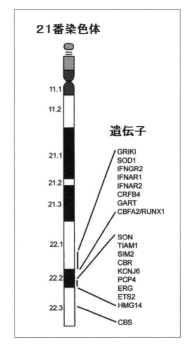

図❶　ヒト21番染色体（文献1より改変）

---

key words

ダウン症候群，21トリソミー / ダイソミー，胎生期造血，ダウン症候群マウスモデル，ダウン症候群特異的iPS細胞（DS-iPS細胞），アルツハイマー症，神経分化，TMD, AMKL, primitive hematopoiesis, definitive hematopoiesis, X染色体不活化機構，XIST

ン症候群マウスモデルなどを用いて研究が進められてきた。primary細胞を使って研究する場合には様々な制約を受けることも多い。疾患マウスモデルは重要なツールであり，ダウン症候群研究において有益な知見が得られている。近年，京都大学の山中らにより樹立された人工多能性幹細胞（induced pluripotent stem cells：iPS細胞）は胚性幹細胞（embryonic stem cells：ES細胞）と同等の万能性をもつ幹細胞の一種である。iPS細胞は体細胞から人工的に樹立することができ，様々な細胞に分化する能力があるため，再生医療において重要な武器になると考えられている。ダウン症候群においてもiPS細胞が樹立され，iPS細胞を用いて病態が再現され，新しい治療法の開発において重要な役割を果たすものとして期待される。本稿では，ダウン症候群研究に対する最近の知見を解説する。

I．ダウン症候群の病態

ダウン症候群では先天性心疾患や精神遅滞など各種臨床症状が認められる。主な症状としては，精神遅滞はほぼすべての患者で発症するが，その重篤度には患者間で非常に大きな差がある。20歳前後から対人反応の低下，興味消失，自閉，食欲不振などの症状を示す急激退行がみられることがある。また，特有の顔貌（目尻が上がっていてまぶたの肉が厚い，鼻が低い，頬がまるい，あごが未発達など），先天性心疾患，消化器疾患，免疫系・内分泌系の不全，アルツハイマー病など，多くの症状を様々な頻度で伴う。例えばHirschsprung病も多発することが知られており，一般集団における発症率が約5000人に1人であるのに対して，ダウン症候群では20〜30人に1人の割合で発症する[5]。

また，ダウン症候群では白血病発症リスクが非ダウン症候群に比較して10〜20倍とされ，さらに急性巨核芽球性白血病（acute megakaryoblastic leukemia：AMKL）に限ると，そのリスクは400〜500倍とされる[6]。このダウン症候群にみられるAMKL（以下DS-AMKL）は，発症までの過程が特異であることから注目されている。まず新生児の5〜10％に，一時的に芽球が増殖する一過性異常骨髄増殖症（transient myeloproliferative disease：TMD）と呼ばれる血液疾患が発症する[7,8]。TMDは多くの場合は生後3〜4ヵ月に自然に消失するという経過をたどる。芽球の肝臓への浸潤は高頻度で起こり，肝線維化を5〜16％の確率で起こし，致死的になることもある。さらに芽球が自然に消失した場合でも，おおよそ20〜30％の罹患児が寛解後数年してAMKL（DS-AMKL）を発症する。予後不良の非ダウン症候群児のAMKLと比較すると，DS-AMKLは比較的予後が良いとされている。このようにダウン症候群では，TMDからDS-AMKLに進行する過程を観察することができるため，白血病の多段階発症の仕組みを研究するための興味深い疾患群と考えられる。分子病態学的解析では，これらのダウン症候群関連疾患群は*GATA1*遺伝子変異がほぼ全例で認められ，*GATA1*変異が重要な役割を果たしていることが示唆されている[9,10]。

次世代シーケンサーを用いたTMDの全エクソンシーケンス解析の結果，TMDでは*GATA1*以外の遺伝子変異は極めて稀であり，TMDは21番染色体の過剰（トリソミー）と*GATA1*遺伝子の変異によって起こっていると考えられた[11]。一方，DS-AMKLの全エクソンシーケンス解析により，TMDからDS-AMKLへの進展に関与するコヒーシン複合体や*CTCF*，*EZH2*，およびRAS/チロシンキナーゼなどシグナル伝達系分子をコードする遺伝子群変異が発見されたと報告されている。特に，コヒーシン複合体を構成する5つの遺伝子（*RAD21*，*STAG2*，*NIPBL*，*SMC1A*，*SMC3*）変異と機能的に関連のある*CTCF*遺伝子変異はDS-AMKLの65％の症例に変異が認められ，DS-AMKL発症に関わる重要な遺伝子変異と考えられている（図❷）。

II．ダウン症候群マウスモデル

ヒト21染色体に対応するのがマウス16染色体の一部であり，現在までにこの16番染色体の部分トリソミーをもついくつかのマウスがダウン症候群のモデルとして報告されている（図❸）[12]。

第 6 章 その他領域の疾患

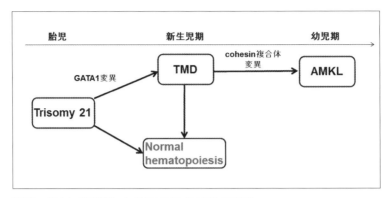

図❷　ダウン症候群における TMD/AMKL モデル

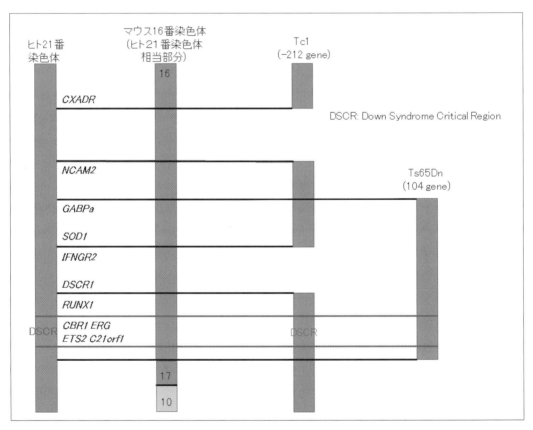

図❸　ダウン症候群マウスモデル（文献 12 より改変）

Down syndrome critical region（DSCR）は臨床症状に密接に結びついた領域とされて考えられてきたが[13]，近年議論があるところである[2]。代表的なマウスモデルを使った研究を紹介する。

ダウン症候群のヒトでは，多くのタイプのがんの罹患率が有意に低く，がんに対する抵抗性が，21 番染色体上にある 231 個の遺伝子の少なくとも 1 つの遺伝子の過剰発現によりもたらされていると考えられている。その中で，ダウン症候群関連遺伝子の 1 つである *DSCR1*（Down's syndrome candidate region-1）は，カルシニューリン経路を介する血管内皮増殖因子（VEGF：vascular endothelial growth factor）による血管新生シグナル伝達を抑制するタンパク質をコードしている。ダウン症候群のヒトではこのDSCR1の発現が高く，ダウン症候群のマウスモデルであるTS65Dnに*Dscr1*遺伝子を1コピー導入しDSCR1の発現を増加させることで，カルシニューリン経路を介したシグナル伝達を抑制して，血管新生と腫瘍増殖が抑制されることが明らかとなった[14]。また，*Dscr1*遺伝子が21番染色体にある別の遺伝子*Dyrk1a*とともに働かせると，カルシニューリン経路を介した血管新生を顕著に抑制することが明らかになった。これらのデータは，DSCR1とDYRK1Aがヒトに発生する多くのがんで有望な治療標的になりうることを示唆している。この研究において，ダウン症候群のヒトと健常人からiPS細胞を作り，それぞれ免疫不全のマウス（$Rag2^{-/-}$ $Il2rg^{-/-}$）に移植して奇形腫を形成させ，奇形腫内の血管新生を比較すると，ダウン症候群iPS細胞由来の奇形腫内での血管新生が悪い傾向にあった。この結果はダウン症候群マウスモデルの結果を支持しているものと考えられる。

別のグループはダウン症候群のマウスモデルであるTc1の21番染色体上の遺伝子の余分なコピーの腫瘍血管形成への寄与について調べた[15]。このマウスはヒト21番染色体の遺伝子のおよそ81％を発現しているが，ヒトのDSCR1領域は発現していない。Tc1マウスによる検討では，Tc1マウスのHsa21上の遺伝子の中で，抗血管形成遺伝子（*ADAMTS1*と*ERG*）とこれまで血管形成に関与していると示されたことがない新規の内皮細胞特異的な遺伝子（*AM-B*と*PTTG1IP*）の4遺伝子の過剰発現がVEGFを介した血管新生抑制に関与していることを報告している。

これまでの研究より，sonic hedgehog（SHH）経路が脳の成長や発達を促す作用があることが明らかとなっている。DasらはダウンZ症候群のマウスモデルであるTs65Dnを用いて，このマウスの出生日にhedgehog agonistであるSAGを1回投与することで小脳の成長が正常レベルまで回復し，学習能力や記憶力も改善したことを報告している[16]。SAGは人間に使用した場合の安全性は証明されていないが，将来的にはダウン症候群の治療法の開発につながればよいと考えられる。

AdornoらはダウンZ症候群マウスモデルであるTs65Dnを用いてUsp16の機能解析を行っている[17]。*Usp16*は，クロマチンリモデリングや細胞周期の進行に関与する脱ユビキチン化酵素をコードする遺伝子である。ダウン症候群マウスモデルであるTs65Dnでは*Usp16*遺伝子を通常より1コピー多い3コピーもち，造血幹細胞の自己複製や，乳房上皮細胞，神経前駆細胞および線維芽細胞の増殖を低下している。さらにUsp16は，Ts65Dnの線維芽細胞におけるCdkn2aのユビキチン化の低下や老化の促進に関連している。Ts65Dnマウス造血幹細胞や神経前駆細胞でUSP16を抑制すると機能異常が改善した。また，正常なヒト線維芽細胞でUSP16を過剰発現させると増殖能が低下し，ダウン症候群の線維芽細胞でUSP16を抑制すると増殖抑制が改善された。これらの結果より，USP16がダウン症候群において幹細胞の自己複製能力維持に関与していることが明らかとなり，USP16がダウン症候群に伴う病態を軽減させる治療の標的候補になる可能性が示唆された。

III. ダウン症候群特異的iPS細胞（DS-iPS細胞）

2008年にParkらが，ダウン症候群を含むいろいろな疾患の患者からiPS細胞を樹立して，そのiPS細胞を用いた疾患研究の可能性を報告した[18]。現在，様々な疾患に特異的なiPS細胞が樹立され，そのiPS細胞を用いることで疾患の*in vitro*での再現が可能となってきている。

1. DS-iPS細胞を用いた神経疾患研究

ダウン症候群ではamyloid precursor protein（APP）をコードしている21番染色体にあるアルツハイマー症関連遺伝子が過剰に発現しているため，早期にアルツハイマー症になるリスクが高いと報告されている。Shiらは，DS-iPS細胞を樹立し，DS-iPS細胞ではAPPの合成異常によりアミロイドβの沈着やtauタンパク沈着によるアル

ツハイマー型神経原線維変化などが in vitro で再現できたことを報告している[19]。この中で、γ-secretase inhibitor がアミロイドβの産生を抑制することから、γ-secretase inhibitor がアルツハイマー症治療薬としての可能性が期待される。

Weick らはモザイク型のダウン症候群候群線維芽細胞から 21 番染色体を 3 本もった（trisomic）iPS 細胞とそのコントロールとなる 21 番染色体を 2 本もった（disomic）iPS 細胞を樹立して、神経系への分化を検討した[20]。disomic iPS 細胞は 21 番染色体が 1 本少ないこと以外遺伝学的バックグラウンドが一緒であることから、トリソミー 21 の役割を考えるうえでとても重要である。彼らの検討では、早期の cortical neurogenesis においては両者に差は認められなかった。また遺伝子発現を検討すると、superoxide dismutase 1（SOD1）や APP は酸化ストレスがかかるのに十分程度発現が亢進しており、ダウン症候群候群で認められる酸化ストレスに対する脆弱性を確認できた。また、ダウン症候群ではシナプスの伝達異常が intellectual disability（ID）に関与していると考えられているが、DS-iPS 細胞由来のニューロンではシナプスでの伝達遅延をきたしており、このことがダウン症候群の ID のメカニズムを解明するうえで重要な役割を果たすと考えられる。

Briggs らは、ダウン症候群線維芽細胞からエピソーマルベクターを用いて樹立した iPS 細胞と健常人から樹立した iPS 細胞の神経細胞への分化を比較検討している[21]。この中で、早期分化過程ではコントロールと比較して分化効率などはほとんど差を認めなかったが、後期分化過程では DS-iPS 細胞由来神経細胞のグリア細胞系への分化がコントロールと比較して 2 倍程度強い傾向にあった。また、酸化ストレスによるアポトーシス誘導が約 2 倍多く認められ、これらの結果はダウン症候群における gliogenesis、酸化ストレスに対する反応性などを再現するものであり、DS-iPS 細胞由来神経細胞はダウン症候群における神経細胞への分化をよく反映していると考えられた。この中で、酸化ストレスによるアポトーシス誘導が N-acetylcysteine により抑制されることを報告している。

Hibaoui らは、1 人がダウン症候群である一卵性双生児の各々から iPS 細胞を樹立し、iPS 細胞レベルでも神経系への分化障害が認められることを明らかにし、この異常には 21 番染色体にある *DYRK1A* が深く関与していることを見出した[22]。さらに DYRK1A 抑制により、神経系への分化障害が救済されることを報告している。

このように、DS-iPS 細胞を用いた神経疾患に対する研究は、ダウン症候群の神経症状を再現し、その病態解明や創薬開発において重要なモデルになると考えられる。

2. DS-iPS 細胞を用いた血液疾患研究

ダウン症候群の TMD などの血液異常は出生時より認められるため、ダウン症候群における胎生期の造血機構を解析することが、それらの治療につながると考えられる。胎生期造血[用解1]を図❹と図❺[23]に示す。

Chou らはダウン症候群 iPS 細胞と健常人から樹立した iPS 細胞から embryoid body（EB）形成を介して血液細胞に分化させ解析すると、血液前駆細胞と考えられる $CD43^+CD41^+CD235^+$ 細胞から分化した赤芽球系細胞はζグロブリンとεグロブリン遺伝子を発現しており、primitive hematopoiesis を反映していると考えられた。また、ダウン症候群の胎児肝（fetal liver：FL）で赤芽球系細胞の増殖が亢進しているように、赤芽球系細胞への分化増殖は亢進しているが、ダウン症候群の FL と違って巨核球系への分化増殖は変わりなく、骨髄球系への分化は抑制されていた。遺伝子発現解析では、コントロールと比べて特に発現が亢進している遺伝子はなかった[24]。これらの結果から、primitive hematopoiesis 段階は TMD や AMKL の発症にあまり関与してないと考えられた。

ダウン症候群から樹立した ES 細胞や iPS 細胞を培養していると、細胞分裂の過程で稀に 21 番染色体が 1 本消失することがあり、これにより 21 番染色体が 2 本になったダイソミー iPS 細胞を得ることができる。MacLean らは 21 番染色体が 3 本あるダウン症候群 ES/iPS 細胞（トリソミー）

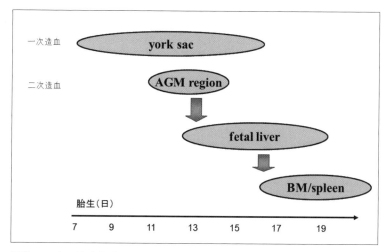

図❹　マウス胎生期造血

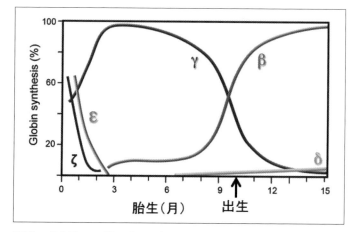

図❺　赤血球ヘモグロビンスウィッチ（文献23より改変）

と2本となったダウン症候群ES/iPS細胞（ダイソミー）を比較して，トリソミー21 iPS細胞の造血に対する影響を解析した[25]．ES/iPS細胞から血液細胞に分化させると，CD235$^+$細胞はγグロビンが発現しており，誘導されるCFU-eにはβグロビンが発現していることより，FL段階のdefinitive hematopoiesisを反映しているものと考えられた．また，赤芽球，骨髄球系や巨核球系のみならず，多分化能を有する前駆細胞もトリソミーを有するiPS細胞はダイソミーiPS細胞に比べて有意に増加していた．また，21番染色体上にある EST，ERG，RUNX1 は TMD や AMKL の発症に関わっていると考えられている[26]．また今回の解析では造血が亢進しているにもかかわらず，血液細胞の遺伝子解析では，これらの遺伝子発現はダイソミーiPS細胞と変わりなかった．これらの結果は TMD の発症には GATA1 遺伝子変異と21番染色体過剰によるものという報告を支持するのかもしれない．

われわれもダウン症候群iPS細胞を樹立し（図❻），AGM stromal cellとの共培養により血液細胞への分化誘導[27]を検討すると，多能性前駆細胞を含む血球3系統すべての前駆細胞が増幅され，誘導された赤芽球はβグロビンを有していることより，MacLeanらと同様にDS-iPS細胞由来の血液細胞の増幅は difinitive hematopoiesis に由来することを示した（論文投稿中）．他のグループとの違いは培養系の差異なのかもしれないが，遺伝子解析ではDS-iPS細胞から誘導された血液細胞ではGATA1とRUNX1が亢進していた．

ヒト胎児造血を解析することは倫理問題などがあり困難である．DS-iPS細胞を樹立して，iPS細胞から血液細胞に分化させ，胎児期の造血を再現することで，ダウン症候群の造血メカニズムを

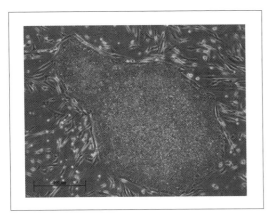

図❻ 樹立されたダウン症候群 iPS 細胞

解明し，ダウン症候群の血液合併症の病態解明とその治療法の開発につながることが期待される。

Ⅳ．染色体治療の可能性

Li らは，DS-iPS 細胞 21 番染色体の APP 遺伝子の中に，アデノ随伴ウイルスベクターを使って新たな遺伝子〔薬剤 G418 の存在下でも細胞を生存可能にするネオマイシン耐性遺伝子 NEO とガンシクロビル（GCV）によって細胞死を起こす thymidine kinase（TK）遺伝子とを融合させた人工的な遺伝子 TKNEO〕を組み込んで，G418 と GCV を続けて添加して培養することで，頻度はかなり低いが，21 番染色体が 1 本失われ 2 本になったダイソミー 21 iPS 細胞だけを増やすことができたことを報告している[28]。ダイソミーとトリソミーを比較すると，トリソミー iPS 細胞では ACTA2，PTRF，RPL39L21 の 3 つの遺伝子が 2 倍以上に発現量が増加していた。ACTA2 変異が血管形成異常に関与しているため，ACTA2 の発現異常がダウン症候群の心血管異常に関与していると考えられた。しかし，培養したダイソミーとトリソミー iPS 細胞から EB を介して血液細胞へ分化させても，その分化能に違いは認められなかった。この研究から原理的に 21 番染色体の数だけが異なる細胞を比較する方法が示されたが，Jiang らは哺乳類のメスがもつ X 染色体不活化機構[用解2]を応用して，過剰な 21 番染色体を不活化することに成功した[29]。

X 染色体不活化機構のシステムを応用し，zinc finger nuclease（ZFN）を用いたゲノム編集により，巨大な誘導性 XIST 導入遺伝子をダウン症候群の線維芽細胞から作られた iPS 細胞の 21 番染色体 DYRK1A 遺伝子座に挿入した。XIST の非コード RNA は 21 番染色体を包み込み，安定的なヘテロクロマチン修飾，染色体全体の転写サイレンシング，DNA メチル化を引き起こし，「21 番染色体のバー小体」を形成した。この結果，細胞増殖能低下が回復し，神経細胞への分化能も正常細胞レベルに回復することが確認できた。以上のことより，この研究はダウン症候群研究のみならず，ヒト染色体不活性化を研究するモデルとなり，染色体治療開発の可能性への大きな第一歩でもある。

おわりに

ダウン症候群に対する研究の進歩により，ダウン症候群が引き起こすいろいろな症状などの解明が進んでいる。iPS 細胞の出現により，課題はあるもののダウン症候群の症状が in vitro で再現され，その新たな治療法の開発が始まっている。また iPS 細胞を用いることで，胎児期のダウン症候群の病態などの今まで解析が困難であった分野でも，その病態のメカニズムの解明や新しい治療法の開発が進展することを期待したい。

用語解説

1. **胎生期造血**：造血幹細胞は胎生初期の aorta-gonad-mesonephros（AGM）領域に発生する。また，造血は胎生期から造血の場を移動させ，マウスにおいては，図❹に示すように，初期の造血は胎生 7〜8 日に胚体外組織である卵黄嚢（yolk sac）の血島で発生し（一次造血；primitive hematopoiesis），胎生中期以降の造血を担う二次造血（definitive hematopoiesis）は胎生 10 日頃の胚体内の AGM 領域に出現し，その後の造血の場を胎仔肝（fetal liver）に移す。そこで造血細胞は劇的に増幅した後，最終的には骨髄・脾臓へと移動し，その後一生にわたって血液細胞を供給し続けることになる。

2. **X染色体不活化機構**：すべての哺乳類のメスがもつ2つのX染色体のうち1つの遺伝子発現を抑制する機能であり，雌雄間の遺伝子量を補正するために存在する．2つのX染色体はXIST（the X-inactivation gene）と呼ばれる遺伝子をもち，どちらか一方のXISTが活性化したときに生成されるRNA分子がX染色体の表面を覆うことで，遺伝子の発現を抑える．ヒトにおいても不活化したX染色体はバー小体（Barr body）といわれる．

参考文献

1) Gurbuxani S, Vyas P, et al : Blood 103, 399-406, 2004.
2) Olson LE, Richtsmeier JT, et al : Science 306, 687-690, 2004.
3) Yoon PW, Freeman SB, et al : Am J Hum Genet 58, 628-633, 1996.
4) Korenberg JR, Chen XN, et al : Proc Natl Acad Sci USA 91, 4997-5001, 1994.
5) Arnold S, Pelet A, et al : Hum Mutat 30, 771-775, 2009.
6) Hitzler JK, Zipursky A : Nat Rev Cancer 5, 11-20, 2005.
7) Klusmann JH, Creutzig U, et al : Blood 111, 2991-2998, 2008.
8) Muramatsu H, Kato K, et al : Br J Haematol 142, 610-615, 2008.
9) Wechsler J, Greene M, et al : Nat Genet 32, 148-152, 2002.
10) Xu G, Nagano M, et al : Blood 102, 2960-2968, 2003.
11) Yoshida K, Toki T, et al : Nat Genet 45, 1293-1299, 2013.
12) Malinge S, Izraeli S, et al : Blood 113, 2619-2628, 2009.
13) Delabar JM, Theophile D, et al : Eur J Hum Genet 1, 114-124, 1993.
14) Baek KH, Zaslavsky A, et al : Nature 459, 1126-1130, 2009.
15) Reynolds LE, Watson AR, et al : Nature 465, 813-817, 2010.
16) Das I, Park JM, et al : Sci Transl Med 5, 201ra120, 2013.
17) Adorno M, Sikandar S, et al : Nature 501, 380-384, 2013.
18) Park IH, Arora N, et al : Cell 134, 877-886, 2008.
19) Shi Y, Kirwan P, et al : Sci Transl Med 4, 124ra129, 2012.
20) Weick JP, Held DL, et al : Proc Natl Acad Sci USA 110, 9962-9967, 2013.
21) Briggs JA, Sun J, et al : Stem Cells 31, 467-478, 2013.
22) Hibaoui Y, Grad I, et al : EMBO Mol Med 6, 259-277, 2014.
23) Bauer DE, Kamran SC, et al : Blood 120, 2945-2953, 2012.
24) Chou ST, Byrska-Bishop M, et al : Proc Natl Acad Sci USA 109, 17573-17578, 2012.
25) Maclean GA, Menne TF, et al : Proc Natl Acad Sci USA 109, 17567-17572, 2012.
26) Khan I, Malinge S, et al : Crit Rev Oncog 161, 25-36, 2011.
27) Ma F, Gu Y, et al : Human Embryonic and Induced Pluripotent Stem Cells Lineage-Specific Differentiation Protocols (Marton P, Ye K, Jin S, ed), 321-335, Humana Press, 2011.
28) Li LB, Chang KH, et al : Cell Stem Cell 11, 615-619, 2012.
29) Jiang J, Jing Y, et al : Nature 500, 296-300, 2013.

海老原康博
1990年　北海道大学医学部卒業
　　　　聖路加国際病院小児科レジデント
2001年　東京大学医科学研究所附属病院小児細胞移植科助手
2003年　南カロライナ医科大学実験血液学ポストドクタルフェロー
2007年　東京大学医科学研究所附属病院小児細胞移植科助教

遺伝子医学 MOOK 別冊

進みつづける細胞移植治療の実際 -再生医療の実現に向けた科学・技術と周辺要素の理解-
《上巻》 細胞移植治療に用いる細胞とその周辺科学・技術
《下巻》 細胞移植治療の現状とその周辺環境

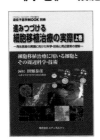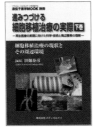

編 集：田畑泰彦
　　　　（京都大学再生医科学研究所教授）
定 価：本体 5,143円＋税
型・頁：B5判
　　　　上巻 268頁、下巻 288頁

ますます重要になる
細胞周辺環境（細胞ニッチ）の最新科学技術
細胞の生存，増殖，機能のコントロールから
創薬研究，再生医療まで

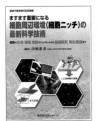

編 集：田畑泰彦
　　　　（京都大学再生医科学研究所教授）
定 価：本体 5,571円＋税
型・頁：A4変型判、376頁

絵で見てわかるナノDDS
マテリアルから見た治療・診断・予後・予防，
ヘルスケア技術の最先端

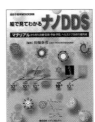

編 集：田畑泰彦
　　　　（京都大学再生医科学研究所教授）
定 価：本体 5,333円＋税
型・頁：A4変型判、252頁

バイオ・創薬・化粧品・食品開発をサポートする
バイオ・創薬 アウトソーシング
企業ガイド 2006-07年版

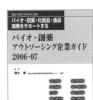

監 修：清水　章
　　　　（京都大学医学部附属病院
　　　　　探索医療センター教授）
定 価：本体 3,524円＋税
型・頁：A5判、344頁

図・写真で観る
タンパク構造・機能解析実験実践ガイド

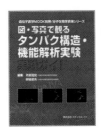

編 集：月原冨武
　　　　（大阪大学蛋白質研究所教授）
　　　　新延道夫
　　　　（大阪大学蛋白質研究所助教授）
定 価：本体 4,286円＋税
型・頁：A4変型判、224頁

お求めは医学書販売店、大学生協もしくは弊社購読係まで

発行／直接のご注文は

 株式会社 メディカルドゥ

〒550-0004
大阪市西区靱本町 1-6-6　大阪華東ビル 5F
TEL.06-6441-2231　FAX.06-6441-3227
E-mail　home@medicaldo.co.jp
URL　http://www.medicaldo.co.jp

索引

キーワード INDEX

●記号
- α-シヌクレイン ……… 34
- β-グルコシダーゼ欠損 ……… 175
- β細胞 ……… 164
- β遮断薬 ……… 85
- γアミノ酪酸（GABA） ……… 44

●数字
- 1型糖尿病 ……… 164
- Ⅱ型肺胞上皮細胞 ……… 192
- 17-allylaminogeldanamycin（17-AAG） ……… 55
- 21ダイソミー ……… 212
- 21トリソミー ……… 208

●A
- ACVR1/ALK2 ……… 204
- ADPKD ……… 198
- ALS ……… 60
- AMKL ……… 209
- AML/MDS ……… 133
- *APP* E693delta変異 ……… 50
- ARPKD ……… 198
- Aβオリゴマー ……… 49

●B
- BMP ……… 204
- Brugada症候群 ……… 93
- *BSCL2* ……… 171

●C
- Ca^{2+} ハンドリング ……… 106
- CAMT ……… 136
- CINCA症候群 ……… 158

●D
- definitive hematopoiesis ……… 214
- Dravet症候群 ……… 43
- *Dysferlin* ……… 73

●E
- ELANE ……… 131

●F
- FANCA ……… 120
- FANCC ……… 120
- FANCD2 ……… 120
- Fanconi貧血 ……… 120
- FA経路 ……… 120
- FLI1 ……… 138
- FOP ……… 203

●H
- HAX1 ……… 133

●I
- HPC ……… 136
- iPSC ……… 136
- iPS細胞（induced pluripotent stem cell）……… 29, 38, 48, 55, 60, 66, 97, 127, 136, 141, 148, 164, 175, 199, 204

●K
- *KCNQ1* ……… 86
- KLF1 ……… 138

●L
- LEF-1 ……… 132
- LEOPARD症候群 ……… 105
- LIG4欠損症 ……… 155

●M
- MDS ……… 147
- MEP ……… 137
- *MPL* ……… 136
- MPP ……… 137
- Muckle-Wells症候群 ……… 159
- MYOD ……… 78

●N
- $Na_v1.1$ ……… 43
- neutrophil elastase ……… 131
- NLRP3 ……… 158
- NLRP3インフラマソーム ……… 158

●P
- PAX7 ……… 78
- Pompe病 ……… 181
- primitive hematopoiesis ……… 214

●Q
- QT延長症候群 ……… 85, 91

●R
- R206H変異 ……… 204
- RAS/MAPKカスケード ……… 105

●S
- *SBDS* ……… 126
- SCN ……… 131
- *SCN1A* ……… 43
- Shwachman-Diamond症候群 ……… 126
- SLPI ……… 133
- *SMN1*遺伝子 ……… 66
- STAT5 ……… 132
- surfactant protein C ……… 192

●T
- TMD ……… 209
- TPO ……… 136

●W
- Wnt3a/β-catenin ……… 134

●X
- XIST ……… 214
- X染色体不活化機構 ……… 214

●あ
- アミロイドベータ ……… 49
- アルツハイマー病 ……… 48, 211
- アルデヒド ……… 124
- アンドロゲン受容体（AR） ……… 54

●い
- 異所性骨化 ……… 203
- 遺伝子 ……… 43
- 遺伝子治療 ……… 122, 153, 188
- 遺伝性不整脈 ……… 97

●う
- ウィンドウ電流 ……… 92
- 動きベクトル法 ……… 95
- 運動ニューロン疾患 ……… 54

●え
- 炎症性サイトカイン ……… 124

●お
- オートファジー ……… 182
- オーバーラップ症候群 ……… 91

●か
- 拡張型心筋症 ……… 111
- 核内凝集体 ……… 55
- 家族性寒冷蕁麻疹症候群 ……… 159
- 活動電位 ……… 45
- カテコラミン誘発性多形性心室頻拍（CPVT） ……… 97
- カルシウムイオン（Ca^{2+}） ……… 105
- カルシニューリン-NFAT経路 ……… 105
- 加齢黄斑変性 ……… 31

●き
- 気管支 ……… 194
- 気道上皮細胞 ……… 196
- 球脊髄性筋萎縮症（SBMA） ……… 54
- 巨核球 ……… 136
- 筋芽細胞 ……… 113
- 筋管 ……… 78
- 筋ジストロフィー ……… 79

キーワード INDEX

筋小胞体 ……………………………… 98
筋力低下 …………………………… 181

●く
クライオピリン関連周期熱症候群
 ……………………………………… 159
グリコサミノグリカン（GAGs）… 186
グルコセレブロシド ……………… 175
クローン進化 ……………………… 149

●け
血球分化 …………………………… 129
血小板 ……………………………… 136
ゲノム異常 ………………………… 147
ゲノム編集 ………………………… 123
原発性免疫不全症 ………………… 152

●こ
抗 IL-1 療法 ……………………… 159
酵素補充療法（ERT） ……… 181, 186
好中球 ……………………………… 152
好中球減少症 ……………………… 127
後天性血液疾患 …………………… 148
ゴーシェ病 ………………………… 175
黒質 ………………………………… 34
骨格筋 ……………………………… 67
骨格筋細胞 ………………………… 72
骨格筋疾患 ………………………… 71
骨髄移植療法（BMT） …………… 186

●さ
サイコシン ………………………… 175
再生医療 …………………………… 66
細胞移植 …………………………… 34
細胞シート工学 …………………… 111
細胞療法 …………………………… 164
サプリメント ……………………… 29
酸化ストレス ……………………… 48
酸性-α-グルコシダーゼ（GAA）
 ……………………………………… 181

●し
自家移植 …………………………… 35
自己炎症性疾患 …………………… 159
視細胞 ……………………………… 28
次世代シークエンサー …………… 149
持続性電流 ………………………… 92
疾患関連 iPS 細胞 ………………… 158
疾患再現 …………………………… 60
疾患特異的 iPS 細胞
 …………… 23, 84, 104, 141, 170, 183
疾患モデル ……… 24, 84, 101, 164, 199
ジヒドロテストステロン（DHT）… 56
脂肪萎縮症 ………………………… 170

脂肪細胞 …………………………… 173
脂肪細胞分化 ……………………… 171
周期性好中球減少症 ……………… 131
重症心不全 ………………………… 111
小頭症 ……………………………… 155
小胞体 ……………………………… 48
小胞体ストレス …………………… 48
心筋再生治療 ……………………… 112
心筋細胞分化誘導 ………………… 84
神経回路形成 ……………………… 38
神経型 ……………………………… 175
神経幹細胞 ………………………… 40
神経筋接合部 ………………… 67, 78
神経細胞分化 ……………………… 154
神経分化 …………………………… 212
神経変性 …………………………… 34
心臓突然死 ………………………… 91

●す
膵島 ………………………………… 164
膵発生 ……………………………… 165
スクリーニング …………………… 105
スプライシング …………………… 67

●せ
生活習慣病 ………………………… 158
脊髄運動神経 ……………………… 66
脊髄性筋萎縮症 …………………… 66
赤血球 ……………………………… 136
センダイウイルスベクター ……… 40
先天性骨髄不全症候群 …………… 126
先天性脂肪萎縮症 ………………… 170

●そ
早期後脱分極（EAD） …………… 92
造血幹細胞 ………………………… 188
造血幹細胞移植 …………………… 121
造血器腫瘍性疾患 ………………… 150
造血不全 …………………………… 120
創薬 ……………………… 23, 60, 66, 150

●た
体細胞モザイク …………………… 158
胎生期造血 ………………………… 211
ダウン症候群 ……………………… 208
ダウン症候群特異的 iPS 細胞
 （DS-iPS 細胞） ……………… 211
ダウン症候群マウスモデル ……… 209
多形性心室頻拍 …………………… 85
単純ヘルペス脳炎 ………………… 154

●ち
遅延後脱分極（DAD） ……… 98, 107
致死性不整脈 ……………………… 97

チャネル病 …………………… 43, 91
中脳 ………………………………… 34
治療薬探索 ………………………… 199
チロシンヒドロキシラーゼ（TH）・36

●て
電位依存性ナトリウムチャネル
 ………………………………… 43, 91

●と
糖原病 ……………………………… 181
統合失調症 ………………………… 38
ドコサヘキサエン酸（DHA） …… 50
突然死 ……………………………… 97
ドパミン神経（細胞） …………… 34
トリプレットリピート病 ………… 56

●な
難治性骨軟骨疾患 ………………… 203
難治てんかん ……………………… 43

●に
乳児重症ミオクロニーてんかん
 （SMEI） ……………………… 43

●ね
熱ショックタンパク（HSP） …… 54

●の
嚢胞性線維症 ……………………… 195
ノックアウトマウス ……………… 121

●は
パーキンソン病 …………………… 34
肺 …………………………………… 192
ハイスループットスクリーニング
 ……………………………………… 205
肺胞蛋白症 ………………………… 194
肺胞マクロファージ ……………… 194
白血病幹細胞 ……………………… 142
汎血球減少 ………………………… 156

●ひ
非神経型 …………………………… 175
肥大型心筋症（HCM） ……… 104, 181
ビタミン …………………………… 29
皮膚線維芽細胞 …………………… 40
病態解析 ……………………… 23, 199
病態研究 …………………………… 149
病態再現 …………………………… 73

●ふ
プロテオグリカン ………………… 186
分化誘導 ………………… 66, 71, 199

219

▶▶キーワード INDEX

●へ
変異タンパク質 54

●ほ
ポリグルタミン病 54

●ま
膜修復 73
慢性骨髄性白血病 141
慢性肉芽腫症 156
マンノース6リン酸 187
マンノース6リン酸受容体 187

●み
ミオパチー 80
三好型ミオパチー 73

●む
ムコ多糖症（MPS） 186

●め
メキシレチン 92

●も
網膜 28
網膜色素上皮 28
網膜色素変性 29
網膜変性 29

●ら
ライソゾーム蓄積症 186
ライソゾーム病 181

●り
リプログラミング 40
リボソーム 126

●れ
レヴィ小体 34
レトロウイルス 183
レトロウイルスベクター 40
レポーター 44
レンチウイルス 183
レンチウイルスベクター 153

●ろ
老化 32

遺伝子医学 MOOK 別冊

次世代ペプチド医薬創製

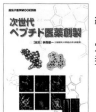

編　集：赤路健一
　　　　（京都薬科大学薬品化学分野教授）
定　価：本体 3,000円＋税
型・頁：B5判、140頁

いまさら聞けない『遺伝医学』

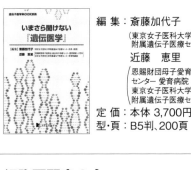

編　集：斎藤加代子
　　　　（東京女子医科大学
　　　　　附属遺伝子医療センター所長・教授）
　　　　近藤　恵里
　　　　（恩賜財団母子愛育会 総合母子保健
　　　　　センター 愛育病院 小児科
　　　　　東京女子医科大学
　　　　　附属遺伝子医療センター非常勤講師）
定　価：本体 3,700円＋税
型・頁：B5判、200頁

細胞の3次元組織化
－その最先端技術と材料技術
再生医療とその支援分野（細胞研究，創薬研究）への
応用と発展のために

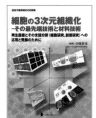

編　集：田畑泰彦
　　　　（京都大学再生医科学研究所教授）
定　価：本体 5,800円＋税
型・頁：A4変型判、372頁

細胞死研究の今
－疾患との関わり，創薬に向けてのアプローチ

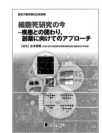

編　集：辻本賀英
　　　　（大阪大学大学院医学系研究科教授）
定　価：本体 2,500円＋税
型・頁：B5判、108頁

ここまで広がる
ドラッグ徐放技術の最前線
古くて新しいドラッグデリバリーシステム（DDS）

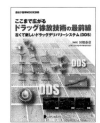

編　集：田畑泰彦
　　　　（京都大学再生医科学研究所教授）
定　価：本体 5,714円＋税
型・頁：A4変型判、376頁

単行本

放射線被ばくへの不安を軽減するために
医療従事者のためのカウンセリングハンドブック
－3.11.南相馬における医療支援活動の記録－

著　者：千代豪昭
執筆協力：古川洋一・室月　淳・及川友好
定　価：本体 2,900円＋税、A5判、194頁

これ一冊で再生医療のすべてがわかる
自然治癒力を介して病気を治す。
体にやさしい医療「再生医療」
－細胞を元気づけて病気を治す－

著　者：田畑泰彦
定　価：本体 1,714円＋税、A5判、124頁

お求めは医学書販売店、大学生協もしくは弊社購読係まで

発行／直接のご注文は

 株式会社 メディカルドゥ

〒550-0004
大阪市西区靱本町 1-6-6　大阪華東ビル 5F
TEL.06-6441-2231　FAX.06-6441-3227
E-mail　home@medicaldo.co.jp
URL　http://www.medicaldo.co.jp

遺伝子医学 MOOK 別冊

最新創薬インフォマティクス活用マニュアル

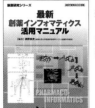

編　集：奥野恭史
　　　　（京都大学大学院薬学研究科教授）
定　価：本体 4,286円＋税
型・頁：A4変型判、168頁

遺伝カウンセリングハンドブック

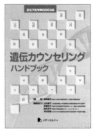

編　集：福嶋義光
　　　　（信州大学医学部教授）
編集協力：山内泰子・安藤記子・
　　　　　四元淳子・河村理恵
定　価：本体 7,429円＋税
型・頁：B5判、440頁

ペプチド・タンパク性医薬品の新規DDS製剤の開発と応用

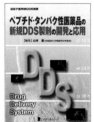

編　集：山本　昌
　　　　（京都薬科大学教授）
定　価：本体 5,333円＋税
型・頁：B5判、288頁

はじめての臨床応用研究
本邦初!! よくわかるアカデミアのための臨床応用研究実施マニュアル

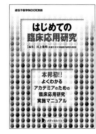

編　集：川上浩司
　　　　（京都大学大学院医学研究科教授）
定　価：本体 3,143円＋税
型・頁：B5判、156頁

創薬技術の革新：マイクロドーズからPET分子イメージングへの新展開

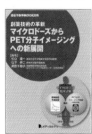

編　集：杉山雄一
　　　　（東京大学大学院薬学系研究科教授）
　　　　山下伸二
　　　　（摂南大学薬学部教授）
　　　　栗原千絵子
　　　　（放射線医学総合研究所分子イメージング
　　　　　研究センター主任研究員）
定　価：本体 5,333円＋税
型・頁：B5判、252頁

薬物の消化管吸収予測研究の最前線

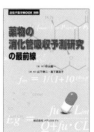

編　集：杉山雄一
　　　　（東京大学大学院薬学系研究科教授）
　　　　山下伸二
　　　　（摂南大学薬学部教授）
　　　　森下真莉子
　　　　（星薬科大学准教授）
定　価：本体 3,000円＋税
型・頁：B5判、140頁

お求めは医学書販売店、大学生協もしくは弊社購読係まで

発行／直接のご注文は

 株式会社 メディカルドゥ

〒550-0004
大阪市西区靱本町 1-6-6　大阪華東ビル 5F
TEL.06-6441-2231　FAX.06-6441-3227
E-mail　home@medicaldo.co.jp
URL　http://www.medicaldo.co.jp

トランスレーショナルリサーチを支援する ※1, 3, 7, 8号は在庫がございません

遺伝子医学 MOOK
Gene & Medicine

10号
DNAチップ/マイクロアレイ臨床応用の実際
- 基礎, 最新技術, 臨床・創薬研究応用への実際から今後の展開・問題点まで -

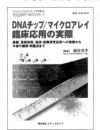

編 集： 油谷浩幸
（東京大学先端科学技術研究センター教授）

定 価： 本体 5,810円＋税
型・頁： B5判、408頁

9号
ますます広がる 分子イメージング技術
生物医学研究から創薬, 先端医療までを支える
分子イメージング技術・DDSとの技術融合

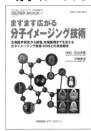

編 集： 佐治英郎
（京都大学大学院薬学研究科教授）
田畑泰彦
（京都大学再生医科学研究所教授）

定 価： 本体 5,333円＋税
型・頁： B5判、328頁

6号
シグナル伝達病を知る
- その分子機序解明から新たな治療戦略まで -

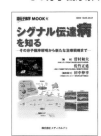

編 集： 菅村和夫
（東北大学大学院医学系研究科教授）
佐竹正延
（東北大学加齢医学研究所教授）
編集協力： 田中伸幸
（宮城県立がんセンター研究所部長）

定 価： 本体 5,000円＋税
型・頁： B5判、328頁

5号
先端生物医学研究・医療のための遺伝子導入テクノロジー
ウイルスを用いない遺伝子導入法の材料, 技術, 方法論の新たな展開

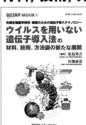

編 集： 原島秀吉
（北海道大学大学院薬学研究科教授）
田畑泰彦
（京都大学再生医科学研究所教授）

定 価： 本体 5,000円＋税
型・頁： B5判、268頁

4号
RNAと創薬

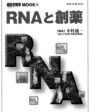

編 集： 中村義一
（東京大学医科学研究所教授）

定 価： 本体 5,000円＋税
型・頁： B5判、236頁

2号
疾患プロテオミクスの最前線
- プロテオミクスで病気を治せるか -

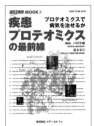

編 集： 戸田年総
（東京都老人総合研究所グループリーダー）
荒木令江
（熊本大学大学院医学薬学研究部）

定 価： 本体 5,714円＋税
型・頁： B5判、404頁

お求めは医学書販売店、大学生協もしくは弊社購読係まで

発行／直接のご注文は

 株式会社 メディカルドゥ

〒550-0004
大阪市西区靱本町 1-6-6　大阪華東ビル 5F
TEL.06-6441-2231　FAX.06-6441-3227
E-mail　home@medicaldo.co.jp
URL　http://www.medicaldo.co.jp

トランスレーショナルリサーチを支援する

遺伝子医学 MOOK
Gene & Medicine

16号
メタボロミクス：その解析技術と臨床・創薬応用研究の最前線

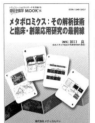

編集：田口 良
　　　（東京大学大学院医学系研究科特任教授）

定価：本体 5,238円＋税
型・頁：B5判、252頁

15号
最新RNAと疾患
今，注目のリボソームから
疾患・創薬応用研究までRNAマシナリーに迫る

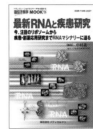

編集：中村義一
　　　（東京大学医科学研究所教授）

定価：本体 5,143円＋税
型・頁：B5判、220頁

14号
次世代創薬テクノロジー
実践：インシリコ創薬の最前線

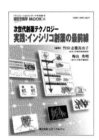

編集：竹田-志鷹真由子
　　　（北里大学薬学部准教授）
　　　梅山秀明
　　　（北里大学薬学部教授）

定価：本体 5,143円＋税
型・頁：B5判、228頁

13号
患者までとどいている 再生誘導治療
バイオマテリアル，生体シグナル因子，細胞
を利用した患者のための再生医療の実際

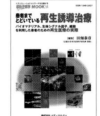

編集：田畑泰彦
　　　（京都大学再生医科学研究所教授）

定価：本体 5,333円＋税
型・頁：B5判、316頁

12号
創薬研究者必見!
最新トランスポーター研究2009

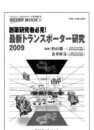

編集：杉山雄一
　　　（東京大学大学院薬学系研究科教授）
　　　金井好克
　　　（大阪大学大学院医学系研究科教授）

定価：本体 5,333円＋税
型・頁：B5判、276頁

11号
臨床糖鎖バイオマーカーの開発
－糖鎖機能の解明とその応用

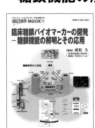

編集：成松 久
　　　（産業技術総合研究所
　　　糖鎖医工学研究センター長）

定価：本体 5,333円＋税
型・頁：B5判、316頁

お求めは医学書販売店、大学生協もしくは弊社購読係まで

発行／直接のご注文は

 株式会社 メディカルドゥ

〒550-0004
大阪市西区靱本町 1-6-6　大阪華東ビル 5F
TEL.06-6441-2231　FAX.06-6441-3227
E-mail　home@medicaldo.co.jp
URL　http://www.medicaldo.co.jp

トランスレーショナルリサーチを支援する
遺伝子医学 MOOK
Gene & Medicine

22号
最新疾患モデルと病態解明, 創薬応用研究, 細胞医薬創製研究の最前線
最新疾患モデル動物, ヒト化マウス, モデル細胞, ES・iPS細胞を利用した病態解明から創薬まで

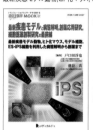

編　集：戸口田淳也
　　　　（京都大学iPS細胞研究所教授
　　　　　京都大学再生医科学研究所教授）
　　　　池谷　真
　　　　（京都大学iPS細胞研究所准教授）
定　価：本体 5,333円＋税
型・頁：B5判、276頁

21号
最新ペプチド合成技術とその創薬研究への応用

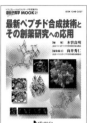

編　集：木曽良明
　　　　（長浜バイオ大学客員教授）
編集協力：向井秀仁
　　　　（長浜バイオ大学准教授）
定　価：本体 5,333円＋税
型・頁：B5判、316頁

20号
ナノバイオ技術と最新創薬応用研究

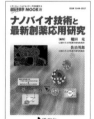

編　集：橋田　充
　　　　（京都大学大学院薬学研究科教授）
　　　　佐治英郎
　　　　（京都大学大学院薬学研究科教授）
定　価：本体 5,143円＋税
型・頁：B5判、228頁

19号
**トランスポートソーム
生体膜輸送機構の全体像に迫る**
基礎, 臨床, 創薬応用研究の最新成果

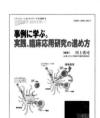

編　集：金井好克
　　　　（大阪大学大学院医学系研究科教授）
定　価：本体 5,333円＋税
型・頁：B5判、280頁

18号
創薬研究への分子イメージング応用

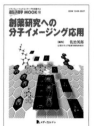

編　集：佐治英郎
　　　　（京都大学大学院薬学研究科教授）
定　価：本体 5,143円＋税
型・頁：B5判、228頁

17号
**事例に学ぶ。
実践、臨床応用研究の進め方**

編　集：川上浩司
　　　　（京都大学大学院医学研究科教授）
定　価：本体 5,143円＋税
型・頁：B5判、212頁

お求めは医学書販売店、大学生協もしくは弊社購読係まで

発行／直接のご注文は

株式会社 メディカルドゥ

〒550-0004
大阪市西区靱本町 1-6-6　大阪華東ビル 5F
TEL.06-6441-2231　FAX.06-6441-3227
E-mail　home@medicaldo.co.jp
URL　http://www.medicaldo.co.jp

編集者プロフィール

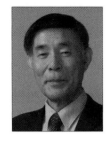

中畑龍俊（なかはた　たつとし）
京都大学iPS細胞研究所副所長，臨床応用研究部門特定拠点教授

<経歴>
1970年　信州大学医学部医学科卒業
1975年　同医学部小児科助手
1978年　飯田市立病院小児科医長
1980年　米国南カロライナ医科大学血液内科リサーチフェロー（～1982年）
1985年　信州大学医学部小児科講師
1991年　同助教授
1993年　東京大学医科学研究所癌病態学研究部教授，輸血部長，小児細胞移植科長兼務
1999年　京都大学大学院医学研究科発達小児科学教授
2010年　京都大学iPS細胞研究所副所長，臨床応用研究部門特定拠点教授

<主な学会活動>
日本小児科学会（2006年まで理事，代議員）
日本小児血液学会（前理事長，2004年会長，名誉会員）
日本炎症・再生医学会（前理事長，2003年会長，名誉会員）
日本血液学会（2009年まで理事，2009年会長，名誉会員）
日本造血細胞移植学会（2009年まで理事，2000年会長，名誉会員）
日本遺伝子治療学会（理事，評議員）
日本再生医療学会（2009年まで理事，特別会員）

<各種委員>
日本学術会議連携会員
理化学研究所バイオリソースセンター材料検討委員会委員長
厚生科学審議会「ヒト幹細胞を用いた臨床研究の在り方」に関する委員会前委員長，
医薬品医療機器総合機構(PMDA)科学委員会委員，細胞組織加工製品専門部会部会長

<賞>
1995年　Mortimer M. Bortin Awards

遺伝子医学MOOK 27
iPS細胞を用いた難病研究
－臨床病態解明と
　創薬に向けた研究の最新知見

定　価：本体5,200円＋税
2015年2月5日　第1版第1刷発行

編　集　中畑龍俊
発行人　大上　均
発行所　株式会社 メディカル ドゥ

〒550-0004　大阪市西区靱本町1-6-6 大阪華東ビル
TEL. 06-6441-2231/ FAX. 06-6441-3227
E-mail : home@medicaldo.co.jp
URL : http://www.medicaldo.co.jp
振替口座　00990-2-104175
印　刷　根間印刷株式会社
©MEDICAL DO CO., LTD. 2015　Printed in Japan

・本書の複製権・上映権・譲渡権・公衆送信権（送信可能化権を含む）は株式会社メディカル ドゥが保有します。
・JCOPY <（社）出版者著作権管理機構 委託出版物>
本書の無断複写は著作権法上での例外を除き禁じられています。複写される場合は，そのつど事前に，（社）出版者著作権管理機構（電話03-3513-6969、FAX 03-3513-6979、e-mail: info@jcopy.or.jp）の許諾を得てください。

ISBN978-4-944157-57-0